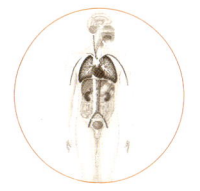

中医食疗图典

《健康大讲堂》编委会 ○主编

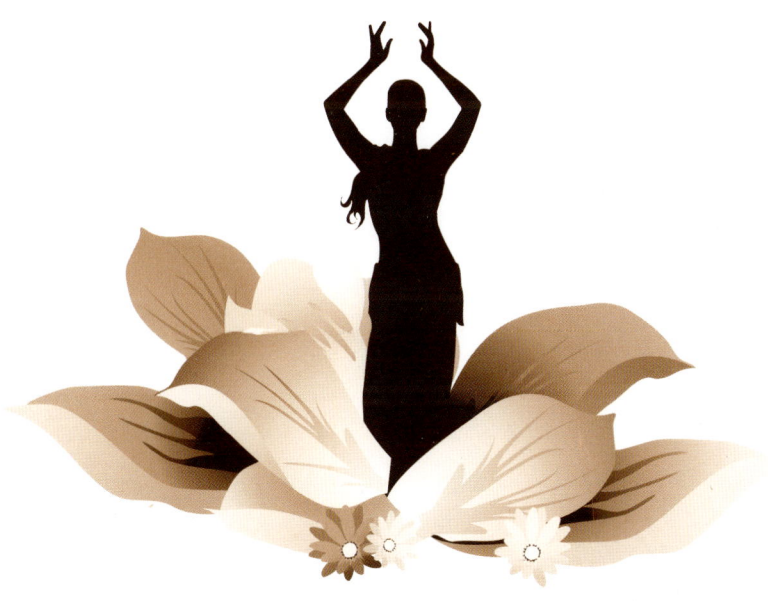

黑龙江出版集团
黑龙江科学技术出版社

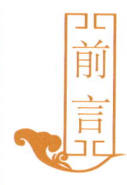

前言

"五谷为养，五果为助，五畜为益，五菜为充，气味合而服之，以补养精气"。蔬果、谷物、豆类都有各种各样的颜色和味道。传统中医根据五行学说，把人体划分为"五脏"，即心、肝、脾、肺、肾，同时根据颜色和味道把食物也划分为五类，因此产生了"五色入五脏"和"五味入五脏"的理论。

食物的颜色多种多样，这里所说的五色主要指黄、红、青、黑、白五种颜色，它们分别对应人体不同的器官，即黄色养脾、红色养心、青色养肝、黑色养肾、白色养肺。

黄色的食物主要作用于脾，能使人心情开朗，同时可以让人精神集中。黄色食物富含大量植物蛋白和不饱和脂肪酸，属于高蛋白低脂肪食物，非常适宜高血脂、高血压人群食用。代表性黄色食物有玉米、菠萝、香蕉、大豆、南瓜、柠檬、金针菜、橙子、木瓜等。

红色食物能给人以醒目、兴奋的感觉，可以增强食欲并能刺激神经系统的兴奋性，还能作用于心，有助于减轻疲劳。代表性红色食物有番茄、苋菜、西瓜、山楂、樱桃、红小豆、草莓等。

青色食物可以帮助人体舒缓肝胆压力，调节肝胆功能，可预防白内障和色素性视网膜炎等眼部疾病。代表性绿色食物有菠菜、韭菜、绿豆、芹菜、丝瓜、茼蒿、油菜、猕猴桃、黄瓜等。

黑色食物大多具有补肾的功效。通常黑色食物富含氨基酸和矿物质，有补肾、养血、润肤的作用。代表性黑色食物有黑豆、李子、葡萄、黑木耳、香菇、黑芝麻等。

白色食物具有润肺的功效，这类食物虽可为人体提供热能，维持生命和活动，但却不含人体所必需的氨基酸。代表性白色食物有茭白、莲藕、冬瓜、白菜、蒜、椰子、白萝卜、糯米、洋葱、莲子、银耳等。

食物的五味是指酸、苦、甘、辛、咸五种味道。中医认为不同味道的食物分别作用于人体不同的器官，即酸入肝，苦入心，甘入脾，辛入肺，咸入肾。五味食物虽各有作用，但食用过多或不当也会产生不良影响，如肝病忌辛味，肺病忌苦味，心肾病忌咸味，脾胃病忌甘酸。只有全面了解食物的五味，才能合理饮食，更好地吸收营养物质。

本书采用图文并茂的形式和言简意赅的语言，让您在视觉享受的同时，轻松获取食物养生的知识，并重新认识各种食物在合理健康饮食中的意义。另外，在本书的最后一章，针对日常疾病，我们也分别给出了对症的食疗方法，希望能给病者提供治疗和调理的方案，给常人提供养生和保健的知识。

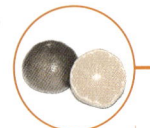

中医食疗图典

养心蔬果

心脏位于胸腔，居肺下膈上，脊柱前，胸骨后，心尖在左乳下。它相当于人体的君主，主管精神意识、思维活动，可统率协调全身各脏腑功能活动。

心气不足主要症状

- 气血瘀滞，血液亏虚
- 面色灰暗无华，唇色青紫
- 胸前憋闷，偶有痛感
- 脉象微弱无力、节律不均（有结、代、促、涩之感）
- 易引发心脑血管方面的问题

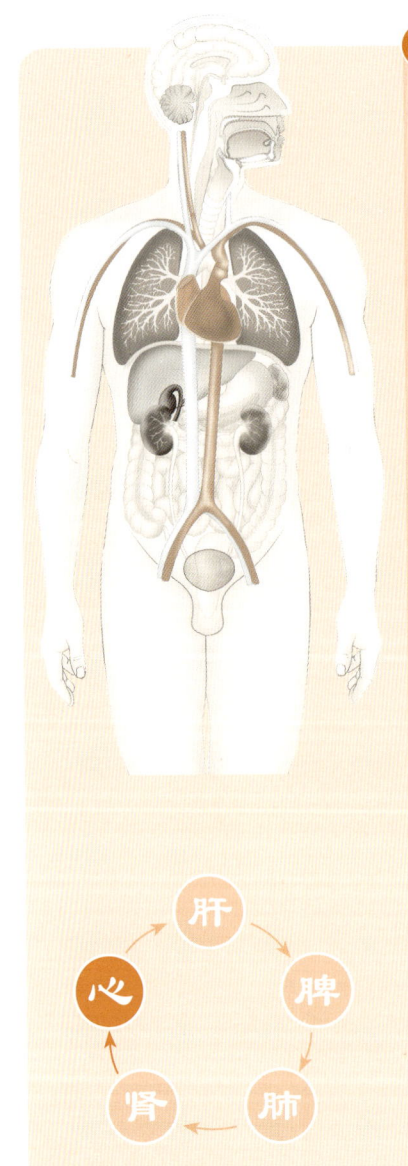

蔬果

【荔枝】	……… 理气补血，补心安神
【龙眼】	……… 益气补血，养血安神
【莲子】	……… 养心安神，益肾涩精
【苦瓜】	……… 解毒明目，补气益精
【莲藕】	……… 散瘀解渴，改善肠胃
【丝瓜】	……… 凉血解毒，通经活络
【蒜薹】	……… 温中下气，调和脏腑
【小麦】	……… 养心除烦，健脾益肾
【葡萄】	……… 补血美肤，强健筋骨
【松子】	……… 滋阴养液，补益气血
【南瓜】	……… 补中益气，降糖止渴
【百合】	……… 养阴清热，滋补精血
【大枣】	……… 养胃止咳，益气生津
【核桃】	……… 润肠通便，延迟衰老
【茼蒿】	……… 养心降压，温肺清痰
【竹荪】	……… 益气补脑，宁神健体
【糯米】	……… 补中益气，暖胃止泻
【哈密瓜】	……… 利便益气，清热止咳
【金针菜】	……… 健脑养血，平肝利尿
【葵花子】	……… 降低血脂，安定情绪

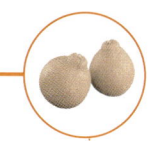

养肝蔬果

肝位于腹部膈膜右下,左右分叶,颜色紫红。肝负责对人体全身之气的疏通、生发与宣泄,人体的经络、气血、津液、营卫之气无不依赖于全身气机的升降沉浮来运作疏导。

肝气瘀滞主要症状

- 胸闷腹胀
- 血瘀,肿块痛经,月经失调
- 痰饮
- 水不畅,水肿
- 抑郁寡欢,多愁善感
- 烦躁易怒,失眠多梦

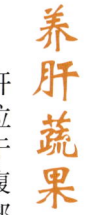

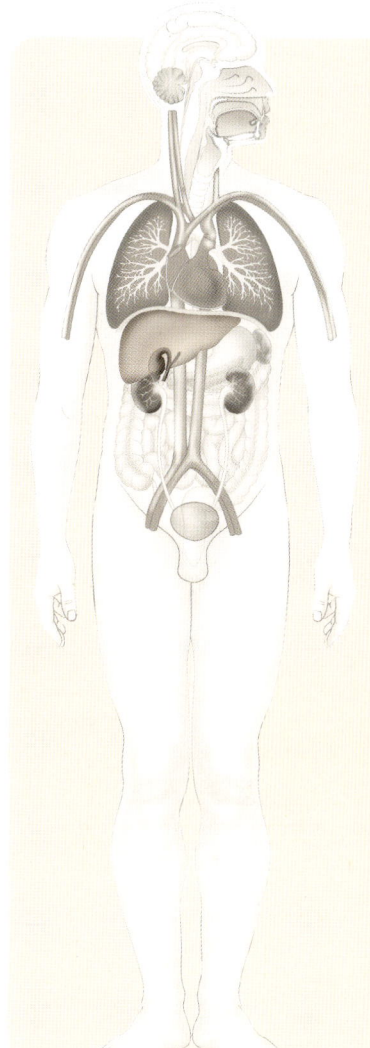

蔬果

【茭白】	…………	解毒利便,健壮机体
【菠菜】	…………	补血润肠,滋阴平肝
【油菜】	…………	活血化瘀,宽肠通便
【香菇】	…………	补肝益肾,益智安神
【燕麦】	…………	益肝和胃,护肤美容
【苋菜】	…………	清肝明目,凉血解毒
【冬瓜】	…………	利水消炎,除烦止渴
【生菜】	…………	清热爽神,清肝利胆
【芝麻】	…………	补血明目,益肝养发
【芹菜】	…………	平肝凉血,利水消肿
【番茄】	…………	健胃消食,凉血平肝
【黍米】	…………	除热止泻,益气补中
【空心菜】	…………	解毒利尿,降脂减肥
【胡萝卜】	…………	益肝明目,利膈宽肠
【金针菇】	…………	补肝益肠,益智防癌

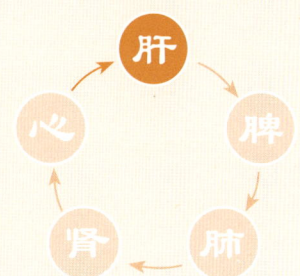

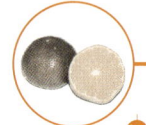

养脾胃蔬果

脾位于腹腔上，膈膜下，在胃的背侧，呈现紫红色，与胃彼此相连。脾胃是人体的后天之本，水谷精气到全身各处，为全身各脏器供应营养，时时刻刻不能缺少。

肾虚主要症状

- 腹胀便溏，食欲不振，气血不足
- 指甲、舌、唇、面淡白，血虚，头晕眼花
- 脾胃虚弱，肌肉消瘦，四肢乏力
- 皮下出血，便血，尿血

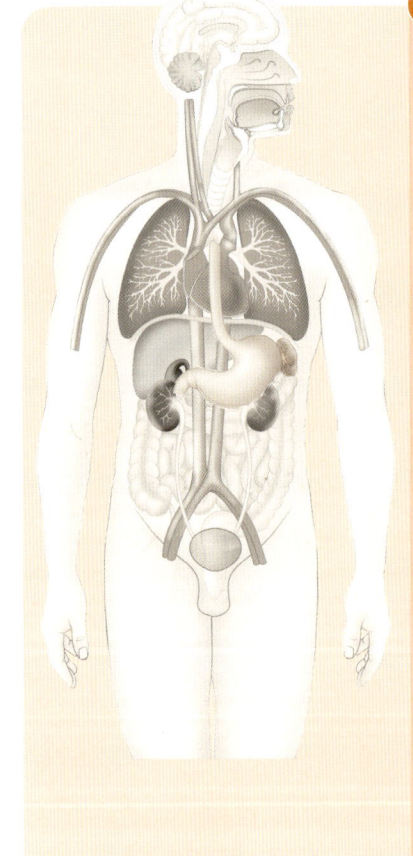

蔬果

【葱】	发汗解表，解毒散凝
【姜】	解毒除臭，温中止呕
【桃】	补中益气，润肠通便
【木瓜】	健脾消食，清热祛风
【樱桃】	补中益气，健脾和胃
【菠萝】	健脾解渴，消肿祛湿
【韭菜】	健胃整肠，保温内脏
【洋葱】	理气和胃，发散风寒
【芒果】	益胃止呕，解渴利尿
【柠檬】	化痰止咳，生津健脾
【椰子】	补虚强壮，益气祛风
【豌豆】	清凉解暑，利尿止泻
【黄瓜】	消肿解毒，清热利尿
【蚕豆】	益脾健胃，通便消肿
【李子】	生津润喉，清热解毒
【橙子】	生津止渴，开胃下气
【山楂】	健胃消食，活血化瘀
【石榴】	生津止渴，止泻止血
【柚子】	健脾解酒，补血利便
【扁豆】	健脾益气，化湿消暑
【芋头】	整肠利便，补中益气
【青椒】	温中散寒，开胃消食
【茄子】	散血止疼，解毒消肿
【芥菜】	解毒消肿，利气温中
【萝卜】	化痰清热，下气宽中
【香菜】	消食开胃，止痛解毒
【大米】	健脾养胃，止咳除烦
【红小豆】	解毒排脓，健脾止泻
【马铃薯】	和胃健中，解毒消肿
【猕猴桃】	健脾止泻，止渴利尿
【无花果】	健胃整肠，解毒消肿

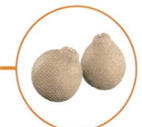

养肺蔬果

肺脏位于胸腔，居膈上，左右各一，色分白，质地疏松，形似海绵，虚如蜂窠，得水而浮。其主要功能是吐故纳新、吸清呼浊，调节人体内气机的升降出入。

病邪犯肺主要症状

□ 胸闷，咳嗽，气喘

□ 流鼻涕，鼻塞，嗅觉失灵

□ 声低气怯，肢倦乏力，呼吸短促

□ 肺虚热者脸红、多汗，发热，下肢寒凉

□ 肺实者可导致肺气肿、气管炎、肺积水

蔬果

【梨】	润肺清心，消痰止咳
【杏】	清热祛毒，止咳平喘
【香蕉】	清热解毒，润肺止咳
【苹果】	生津润肺，除烦解暑
【梅子】	止咳调中，除热下痢
【草莓】	润肺生津，利尿止渴
【西瓜】	清热除烦，清热解暑
【橄榄】	生津止渴，清热解酒
【薏米】	健脾补肺，化湿抗癌
【柿子】	清热润肺，健脾化痰
【花生】	温肺补脾，和胃强肝
【木耳】	温肺止血，补气清肠
【黄豆】	解热润肺，宽中下气
【玉米】	益肺宁心，健脾开胃
【甘蔗】	清热生津，下气润燥
【白菜】	解渴利尿，通利肠胃
【银耳】	养胃和血，延年益寿
【荸荠】	消渴痹热，温中益气
【黑豆】	温肺祛燥，补血安神

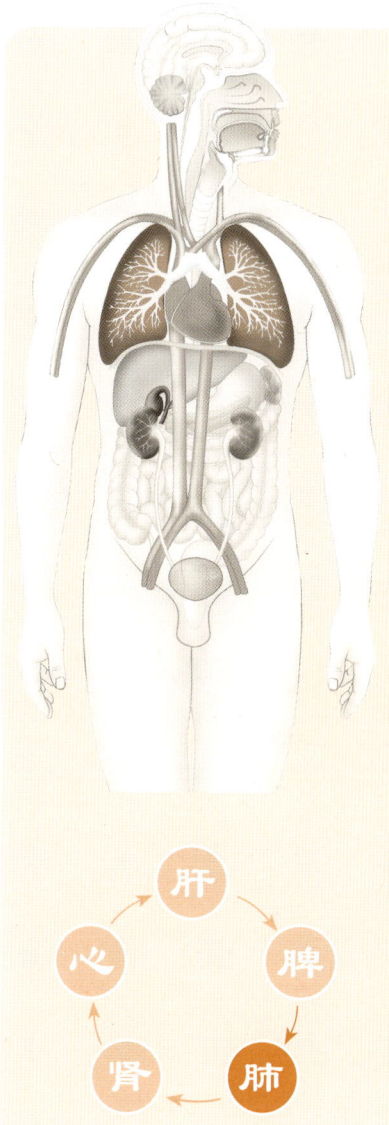

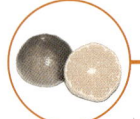

养肾蔬果

肾为人体的先天之本，能藏精，精能生髓，滋养骨骼，故肾脏有保持人体精力充沛、强壮矫健的功能，是『作强』之官，主管智力与技巧。

肾虚主要症状

- 肾阳虚怕冷，手脚偏凉
- 肾阴虚怕热，腰腿酸软
- 女性月经少、经血色暗，甚至有血块，提早绝经
- 男子尿急尿频，四十岁以后性欲减退
- 骨弱无力，贫血眩晕，甚至小儿智力发育迟缓

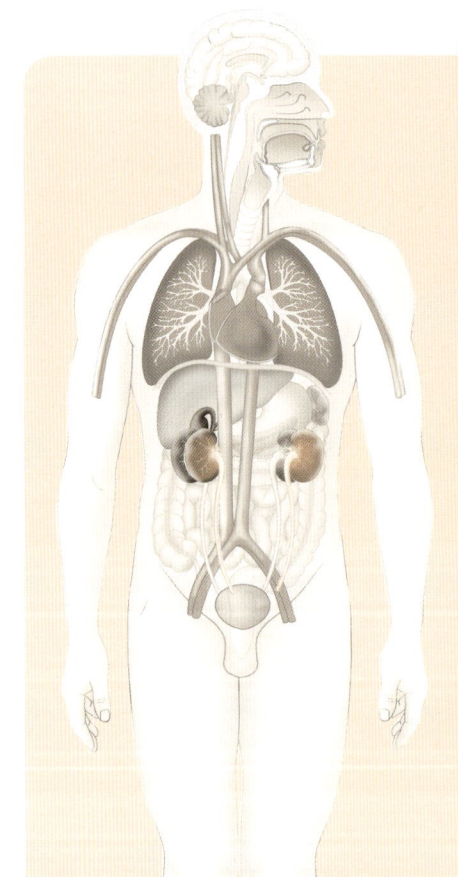

蔬果

【蒜】	清热解毒，杀菌防癌
【桑葚】	补血滋阴，生津润燥
【栗子】	滋阴补肾，消除疲劳
【菜花】	健脑壮骨，补肾填精
【小米】	滋阴养血，除热解毒
【蕨菜】	清热解毒，止血降压
【绿豆】	清热解毒，保肝护肾
【豇豆】	健脾补肾，散血消肿
【榴莲】	壮阳助火，杀虫止痒
【芡实】	固肾涩精，补脾止泻
【开心果】	调中顺气，补益肺肾

肝 — 脾 — 肺 — 肾 — 心

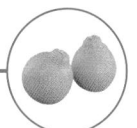

熬夜族的活力源泉

经常熬夜的人大多会因为缺乏 B 族维生素而产生紧张焦虑的情绪,同时感觉身体疲惫,体力无法恢复。很多绿叶菜、水果及豆类都富含 B 族维生素,它们是均衡营养、补充活力、恢复体力的最佳来源。

食物名称	示例图片	上榜原因	功效
菠菜		含有丰富的维生素B_1和维生素B_2,有助于补充大脑活力	预防癌症、动脉硬化、便秘、贫血、感冒,消除疲劳
油菜		含有多种维生素及钙、镁等矿物质,可消除疲劳,补充脑力	预防动脉硬化、贫血,强化骨骼与牙齿,消除疲劳、稳定精神
大枣		含有丰富的环磷酸腺苷,可促进人体能量代谢,消除疲劳,增强活力	防治心血管病、胆结石、贫血、高血压,抗癌、抗过敏、护肝
香菜		含有硼元素,有利于保持大脑运作,适宜思维迟钝或精力不集中的人	预防感冒,减肥、利尿、健胃,防止精力不集中
葡萄		含有大量葡萄糖,特别容易被身体吸收,可迅速转换为能量,对消除大脑或身体疲劳具有立竿见影之效	预防高血压、便秘、贫血,强化骨骼与牙齿、美肤,消除疲劳、整肠
芹菜		含有胶质性碳酸钙,容易为人体所吸收,且含有丰富的铁元素,可补充熬夜后所损失的矿物质	预防高血压、头晕、黄疸、水肿、血管硬化、神经衰弱、头痛脑涨
香蕉		所含的维生素B_2与柠檬酸能分解形成疲劳因子的乳酸和丙酮酸,从而消除身体疲劳	预防癌症、高血压、便秘、感冒,整肠、美肤、消除疲劳
哈密瓜		含有果糖、葡萄糖和蔗糖,能迅速被人体吸收,从而补充能量,活力四射	预防感冒、咳嗽,强肝、消除疲劳、美肤、消除眼睛疲劳、稳定精神
橙子		含有丰富的维生素C,补充能量且美容养颜,可使皮肤恢复弹性和光泽,并淡化黑眼圈	预防动脉硬化、高血压、便溏、腹泻,止咳、降血脂
猕猴桃		含有较多的维生素C,可补充肌肤所需养分,并防止水分流失	预防癌症、动脉硬化、便秘、感冒,整肠、消除疲劳、美肤

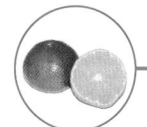

中医食疗图典

上班久坐族营养补充

每天都因为繁忙的工作而久坐于办公室的上班族，由于活动量小而气血运行不畅通，久而久之便会患上颈椎病、便秘、慢性咽炎、慢性胃炎等疾病。所以上班久坐族应该补充富含多种维生素，并能促进血液循环、健胃利肠的食物。

食物名称	示例图片	上榜原因	功效
核桃		富含维生素E，具有促进血液循环的作用，可将氧气运送到体内各处，让身体保持年轻	预防动脉硬化、贫血、便秘、整肠、美肤、稳定精神、减缓衰老
开心果		含有丰富的维生素E，能增强体质，且含油量非常高，因此有润肠通便的作用	抗衰老、润肠通便、预防神经衰弱、浮肿、贫血、营养不良
山楂		含山楂酸等多种有机酸，并含解脂酶，可以促进消化，且有助于胆固醇转化	防治心血管病、健胃消食、预防腹泻、高血脂、高血压
丝瓜		有疏通经络、促进血液运行的功效，适合患有慢性咽炎或颈椎病的上班族	抗坏血病、抗病毒、防过敏、健脑美容
苦瓜		含有的苦瓜苷和苦味素能增进食欲，健脾开胃，还含有可利尿活血、消炎退热、清心明目的奎宁	清凉解毒、利尿、促进饮食、防癌抗癌、降低血糖
胡萝卜		所含的胡萝卜素有补肝明目的作用，可防止眼睛疲劳，而且还含有丰富的食物纤维，具有整肠的功效	预防癌症、动脉硬化、感冒、贫血、冰冷症、眼睛疲劳
木瓜		所含的木醇激素能刺激雌激素的分泌，可防止久坐而形成的胸下垂	预防肾炎、便秘，助消化、杀虫、通乳
香菇		具有补肝肾、健脾胃、益气血的功效，是调养身体的食疗佳品	预防食欲不振、身体虚弱、小便失禁、便秘、肥胖、肿瘤
蒜薹		含有丰富的纤维素，可刺激大肠排便，调治便秘，预防痔疮的发生	护肝，预防便秘，降血脂、预防动脉硬化、癌症
白菜		含有丰富的植物纤维，有助消化，最适合肠胃不佳的上班族食用	预防高血压、便秘，整肠、预防感冒、消除疲劳、利尿

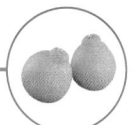

滋阴润肺，对抗干燥

秋冬季节气候干燥，人们常出现口干舌燥、干咳无痰或痰少不易咳出的症状，这都是由肺燥所引起的。为了避免天气干燥，损伤肺阴，我们应该多吃一些滋阴润肺、养血生津的食物，从而保护肺部健康。

食物名称	示例图片	上榜原因	功效
银耳		有滋阴润肺、祛除肺热的功效，是润肺的食疗佳品	预防胃炎、便秘、肺热咳嗽、肺燥干咳
梨		可以生津止渴、解热，是防止肺燥、祛除内热的极佳水果	利消化、增强体力、解热、利尿、止咳
柚子		常食可健胃、润肺，能消除肺火，止咳生津	预防高血压、糖尿病、血管硬化，止咳、健胃、补血、利便
木瓜		特有的木瓜酵素，有健脾消食、清心润肺的功效	预防肾炎、便秘，助消化、杀虫、通乳
百合		具有宁心安神、清肺润燥、止咳、消除肺热的功效	预防咳嗽、失眠多梦、美容、抗癌、安神
莲藕		具有润肺生津的功效，熟食可防治干咳无痰、口干舌燥	缓解动脉硬化、高血压、胃溃疡、便秘、感冒，消除疲劳
草莓		可润肺生津、养血润燥，适于烦热干渴、干咳无痰的人食用	预防癌症、动脉硬化、高血压、感冒，美肤、稳定精神
桃		具有润肺生津、止咳的功效，可以用于肺虚干咳的治疗	预防口渴、便秘、痛经、虚劳喘咳、疝气疼痛、自汗
柿子		柿子及加工制成的柿饼都有润肺生津、祛除肺燥的功效	预防动脉硬化、高血压、感冒，消除疲劳、美肤、消除宿醉
松子		所含的不饱和脂肪酸，具有润肺补气的作用，适合久咳无痰的老年患者食用	预防心血管疾病、降血脂、软化血管、延缓衰老、健脑、美容

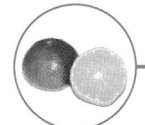

中医食疗图典

全面提高免疫力

蔬菜水果含有多种营养物质，能调节人体内分泌功能，稳定并保护免疫系统，而且能清除由外界进入人体的有害物质，并能提供丰富的维生素、矿物质及人体免疫系统所需的其他营养元素，因此多吃蔬果可以全面提高身体的免疫能力。

食物名称	示例图片	上榜原因	功效
百合		可以促进和增强细胞系统的吞噬功能，提高机体的免疫力，有很好的防癌抗癌功能	缓解咳嗽、失眠多梦，养颜、抗癌、安神
木耳		有抗肿瘤，增强机体免疫力的功效，经常食用可防癌抗癌	预防动脉硬化、冠心病、贫血，清肠胃、防癌抗癌
胡萝卜		富含维生素C和胡萝卜素，能预防呼吸道感染、溃疡及胃肠炎等疾病	预防癌症、动脉硬化、感冒、贫血、冰冷症、眼睛疲劳
香蕉		含有维生素C及维生素B_6，可以增强人体的免疫能力	预防癌症、高血压、便秘、感冒、整肠、美肤、消除疲劳
菠菜		所含的维生素C、维生素E和胡萝卜素可以提高身体抵抗力，预防感染	预防癌症、动脉硬化、便秘、贫血、感冒、整肠、消除疲劳
金针菇		所含的朴菇素可以增强机体对癌细胞的抵抗能力，还能对抗病毒性感染	缓解肝病、胃肠道炎症、溃疡，防癌、益智
木瓜		含有大量的碳水化合物、蛋白质、脂肪、维生素及多种人体所必需的氨基酸，能有效补充人体的养分，增强身体的抗病能力	缓解肾炎、便秘，助消化、杀虫、通乳
荔枝		所含的丰富的维生素C和蛋白质，有助于增强机体免疫力	预防失眠、健忘，止血、止痛、降血糖、美容祛斑
竹荪		所含的半乳糖、葡萄糖、甘露糖和木糖等异多糖，在抗肿瘤、抗炎症、提高免疫力方面都有一定的作用	缓解咳嗽，预防糖尿病、高血压、高脂血症、贫血
蒜		具有杀菌、抗氧化、提高免疫力的作用，能预防多种感染	预防癌症、冰冷症，消除疲劳、抗菌

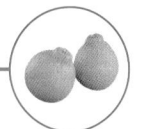

排除毒素，一身轻松

人体内的毒素主要包括新陈代谢过程中产生的废弃物、肠道内食物残渣的腐败物质以及由外部环境进入人体内的有害物质。平时多吃蔬菜水果，吸收丰富的纤维素，促进肠道运动，保持大便的畅通，就可轻松排除体内毒素。

食物名称	示例图片	上榜原因	功效
柠檬		所含的水溶性维生素C可以改善血液循环，帮助血液排毒	预防肾结石、动脉硬化、感冒，消除疲劳、美肤、稳定精神
木耳		所含的胶质可以把残留在人体消化系统内的灰尘、杂质吸附集中起来排出体外	预防动脉硬化、冠心病、贫血，清肠胃、防癌抗癌
樱桃		可以促进肾脏排毒，去除体内毒素和不洁液体，还有通便的作用	防治心血管病、健胃消食、预防腹泻、高血脂、高血压
蒜		所含的大蒜素具有清除肺、肠、泌尿系统和皮肤中毒素的作用	预防癌症、冰冷症，消除疲劳、抗菌
芹菜		属于高纤维食物，有较强的清肠作用，经常食用可以预防结肠癌	预防高血压、头晕、黄疸、水肿、血管硬化、神经衰弱、头痛脑涨
白菜		具有润肺生津的功效，熟食可防治干咳无痰、口干舌燥	预防高血压、便秘、感冒，消除疲劳、利尿
番茄		含有多种维生素和矿物质，能增加血液中的碱度，清除体内的毒素	预防高血压、动脉硬化、健胃、强肝、防止宿醉、便秘
苹果		含有丰富的具整肠作用的水溶性食物纤维，有助于肠胃蠕动，消除有害的肠内菌	预防动脉硬化、高血压、心脏病、便秘，整肠、消除宿醉
蕨菜		所含粗纤维，能促进胃肠蠕动，具有清肠排毒、下气通便的作用	预防高血压、头昏、关节炎、流感，抗癌
开心果		含有丰富的维生素E，且含油量非常高，有润肠通便的作用，可以帮助身体排毒	抗衰老、润肠通便、预防神经衰弱、浮肿、贫血、营养不良

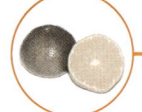

中医食疗图典

女性药膳的选用

女性激素分泌最旺盛、经历最充沛的年龄段为20～35岁。超过这一年龄段，就开始进入逐步老化的阶段，身体开始出现各种各样老化和衰竭的症状。

·35～45岁·

气血两虚——疲劳难耐

虽然35～45岁仍可生育，但一过35岁，月经周期和经血量等就会逐渐发生变化，激素平衡被打破。此外，这一时期生育、育儿及工作等造成的体力消耗，易导致激素失调、情绪不稳等问题。还会自我感觉发冷、彻夜难眠，清晨起床后仍然感觉疲劳难耐。

药膳选用原则

中医将这一年龄段看作气血开始衰弱的气血两虚时期。这一年龄段女性的食物养生应积极摄取不使身体发冷的平性及温性食物，应选择食用补气、养血的药膳。

推荐食材

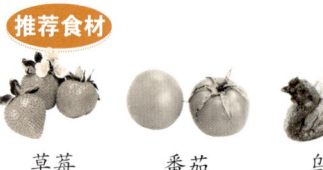

草莓　　番茄　　乌鸡

推荐药材

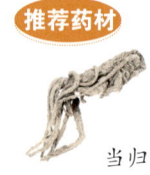 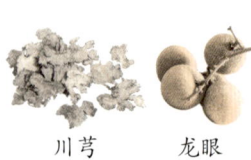

当归　　川芎　　龙眼

·45～59岁·

阴虚、气滞、瘀血——"为更年期综合征而烦恼"

闭经的前后10年为更年期，这一时期要经历从生育期过渡到非生育期的诸多重大变化。这一时期，伴随着女性激素的减少，易出现更年期特有的症状，如面部燥红、下半身发冷、焦躁不安、头痛腰痛等。

药膳选用原则

应多摄取有助于血运行的食材和药材。气的运行瘀滞，易导致焦躁忧虑等心理不调症状，有助气运行的食材也要积极摄取。

推荐食材

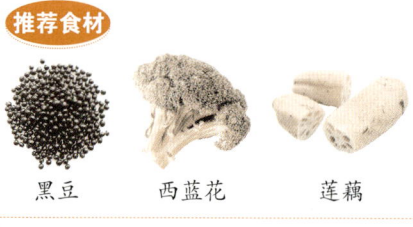

黑豆　　西蓝花　　莲藕

推荐药材

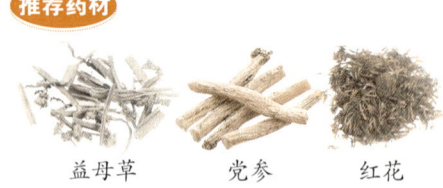

益母草　　党参　　红花

·60岁以后·

脾肾气虚、瘀血、痰湿——"出现各种老化现象"

一过60岁，各种老化现象就显现出来：皮肤上皱纹、老年斑明显，骨质变脆，腰膝疼痛，易尿频或夜间多尿，记忆力低下。身体各个器官都在衰退，容易受到老年痴呆、肾脏疾病等退化性疾病的侵袭。这个年龄段还易患动脉硬化等心血管疾病。

药膳选用原则

此时脾肾的气运行功能下降，体内血与津液的运行不畅导致血瘀滞，容易形成瘀血和痰湿体质。应该选择具有祛痰化湿、活血化瘀功效的材料制作药膳。

推荐食材

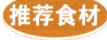 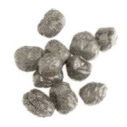 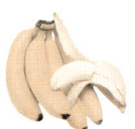 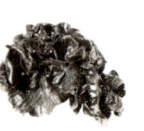

大枣　　香蕉　　黑木耳

推荐药材

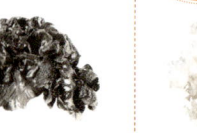  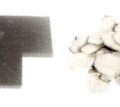 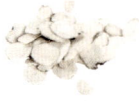

银耳　　阿胶　　白芍

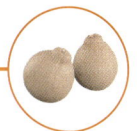

男性药膳的选用

男性的老化是从40岁开始的，一旦进入40岁，男性身体的老化会迅速推进，就像流水一样，一泻而下。身体各种功能的老化伴随着气虚、肾虚而出现。

气血两虚——"自我感觉精力减退"

40~55岁的男性已过盛年，到开始出现身体衰老的年龄了。会突然变得易疲劳，脱发、白发问题明显，自我感觉精力减退。易患高血压、糖尿病等生活习惯病，还易患癌症。

药膳选用原则

这一时期男性的突出问题就是"肾虚"。因老化造成的肾衰退，易导致气血少、易疲劳、性功能衰退等问题。因此应选取补气、养血的材料制作药膳，改善气血不足的症状。

推荐食材

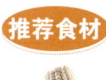
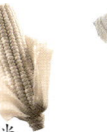
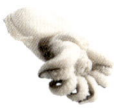
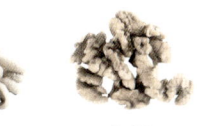

玉米　　墨鱼　　胡桃

推荐药材

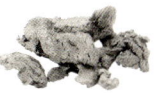
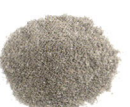

黄精　　熟地黄　　菟丝子

肾虚、瘀血、气虚、气滞——"排尿障碍及性功能衰退"

这一年龄段的男性因肾脏功能衰弱，会出现排尿障碍，越来越多的人为腰膝疼痛、前列腺肥大、阳痿等症状烦恼，开始实实在在地感到身体在老化了。还易出现抑郁、焦躁易怒等情绪变化。

药膳选用原则

此时肾功能不佳，具有调节自主神经和造血功能的肝脏功能也会低下。为提高已衰弱的肾脏功能，制作药膳时应选择气血双补的食材，经常食用能起到调理养生的作用。

推荐食材

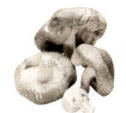
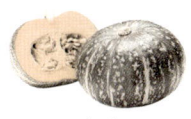
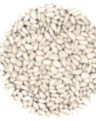

香菇　　南瓜　　松仁

推荐药材

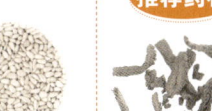
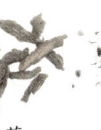
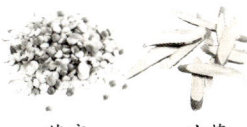

肉苁蓉　　芡实　　甘草

脾肾气虚、瘀血、痰湿——"疲劳乏力，易生病"

身体老化的影响越发巨大，已经表现出明显的衰老，例如内脏功能衰退，视力、听力、记忆力低下，消化功能减退，食量小导致营养不良，体力、抵抗力弱，易患感冒、肺炎等传染性疾病。

药膳选用原则

中医学认为，补不足以平衡周身，健康才能得以维持。男性老年期易出现明显的气血不足，所以应选择适宜的补气和补血的食物，可选用易消化，并且有助于增强抵抗力的药膳。

推荐食材

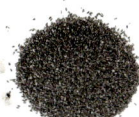
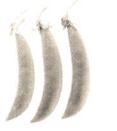
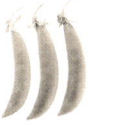

莲子　　黑芝麻　　豌豆

推荐药材

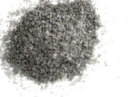
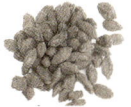
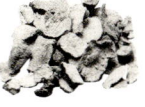

车前子　　枸杞　　何首乌

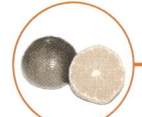

Contents 目录

第一章 每日五谷——让你健康又长寿

01 谷物类 /026

01. 大米有什么食疗作用？ /026
02. 大米的食疗品有哪些？ /027
03. 如何正确淘米？ /028
04. 如何正确选米？ /028
05. 糯米有什么食疗作用和食用宜忌？ /029
06. 糯米的食疗品有哪些？ /029
07. 小麦的营养成分有哪些？ /030
08. 小麦有什么食疗作用？ /030
09. 玉米的营养成分有哪些？ /031
10. 玉米有什么食疗作用？ /031
11. 玉米的食疗品有哪些？ /032
12. 玉米有什么食用宜忌？ /033
13. 玉米笋有什么食疗作用？ /033
14. 小米的营养成分有哪些？ /034
15. 小米有什么食疗作用？ /034
16. 小米的食疗品有哪些？ /035
17. 小米有什么食用宜忌？ /035
18. 芝麻的营养成分有哪些？ /036
19. 芝麻有什么食疗作用？ /036

02 豆类 /037

01. 黄豆的营养成分有哪些？ /037
02. 黄豆有什么食疗作用？ /038
03. 黄豆有什么食用宜忌？ /038
04. 黄豆的食疗品有哪些？ /039
05. 黄豆芽有什么食疗作用？ /040
06. 黄豆芽有什么食用宜忌？ /040
07. 黄豆芽的食疗品有哪些？ /041
08. 如何选购毛豆？ /042
09. 黑豆的营养成分有哪些？ /042
10. 黑豆有什么食疗作用？ /043
11. 黑豆有什么食用宜忌？ /043
12. 黑豆的食疗品有哪些？ /044
13. 红小豆有什么食疗作用？ /045
14. 红小豆有什么食用宜忌？ /045
15. 红小豆的食疗品有哪些？ /046
16. 蚕豆的营养成分有哪些？ /047
17. 蚕豆有什么食疗作用？ /047
18. 蚕豆的食疗品有哪些？ /047
19. 蚕豆有什么食用宜忌？ /048
20. 豌豆的营养成分有哪些？ /048
21. 豌豆有什么食疗作用？ /049
22. 如何选购豌豆？ /049
23. 豌豆的食疗品有哪些？ /050
24. 豇豆的营养成分有哪些？ /051
25. 豇豆有哪些种类？ /051
26. 豇豆有什么食疗作用？ /052
27. 豇豆的食疗品有哪些？ /052
28. 豆浆有什么食疗作用？ /053

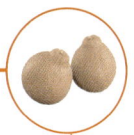

29. 豆浆的食疗品有哪些？ /054
30. 豆浆有什么饮用宜忌？ /055
31. 豆腐的营养成分有哪些？ /055
32. 豆腐有什么食疗作用？ /056
33. 豆腐有什么食用宜忌？ /056
34. 豆腐的食疗品有哪些？ /057

第二章 获取更多营养——五蔬食疗

01 茎叶类 / 060

01. 白菜有什么食疗作用？ /060
02. 白菜的食疗品有哪些？ /061
03. 白菜有什么食用宜忌？ /062
04. 菠菜的营养成分有哪些？ /062
05. 菠菜有什么食疗作用？ /063
06. 菠菜有什么食用宜忌？ /063
07. 菠菜的食疗品有哪些？ /064
08. 生菜有什么食疗作用？ /065
09. 生菜的食疗品有哪些？ /065
10. 油菜的营养成分有哪些？ /066
11. 油菜有什么食疗作用？ /066
12. 空心菜的食疗品有哪些？ /067
13. 韭菜的营养成分有哪些？ /068
14. 韭菜有什么食疗作用？ /068
15. 韭菜的食疗品有哪些？ /069
16. 韭菜有什么食用宜忌及选购方法？ /070
17. 韭黄有什么营养价值？ /070
18. 卷心菜的营养成分有哪些？ /071

19. 卷心菜有什么食疗作用？ /071
20. 卷心菜的食疗品有哪些？ /072
21. 芹菜的营养成分有哪些？ /073
22. 芹菜有什么食疗作用？ /073
23. 芹菜的食疗品有哪些？ /074
24. 芹菜的食用宜忌有哪些？ /075
25. 如何选购芹菜？ /075

02 根茎类 / 076

01. 洋葱有什么食疗作用？ /076
02. 红薯有什么食用宜忌？ /076
03. 百合的营养成分有哪些？ /077
04. 百合有什么食疗作用？ /078
05. 百合有什么食用宜忌？ /078
06. 百合的食疗品有哪些？ /079
07. 马铃薯的营养成分有哪些？ /080
08. 马铃薯有什么食疗作用？ /080
09. 马铃薯的食疗品有哪些？ /081
10. 马铃薯有什么食用宜忌？ /082
11. 莴笋有什么食疗作用？ /082
12. 莴笋的食疗品有哪些？ /083
13. 芋头的食疗品有哪些？ /084
14. 荸荠有什么食疗作用？ /085
15. 荸荠有什么选购方法和食用宜忌？ /085
16. 荸荠的食疗品有哪些？ /086
17. 莲藕的营养成分有哪些？ /087
18. 莲藕有什么食疗作用？ /087
19. 莲藕的食疗品有哪些？ /088

· 017

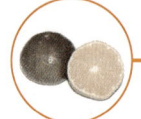

中医食疗图典

20. 姜的营养成分有哪些？ /089
21. 姜有什么食疗作用？ /089
22. 姜的食疗品有哪些？ /090
23. 姜有什么食用宜忌？ /090
24. 蒜的营养成分有哪些？ /091
25. 蒜有什么食疗作用？ /091
26. 蒜的食疗品有哪些？ /092
27. 蒜有什么食用宜忌？ /092

03 瓜菜类 / 093

01. 葫芦有什么食疗作用？ /093
02. 南瓜有什么食疗作用？ /094
03. 南瓜有什么食用宜忌？ /094
04. 南瓜的食疗品有哪些？ /095
05. 冬瓜的营养成分有哪些？ /096
06. 冬瓜有什么食疗作用？ /096
07. 冬瓜的食疗品有哪些？ /097
08. 苦瓜的营养成分有哪些？ /098
09. 苦瓜有什么食疗作用？ /098
10. 苦瓜的食疗品有哪些？ /099
11. 黄瓜有什么食疗作用？ /100
12. 黄瓜的食疗品有哪些？ /100
13. 黄瓜有什么食用宜忌？ /101
14. 如何选购黄瓜？ /101

04 花蕊果实类 /102

01. 西蓝花有什么食疗作用？ /102
02. 西蓝花的食疗品有哪些？ /102

03. 茄子的营养成分有哪些？ /104
04. 茄子有什么食疗作用？ /104
05. 茄子的食疗品有哪些？ /105
06. 四季豆有什么食疗作用？ /106
07. 四季豆有什么食用宜忌？ /106
08. 四季豆的食疗品有哪些？ /107
09. 番茄的营养成分有哪些？ /108
10. 番茄有什么食疗作用？ /108
11. 番茄的食疗品有哪些？ /109
12. 番茄有什么食用宜忌？ /110
13. 黄花菜的营养成分有哪些？ /110
14. 黄花菜有什么食疗作用？ /111
15. 黄花菜有什么食用宜忌？ /111
16. 黄花菜的食疗品有哪些？ /112
17. 青椒的营养成分有哪些？ /113
18. 青椒有什么食疗作用？ /113
19. 青椒的食疗品有哪些？ /114

05 菌类藻类 / 115

01. 黑木耳的营养成分有哪些？ /115
02. 黑木耳的食疗品有哪些？ /116
03. 冬虫夏草的食疗品有哪些？ /117
04. 海带的营养成分有哪些？ /118
05. 海带有什么食疗作用？ /118
06. 海带的食疗品有哪些？ /119
07. 海带有什么食用宜忌？ /120
08. 紫菜有什么食疗作用？ /120
09. 紫菜的食疗品有哪些？ /121

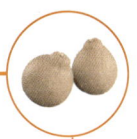

第三章 合理食肉，促生强健体魄

01 家畜类 / 124

01. 荤素如何搭配？/124
02. 猪肉有什么食疗作用？/124
03. 猪肉有什么食用宜忌？/125
04. 猪肉的食疗品有哪些？/126
05. 如何清洗猪肉？/127
06. 肥猪肉可以食用吗？/127
07. 猪肉与哪些食物相克？/128
08. 烹制猪骨汤有什么宜忌？/128
09. 牛肉为什么受到所有人喜爱？/129
10. 牛肉有什么食疗作用？/129
11. 牛肉的食疗品有哪些？/130
12. 牛肉有什么食用宜忌？/131
13. 烹调牛肉时有什么窍门？/131
14. 羊肉的营养成分有哪些？/132
15. 羊肉有什么食疗作用？/132
16. 羊肉的食疗品有哪些？/133
17. 羊肉有什么食用宜忌？/134
18. 烹调羊肉主要有哪几种方法？/134

02 家禽类 / 135

01. 鸡肉有什么食疗作用？/135
02. 鸡的食疗品有哪些？/135
03. 鸭肉有什么食疗作用？/136
04. 鸭肉有什么食用宜忌？/137
05. 鸭肉的食疗品有哪些？/138
06. 鹅肉的食疗品有哪些？/139
07. 鲤鱼有什么食疗作用？/140
08. 鲤鱼有什么食用宜忌？/140
09. 鲤鱼的食疗品有哪些？/141
10. 草鱼的食疗品有哪些？/142
11. 鳙鱼的食疗品有哪些？/143
12. 鲫鱼的营养成分有哪些？/144
13. 鲫鱼有什么食疗作用？/144
14. 鲫鱼的食疗品有哪些？/145
15. 青鱼有什么食疗作用？/146
16. 青鱼的食疗品有哪些？/146
17. 鲈鱼有什么食疗作用？/147
18. 鳜鱼有什么食疗作用？/148
19. 带鱼的营养成分有哪些？/149
20. 带鱼有什么食疗作用？/149
21. 带鱼的食疗品有哪些？/150
22. 螃蟹有什么食疗作用？/151
23. 螃蟹为什么宜蒸不宜煮？/151
24. 螃蟹有什么食用宜忌？/152
25. 螃蟹的食疗品有哪些？/153
26. 虾有什么食疗作用？/154
27. 烹制虾类有什么窍门？/154
28. 虾的食疗品有哪些？/155
29. 鸡蛋有什么食疗作用？/156
30. 鸡蛋有什么食用宜忌？/156
31. 鸡蛋的食疗品有哪些？/157
32. 鸡蛋与哪些食物相克？/158

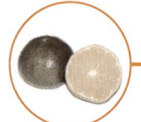

33. 鸭蛋有什么食疗作用？/158
34. 鹅蛋有什么食疗作用？/159
35. 鸽子蛋有什么食疗作用？/159
36. 鸽子蛋的食疗品有哪些？/160
37. 鹌鹑蛋有什么食疗作用？/161
38. 鹌鹑蛋的食疗品有哪些？/161
39. 牛奶有什么食疗作用？/162
40. 牛奶有什么食用宜忌？/162
41. 牛奶不宜与哪些食物同食？/163
42. 如何选购鲜牛奶？/163
43. 酸奶有什么食疗作用？/164
44. 酸奶有什么饮用宜忌？/164
45. 奶酪的营养成分有哪些？/165
46. 奶酪有什么食疗作用？/165

第四章 好处不只是保健——五果食疗

01 水果类 / 168

01. 水果食疗有什么宜忌？/168
02. 苹果有什么食疗作用？/169
03. 苹果有什么食用宜忌？/170
04. 存放苹果有什么窍门？/170
05. 梨的营养成分有哪些？/171
06. 梨有什么食疗作用？/171
07. 梨的食疗品有哪些？/172
08. 西瓜的营养成分有哪些？/173
09. 西瓜有什么食疗作用？/173

10. 杏的营养成分有哪些？/174
11. 杏有什么食疗作用？/174
12. 柑的营养成分有哪些？/175
13. 柑有什么食疗作用？/175
14. 柚子有什么食疗作用？/176
15. 桃有什么食疗作用？/176
16. 桃有什么食用宜忌？/177
17. 樱桃有什么食疗作用？/177
18. 杨桃有什么食疗作用？/178
19. 猕猴桃的营养成分有哪些？/178
20. 猕猴桃有什么食疗作用？/179
21. 猕猴桃的食疗品有哪些？/179
22. 葡萄的营养成分有哪些？/180
23. 葡萄有什么食疗作用？/180
24. 葡萄有什么食用宜忌？/181
25. 葡萄酒的营养成分有哪些？/181
26. 葡萄酒有什么食疗作用？/182
27. 红酒是什么酒？/182
28. 龙眼有什么食疗作用？/183
29. 龙眼有什么食用宜忌？/183
30. 龙眼的食疗品有哪些？/184
31. 荔枝有什么食疗作用？/185
32. 荔枝有什么食用宜忌？/185
33. 荔枝的食疗品有哪些？/186
34. 番荔枝有什么食疗作用？/187
35. 菠萝有什么食疗作用？/187
36. 菠萝的食疗品有哪些？/188
37. 菠萝有什么食用宜忌？/189

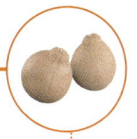

38. 香蕉有什么食疗作用？ /189
39. 香蕉的食疗品有哪些？ /190
40. 香蕉有什么食用宜忌？ /191
41. 石榴的营养成分有哪些？ /191
42. 石榴有什么食疗作用？ /192
43. 柿子有什么食疗作用？ /192
44. 柿子与哪些食物相克？ /193
45. 柿子有什么食用宜忌？ /194
46. 芒果有什么食疗作用？ /194
47. 芒果的食疗品有哪些？ /195
48. 芒果有什么食用宜忌？ /195
49. 李子有什么食疗作用？ /196
50. 李子与哪些食物相克？ /196
51. 大枣的营养成分有哪些？ /197
52. 大枣有什么食疗作用？ /197
53. 大枣的食疗品有哪些？ /198
54. 甘蔗的营养成分有哪些？ /199
55. 甘蔗有什么食疗作用？ /199
56. 草莓的营养成分有哪些？ /200
57. 草莓有什么食疗作用？ /200
58. 山楂的营养成分有哪些？ /201
59. 山楂有什么食疗作用？ /201
60. 山楂的食疗品有哪些？ /202
61. 山楂有什么食用禁忌？ /202
62. 与山楂相克的食物有哪些？ /203
63. 哈密瓜的营养成分有哪些？ /204
64. 哈密瓜有什么食疗作用？ /204
65. 枇杷有什么食疗作用？ /205

66. 枇杷有什么食用宜忌？ /205
67. 柠檬的营养成分有哪些？ /206
68. 柠檬有什么食疗作用？ /206

02 坚果类 / 207

01. 花生的营养成分有哪些？ /207
02. 花生有什么食疗作用？ /208
03. 花生有什么食用宜忌？ /208
04. 花生的食疗品有哪些？ /209
05. 葵花子的营养成分有哪些？ /210
06. 葵花子有什么食疗作用？ /210
07. 南瓜子有什么食疗作用？ /211
08. 西瓜子有什么食疗作用？ /211
09. 核桃分为哪些品种？ /212
10. 核桃有什么食疗作用？ /212
11. 核桃的食疗品有哪些？ /213
12. 板栗的营养成分有哪些？ /214
13. 板栗有什么食疗作用？ /214
14. 板栗的食疗品有哪些？ /215
15. 杏仁的食疗品有哪些？ /216
16. 桃仁的食疗品有哪些？ /217
17. 榛子有什么食疗作用？ /218
18. 腰果有什么食疗作用？ /218
19. 腰果的食疗品有哪些？ /219
20. 松子有什么食疗作用？ /220
21. 开心果有什么食疗作用？ /220
22. 白果有什么食疗作用？ /221
23. 白果有什么食用宜忌？ /221

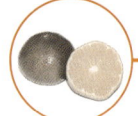

第五章 常见疾病，食物疗法有奇效

01 内科 /224

01. 哮喘患者应该怎样进行食疗？ /224
02. 肺炎患者应该怎样进行食疗？ /225
03. 慢性胃炎患者应该怎样进行食疗？ /227
04. 肝硬化患者应该怎样进行食疗？ /227
05. 高血压患者应该怎样进行食疗？ /228
06. 风湿性心脏病患者应该怎样进行食疗？ /229
07. 心律失常患者应该怎样进行食疗？ /229
08. 慢性肾炎患者应该怎样进行食疗？ /230
09. 肾结石患者应该怎样进行食疗？ /231
10. 贫血患者应该怎样进行食疗？ /232
11. 紫癜患者应该怎样进行食疗？ /232
12. 痢疾患者应该怎样进行食疗？ /233
13. 风寒感冒患者应该怎样进行食疗？ /233
14. 肺结核患者应该怎样进行食疗？ /234
15. 病毒性肝炎患者应该怎样进行食疗？ /235
16. 风寒咳嗽患者应该怎样进行食疗？ /236
17. 风热咳嗽患者应该怎样进行食疗？ /236
18. 胃下垂患者应该怎样进行食疗？ /237
19. 胃溃疡患者应该怎样进行食疗？ /238
20. 胃寒患者应该怎样进行食疗？ /239
21. 胃酸过多的患者在饮食上有什么宜忌？ /239
22. 胃酸过多的患者应该怎样进行食疗？ /240
23. 黄疸患者应该怎样进行食疗？ /240
24. 呕吐患者应该怎样进行食疗？ /241
25. 便秘患者应该怎样进行食疗？ /242
26. 失眠患者应该怎样进行食疗？ /243
27. 中暑患者应该怎样进行食疗？ /244
28. 食管癌患者应该怎样进行食疗？ /244
29. 肝癌患者应该怎样进行食疗？ /245
30. 胰腺癌患者应该怎样进行食疗？ /246
31. 鼻咽癌患者应该怎样进行食疗？ /246
32. 肺癌患者应该怎样进行食疗？ /247
33. 大肠癌患者应该怎样进行食疗？ /248
34. 子宫癌患者应该怎样进行食疗？ /248
35. 卵巢癌患者应该怎样进行食疗？ /249
36. 喉癌患者应该怎样进行食疗？ /249
37. 肾癌患者应该怎样进行食疗？ /250
38. 流行性乙型脑炎患者应该怎样进行食疗？ /251
39. 伤寒患者应该怎样进行食疗？ /251
40. 糖尿病患者应该怎样进行食疗？ /252

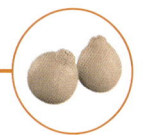

41. 缺钙患者应该怎样进行食疗？/253
42. 老年痴呆患者应该怎样进行食疗？/254
43. 疝痛患者进行食补要注意些什么？/255
44. 急性淋巴结炎患者进行食补要注意些什么？/255
45. 支气管炎患者进行食补要注意些什么？/256
46. 心肌炎患者进行食补要注意些什么？/257
47. 急性肠梗阻患者进行食补要注意些什么？/257

02 外科 /258

01. 白发患者应该怎样进行食疗？/258
02. 痔疮患者进行食补要注意些什么？/258
03. 湿疹患者进行食补要注意些什么？/259
04. 肛裂患者进行食补要注意些什么？/260
05. 扁平疣患者进行食补要注意些什么？/261
06. 脂溢性皮炎患者进行食补要注意些什么？/261
07. 神经性皮炎患者进行食补要注意些什么？/262
08. 痤疮患者进行食补要注意些什么？/262
09. 白癜风患者进行食补要注意些什么？/263
10. 黄褐斑患者进行食补要注意些什么？/264
11. 红斑狼疮患者进行食补要注意些什么？/264
12. 骨折患者应该怎样进行食疗？/265
13. 脱臼患者应该怎样进行食疗？/266
14. 伤筋患者应该怎样进行食疗？/266
15. 颈椎病患者应该怎样进行食疗？/267
16. 腰椎间盘突出症患者应该怎样进行食疗？/267
17. 骨质疏松患者应该怎样进行食疗？/268
18. 风湿性关节炎患者应该怎样进行食疗？/269
19. 骨髓炎患者应该怎样进行食疗？/270
20. 猩红热患者进行食补要注意些什么？/270
21. 水痘患者进行食补要注意些什么？/271

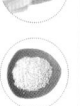

第一章 每日五谷——让你健康又长寿

五谷是指什么？五谷在食疗中起到什么作用？

在古代，五谷指五种谷物，一说是黍、稷、麦、菽、稻；一说是黍、稷、麦、菽、麻。黍是黄米，稷是谷子，麦是小麦，菽是豆类，稻是大米，麻是大麻。现在所谓五谷，实际是粮食作物的总称，泛指各种粮食，分谷物类和豆类两种。

黄帝内经中说：「五谷为养。」意思是五谷杂粮均有丰富的营养，搭配食用对健康有利。

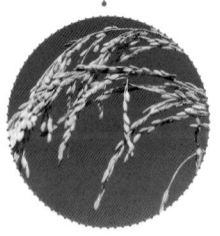

DI-YI ZHANG

本章看点

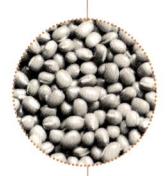

- 大米有什么食疗作用？ / 026

大米是人体摄取碳水化合物的主要来源。碳水化合物是细胞膜及机体组织的组成部分，和许多营养素一样参与人体的生命活动，维持正常的代谢功能。

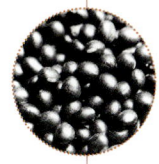

- 小麦的营养成分有哪些？ / 030

小麦是世界三大农作物之一，原产于波斯（现在的伊朗），早在公元前100世纪就开始被种植，是人类第一次种植的农作物。所有的面粉食品皆来源于小麦。

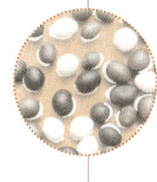

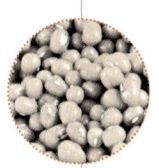

01 谷物类

谷类是我国人民的传统主食，在人们的饮食中占有举足轻重的地位。谷类所含的营养物质主要是碳水化合物和蛋白质，其中碳水化合物的主要成分是淀粉。谷类还含有丰富的 B 族维生素和一定量的膳食纤维及维生素 E，脂肪含量较少。谷类中所含的淀粉、糖的结构简单，能够被人体快速氧化分解，可在短时间内为身体提供大量能量，糖与淀粉被氧化分解后，形成二氧化碳和水，可直接被排出体外，因此谷类作为人体热能的来源是非常适合的。

01. 大米有什么食疗作用？

大米是人体摄取碳水化合物的主要来源。碳水化合物是细胞膜及机体组织的组成部分，和许多营养素一样参与人体的生命活动，维持正常的代谢功能。除此之外，大米还有以下功能：

（1）有补中益气的功效，可以止渴清肺、健脾养胃。

（2）大米中富含的蛋白质对肌肤有美白作用，常吃米饭可以使人皮肤白皙。

（3）大米富含碳水化合物，对缓解女性月经前心情抑郁、焦虑、紧张、情感脆弱、易怒、乏力、贪食、胸痛和头痛等"经前期综合征"有一定的疗效。

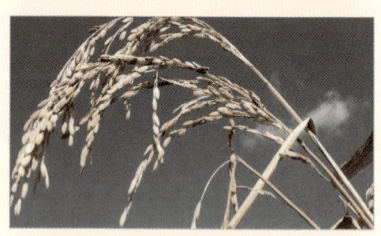

大米的食疗作用

◆ B 族维生素的主要来源
◆ 补充营养素的基础食物
◆ 刺激胃液分泌，有助于消化
◆ 对脂肪的吸收有促进作用
◆ 预防脚气病，消除口腔炎症

（4）米汤中含有若干消化酶，有助于缓解急慢性肠胃炎或便秘等状况。

（5）大米中富含 B 族维生素，常食能起到预防脚气病、消除口腔炎症的作用。

（6）大米含有 B 族维生素、钙、铁、脂肪等多种营养素，有益于婴幼儿的发育和健康。

02. 大米的食疗品有哪些?

一般人群均可食用大米,可谓老少妇孺皆宜。大米是我们日常生活的主食之一,有很多种食用方法,可以制成米粥、米饭、米粉等,加入其他药物或食物即成为药饭或药粥。下面介绍几种大米的食疗品:

【枸杞肉丝盖浇饭】

原料:枸杞1把,青笋150克,瘦肉250克,米饭1碗,调料适量。

制法:如常法炒制肉丝和笋丝,炒至八成熟,加枸杞,翻炒数次,加少许味精,淋上香油,浇在米饭上即成。

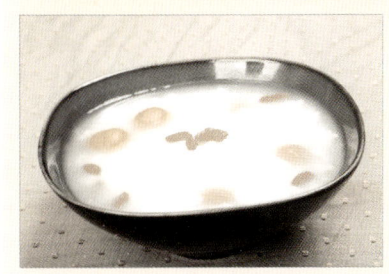

大米的营养成分

补肝肾、益精血、辅助治疗眩晕症

食疗作用:此饭补肝益肾,适用于肝肾亏虚所致的腰膝酸软、头目昏晕、视物模糊、手足心热、遗精、尿黄等。

【羊肉菜饭】

原料:羊肉400克,蒜苗1把,洋葱适量,米饭1碗,调料适量。

制法:(1)将羊肉洗净、沥干水分,切小块、放盐、料酒、酱油腌渍半小时;

(2)蒜苗择洗干净,切碎,洋葱切丁;

(3)将适量的油倒入锅中,爆香花椒和八角。放羊肉,淋入适量水,煮至沸腾,加盐、料酒、酱油,小火炖煮至羊肉酥烂,加洋葱,下入米饭,加盐和蒜苗搅匀即可。

食疗作用:此饭是滋补饭,可以祛冷补虚、温补气血。对于气郁气滞引起的血气不畅、女子乳汁不下、白带不正常、产后腹痛等症有较好的调理作用。

【菊花粥】

原料:杭白菊15克,粳米100克,大枣、赤砂糖适量。

制法:将大枣、菊花洗净,浸泡1小时,与粳米一同放入锅内,加水适量,大火烧开,转小火煮至粥浓稠时,放入适量赤砂糖调味即可。

食疗作用:此粥不仅具有清肝明目之效,还可健脾补血,长期食用可使面部肤色红润,消除皱纹,起到保健防病、驻颜美容的作用。

【绿豆黄糖粥】

原料:绿豆50克,大米、小米各10克,黄糖25克。

制法:(1)将小米和绿豆洗净泡发半小时;

(2)将大米、小米和绿豆一起上火煲;

(3)煲至粥浓时,再放入黄糖,继续煲至糖溶即可。

食疗作用:有清热解毒、消暑利水的作用。

03. 如何正确淘米？

大米不宜多淘，因为米中含有一些溶于水的维生素和无机盐，而且很大一部分在米粒的外层，多淘或用力搓洗、过度搅拌，会使米粒表层的营养素大量随水流失掉。

米不宜久泡。如果淘洗之前久泡，米粒中的无机盐和可溶性维生素会有一部分溶于水中，再经淘洗，损失更大。

在淘米过程中，维生素 B_1 损失率可达 40%～60%，维生素 B_2 和烟酸损失率可达 23%～25%，蛋白质、脂肪、糖等也会有不同程度的损失。除此之外，米久泡之后还会粉碎。因此，淘米时应注意如下几点：

淘米水的用处

用淘米水洗手，不仅能去污，还可使皮肤滋润光滑

用淘米水刷洗碗碟，有很强的去污力

案板用久了，会产生一股腥臭味。可放入淘米水中浸泡一段时间，再用盐擦洗，腥臭味即可消除

（1）用凉水淘洗，不要用流水或热水淘洗。
（2）用水量、淘洗次数要尽量减少，以去除泥沙为度，即使淘米水白浊也无妨。
（3）不要用力搓洗或过度搅拌。
（4）淘米前后均不应浸泡，淘米后如果已经浸泡，应将浸泡的米水和米一同下锅煮饭。

04. 如何正确选米？

（1）如买袋装大米，只要细看袋子上的生产日期、保质期、质量等级、合格标签等即可。
（2）如买散装大米，就要仔细辨别。具体方法如下：

先笼统地观察，优质米颜色白而有光泽，米粒整齐，大小均匀，碎米及其他颜色的米极少。

然后再捧起一把米观察，看米中是否含有未熟米（如不饱满、无光泽的米）、损伤米（虫蛀米、病斑米和碎米）、生霉米粒（米表面生霉，但没完全霉变，还可食用的米粒）等。同时还应注意米中杂质，优质米糠粉少，不带壳稗粒、稻谷粒、砂石、煤渣等杂质。

劣质大米的特点

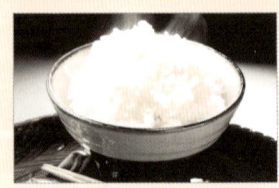

◆ 碎米及其他颜色的米较多
◆ 未熟米、损伤米、生霉米多
◆ 糠粉多，有杂质
◆ 陈米

另外，还要分清新陈大米。陈米通常情况下颜色会较深或呈咖啡色，碎粒较多，而且有米糠味，谈不上清香味。新米和陈米吃起来的味道更不一样，新米由于含水量较高，吃起来会比较松软，齿间还会留有余香，而陈米吃起来比较硬。

05. 糯米有什么食疗作用和食用宜忌？

糯米又称江米，是糯稻脱壳后的成品。糯米性温味甘，形状和粳米相似，是稻米中黏性最强的。

（1）糯米的食疗作用有：

糯米含有蛋白质、脂肪、糖类、钙、磷、铁、维生素 B_1、维生素 B_2、烟酸及淀粉等，营养丰富，为温补强壮食品；具有补中益气、健脾养胃、止虚汗之功效，对脾胃虚寒、食欲不佳、腹胀腹泻有一定缓解作用；糯米有收涩作用，对尿频、盗汗有较好的食疗效果；糯米还有提神、美容、益寿、活血的功效。

（2）糯米的食用宜忌有：

由于糯米黏性强，多吃容易生痰，所以有发热、咳嗽、痰黄稠等现象的人不宜多食；糯米做成的粽子、汤圆、八宝粥等食物，由于黏性大，肠胃较弱的人不宜多吃；糯米制成的年糕，其淀粉和钠的含量都很高，因此肥胖或患有糖尿病、高血脂、肾脏病等疾病者不宜多吃。

糯米的食疗作用与食用宜忌

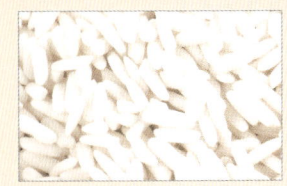

糯米的食疗作用
温暖脾胃，补中益气，补脾胃，益肺气

糯米的食用宜忌
糯米忌与酒同食，其容易令人酒醉难醒，亦须特别注意

06. 糯米的食疗品有哪些？

糯米常被做成粽子、汤圆、八宝粥等，还可以用它来酿酒。其食疗品如：

【黑芝麻糯米饭】

原料与制法：250克黑芝麻炒香研碎，30克何首乌洗净，入锅中煎汁。将250克糯米洗净后，加入黑芝麻、何首乌汁、糖、适量水拌匀，入电饭煲中蒸熟即可。

食疗作用：此药饭具有补气养血、润肤乌发之效，适用于面色苍白萎黄、须发早白等。

【薄荷糕】

原料与制法：15克薄荷切碎，加入500克绿豆煮至熟烂并捞出。将煮绿豆的水倒掉，加入薄荷、白糖和桂花，搅匀成馅。将500克糯米淘洗干净，加适量水，入电饭煲中蒸熟，取出放凉。用熟糯米饭包进绿豆馅，压成扁扁的饼即成，也可加热食用。

食疗作用：本品具有疏风散热、清咽利喉的功效。

鲫鱼糯米粥

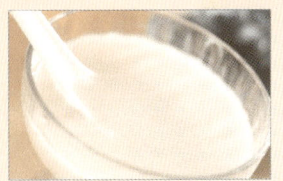

【材料】鲫鱼500克、糯米100克
【做法】（1）将鱼宰杀，去内脏，洗净。（2）鲫鱼与糯米同入锅内，加水煮粥至熟即可
注：每周食用两次

粽子的食疗作用

补中益气，健脾养胃
疏风散热，清咽利喉

07. 小麦的营养成分有哪些？

小麦是世界三大农作物之一，原产于波斯（现在的伊朗），早在公元前100世纪就开始被种植，是人类第一次种植的农作物。所有的面粉食品皆来源于小麦。小麦的主要成分是淀粉、蛋白质、氨基酸和B族维生素，还有一定量的钙、铁等微量元素。

用小麦磨制而成的面粉，可分为精面粉与全麦面粉。通常，我们食用的都是精面粉，精面粉颜色洁白，是利用小麦的胚乳精加工而成的。虽然它看起来好看，吃起来好吃，但其他部分被除去了，相应的营养物质也就没有了。其实，某些营养素特别是B族维生素都在麦壳中，若长期只以精面粉为主粮会导致脚气病。

全麦面粉是用全麦磨制而成，颜色呈浅棕色，营养成分保持较好，因此推荐大家吃全麦食品。即使食用馒头等面粉食品，也应尽量挑选不是特别白的。

小麦的营养成分

↓小麦

主要营养成分
脂肪、碳水化合物、B族维生素、钠、铁、硒

08. 小麦有什么食疗作用？

（1）小麦不仅是供人营养的食物，也是供人治病的药物。它的药用功能主要有四种：养心、益肾、和血、健脾。另外还有四大用途：除烦、止血、利小便、润肺。

（2）小麦中含有维生素B_1、维生素B_2和维生素E，有助于恢复体力、提高精神，因此面包和点心尤其是全麦面包是抗忧郁食物，对缓解精神压力、紧张、乏力等有一定的功效。

（3）进食全麦食品，可以降低血液循环中的雌激素的含量，从而达到防治乳腺癌的目的。

（4）对于更年期妇女，食用未精加工的小麦还能缓解更年期综合征。此外，面粉还有嫩肤、除皱、祛斑的功效。

（5）麸皮（小麦制作面粉时去除的胚芽和外皮）含有铁、锰、铜、锌等矿物质和丰富的食物纤维，食之可有效消除便秘和防止大肠癌。

（6）常食面粉，还能有效改善脚气、体虚多汗等病症。

小麦的食疗作用

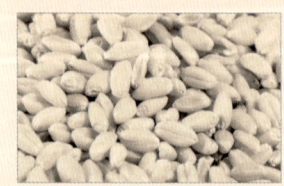

- ◆恢复体力，防止精神恍惚
- ◆养心健脾，除烦止渴
- ◆缓解精神压力、紧张、乏力
- ◆防治乳腺癌
- ◆嫩肤、除皱、祛斑
- ◆消除便秘和防止大肠癌
- ◆改善心血不足，失眠多梦等病症

09. 玉米的营养成分有哪些？

玉米，又名苞谷、苞米棒子、玉蜀黍、珍珠米等，原产于南美洲，后被传至世界各地，如今是全世界公认的"黄金作物"。

玉米的品种类型很多，按用途分，有粮用饲用品种、菜用品种（包括糯质型、甜质型、玉米笋型）、加工品种（甜玉米、玉米笋）、爆粒型品种（爆米花专用品种）等。

玉米含有脂肪、卵磷脂、谷物醇、维生素E、胡萝卜素及B族维生素等7种营养保健物质，并且其所含的脂肪中50%以上是亚油酸。

玉米中的维生素含量很高，是稻米、小麦的5～10倍，在所有主食中，玉米的营养价值和保健作用是最高的。玉米中含有的维生素B_2等高营养物质，对人体十分有益。

值得注意的是，特种玉米的营养价值要高于普通玉米，鲜玉米的水分、活性物、维生素等各种营养成分也比老玉米高很多。

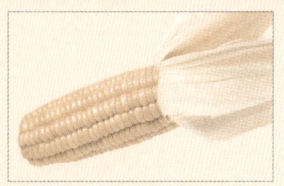

玉米的营养价值

◆玉米中富含蛋白质，虽然未含有蛋白质所必需的全部氨基酸（缺少了赖氨酸、色氨酸），但是蛋白质的含量却优于小麦和大米
◆玉米也含有微量的镁、锌和铁

10. 玉米有什么食疗作用？

（1）玉米中含有的植物纤维素，有增强人的体力和耐力，刺激胃肠蠕动、加速粪便排泄的作用。

（2）玉米中所富含的天然维生素E有保护皮肤、促进血液循环、降低血清胆固醇、防止皮肤病变、延缓衰老的功效，同时还能减慢脑功能衰退。

（3）玉米含有7种"抗衰剂"，可以有效地防治便秘、肠炎、肠癌、心脏病等疾病。

（4）玉米中含有的黄体素、玉米黄质，可以有效地对抗眼睛老化。

（5）玉米须又称"龙须"，用其泡水有凉血、泻热的功效，可去体内的湿热之气，还能利水、消肿。在妇科方面，还可用于习惯性流产、妊娠肿胀、乳汁不通等症。

（6）玉米油可降低人体血液胆固醇含量，对冠心病及动脉硬化症有辅助疗效。

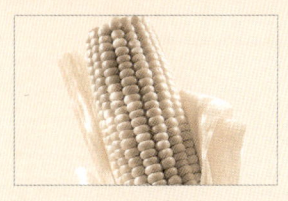

玉米的食疗作用

◆具有增强体力、强化肝脏功能的作用
◆具有维持肌肉和神经正常运作的功能
◆具有预防便秘、胃溃疡、胆结石的功效

11. 玉米的食疗品有哪些？

【特制玉米粉和胚粉】

玉米籽粒脂肪含量较高，在贮藏过程中会因脂肪氧化而产生不良味道。经加工而成的特制玉米粉，含油量降低到1%以下，可改善食用品质，粒度较细，适于与小麦面粉掺和做各种面食。由于玉米粉富含蛋白质和较多的维生素，添加制成的食品营养价值高，是儿童和老年人的食用佳品。

【膨化食品】

玉米的膨化食品是20世纪70年代以来兴起并迅速盛行的方便食品，具有疏松多孔、结构均匀、质地柔软的特点，不仅色、香、味俱佳，而且提高了玉米的营养价值和食品消化率，但一次不可多食。

【玉米片】

玉米片是一种快餐食品，便于携带，保存时间长，既可直接食用，又可加入不同作料制成各种风味的方便食品，用水、奶、汤冲泡即可食用，保持了玉米原有的营养价值。

【玉米浓汤】

原料：玉米粒、黄油、牛奶、面粉、高汤、盐、胡椒粉各适量。

制法：（1）炒锅中放入黄油，待溶化后，放入少许面粉翻炒出香味，加入高汤，并迅速搅拌，用中火煮开。

（2）倒入牛奶，煮至浓稠。

（3）玉米粒和高汤一起，放入搅拌机打成糊状。

（4）将牛奶浓汤与玉米糊一起，倒入锅中，煮开后调入盐和胡椒粉即可。

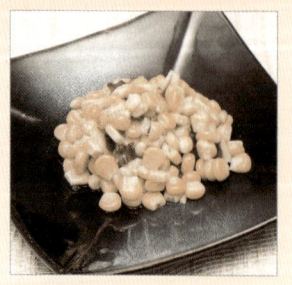

松仁炒玉米

本药膳可改善肺燥咳嗽、皮肤干燥、大便干结。常食能防治肥胖症、高脂血症、高血压、冠心病等。其中松仁有益气健脾、润燥滑肠的功效。

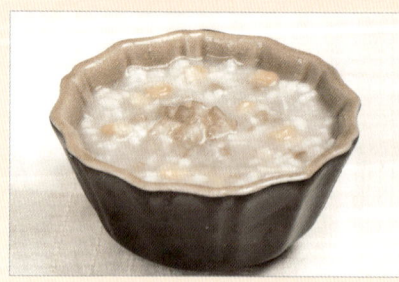

玉米鲜鱼粥

◆本品具有消除疲劳、提神醒脑、帮助发育、预防心血管疾病、抗老化、平肝清热、祛风利湿及润肺止咳等功效。经常食用能降压、安神、醒脑，是高血压、脑动脉硬化、心血管疾病患者的上好佳肴，并且适合于脑力工作者。但过敏体质、尿酸过高及痛风患者不宜多吃。

12. 玉米有什么食用宜忌？

（1）玉米一般人均可食用，尤其适合脾胃虚弱、气血不足、营养不良及习惯性便秘的的人食用。

（2）玉米可以生食或熟食，玉米粒可用来做菜、做汤。玉米熟吃更佳，烹调尽管使玉米损失了部分维生素C，却获得了更有营养价值的活性抗氧化剂。

（3）经测定，每100克玉米能提供近300毫克的钙，几乎与乳制品中所含的钙量差不多。丰富的钙可起到降血压的功效。如果每天摄入1克钙，6周后血压能降低9%。建议每餐食用100克玉米。

（4）吃玉米时应把玉米粒的胚尖全部吃进，因为玉米的许多营养都集中在这里。

（5）玉米发霉后能产生致癌物，发霉玉米绝对不能食用。

（6）皮肤病患者忌食玉米。

（7）玉米不能与田螺同食，否则会中毒，而且尽量不要与牡蛎同食，以避免阻碍锌的吸收。

玉米的食用宜忌

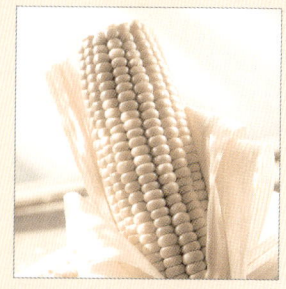

◆适合肥胖、脂肪肝、水肿、便秘等病症
◆忌与田螺、牡蛎同食
◆忌食变质的玉米

13. 玉米笋有什么食疗作用？

玉米笋即甜玉米细小幼嫩的果穗，是禾本科玉米属一年生草本植物。将甜玉米的幼嫩果穗，去掉包叶及发丝，切掉穗梗，就可得到玉米笋。

玉米笋主要分布于美国，我国近几年也有少量种植，分布于少数几个城市。与甜玉米不同的是，甜玉米只可食用嫩籽，而玉米笋连籽带穗一同食用。

玉米笋可以促进肠胃蠕动，消除浮肿，具有减脂、降血压、强身、健脑的功效。它是菜用玉米——甜玉米的幼雌穗，食用部分为幼雌穗的穗柄、穗轴和生长锥，口感清甜，味道鲜美。其营养丰富，每千克鲜玉米笋中含蛋白质29.9克、糖19.1克、脂肪1.5克、维生素B_1 0.5毫克、维生素B_2 0.8毫克、维生素C 110毫克、铁6.2毫克、磷500毫克、钙374毫克，还含有多种人体必须的氨基酸。玉米笋可炒食，脆甜可口，还可加工成罐头，一般人群皆可食用。

纤瘦蔬菜汤

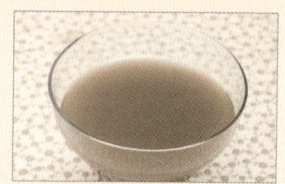

【材料】白萝卜200克，番茄250克，玉米笋100克，绿豆芽15克，清水800毫升，白糖适量

【做法】（1）将番茄洗净，用开水烫软后去皮切碎；白萝卜去皮，洗净切块；玉米笋、绿豆芽洗净，切段。（2）将所有的材料放入榨汁机中，加入清水，搅打2分钟。（3）饮用时用温开水调好白糖，加入其中即可

14. 小米的营养成分有哪些？

小米又称粟米，古称粟，又叫粱，是中国古代的"五谷"之一，也是北方人最喜爱的主要粮食之一。小米分为粳性小米、糯性小米和混合小米。小米颗粒小（直径2毫米左右），颜色呈淡黄或深黄，质地较硬，性寒味甘，营养丰富。

和大米比较，小米的营养优势十分突出，主要表现在：

（1）含有丰富的脂肪，为大米的7.8倍，且主要为不饱和脂肪酸。

（2）含有大量的维生素E，为大米的4.8倍。

（3）膳食纤维含量丰富，为大米的4倍。

（4）所含钾高钠低，大米钾钠含量比为9∶1，而小米为66∶1，经常吃些小米，对高血压患者有益。

（5）含铁量高，为大米的4.8倍；含磷也丰富，为大米的2.3倍。这就是小米能补血、健脑的原因。

（6）维生素B_1、维生素B_2含量高，均为大米的4倍。

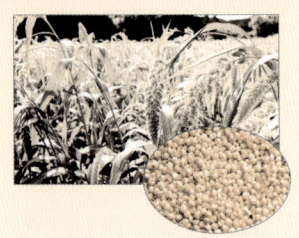

小米的营养成分

◆营养丰富，含有脂肪、钾、铁等多种物质
◆富含维生素B_1、维生素B_{12}

15. 小米有什么食疗作用？

小米不仅营养丰富，还有很高的食疗功效。

（1）小米含有大量的碳水化合物，对缓解精神压力、紧张、乏力等有很大的功效。

（2）小米因富含维生素B_1、维生素B_{12}等，具有防止消化不良及口角生疮的功效。

（3）发芽的小米和麦芽一样，含有大量酶，是一味中药，有健胃消食的作用，食欲不振的人不妨多吃。

（4）小米还有美容养颜的功效，可减轻皱纹、防止色斑和色素的沉淀。

（5）小米中含的铜，有维持人体正常发育的功效，因此孕妇常食小米，能避免早产。小米中还含有人体必需的碘元素，孕妇进食后，可有效避免胎儿痴呆或智力低下。

（6）小米可滋阴养血，调养虚寒体质，帮助恢复体力，因此非常适合产妇食用。

（7）小米中含有锰，能维持性功能正常，并有助于生殖健康。

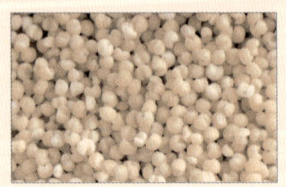

小米的食疗作用

◆小米熬粥营养丰富，有"代参汤"之美称
◆小米加红糖更有益于调养产妇身体
◆小米具有防止反胃、呕吐的作用
◆小米还还有美容的作用

16. 小米的食疗品有哪些？

小米营养丰富，一般人均可食用，产妇、老人和病人更宜多吃。小米主要用来煮粥和蒸饭，亦可用来制作糕点和酿酒。小米的食疗品如：

【小米红糖粥】

原料：小米 45 克，红糖适量。

制法：小米淘洗干净，放入加有水的锅中，大火煮沸后改成小火慢煮，待米烂后放入红糖即可。

食疗作用：滋阴补虚，民间有"养人"之说，是老、幼、孕妇、产妇最适宜的补品，可以帮助他们增强体力。

【小米酒】

小米还可以酿酒，五粮液、汾酒、黄酒、清酒，主要原料都是小米。

食疗作用：小米酒酒精含量低，而富含糖类、维生素等营养，是一种极滋补的饮品。适量饮用小米酒，有助于减轻动脉硬化、降低血压、促进血液循环。此外，冬季睡前每天喝一小杯小米酒，还能有效改善手脚冰冷的状况。

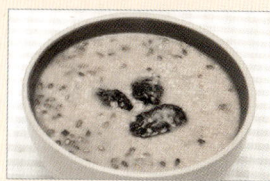

大枣柏子小米粥

【材料】大枣 50 克，柏子仁 20 克，小米 100 克，白糖适量

【做法】（1）将大枣、柏子仁、小米洗净，再将大枣、小米分别放入碗内，泡发，备用。（2）砂锅洗净置于火上，将大枣、柏子仁放入砂锅内，加清水煮熟后转成小火。（3）再加入小米，共煮成粥，至黏稠时，加入白糖，搅拌均匀即可

17. 小米有什么食用宜忌？

（1）小米的蛋白质营养价值并不比大米更好，因为小米蛋白质的氨基酸组成并不理想，赖氨酸过低而亮氨酸又过高，所以产妇产后不能完全以小米为主食，应注意搭配，以免缺乏其他营养。

（2）小米宜与大豆或肉类食物混合食用，以补充其赖氨酸不足的缺点。

（3）淘洗小米时，不可用热水，不可用手搓，也不可长时间浸泡，以免损失其营养。

（4）气滞者忌食小米，而且身体虚寒，小便清长者也尽量少食。

（5）小米忌与杏仁同食，否则易使人呕吐、泄泻。

（6）小米是碱性的，因此制作糕点、面饼等时，不需要加太多的盐。

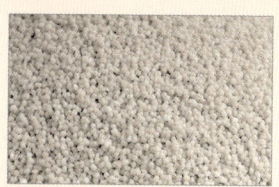

小米最适宜的人群

◆体虚者、消化不良者、口角生疮者等
◆是老人、病人、产妇宜用的滋补品

18. 芝麻的营养成分有哪些？

芝麻主要分为白芝麻、黑芝麻两种，前者色泽洁白，后者色泽乌黑。白芝麻多作为榨油用，黑芝麻多作为糕点辅料。从营养学角度看，黑芝麻与白芝麻都是营养丰富的食物。

（1）芝麻含有丰富的蛋白质、钙、磷、铁等，还有多种维生素和芝麻素、芝麻酚及卵磷脂等物质。

（2）芝麻是重要的油料作物，芝麻油也叫香油、麻油，是高级调味品。麻油含有麻油酚，故具有特殊香气。麻油中含有较多的不饱和脂肪酸，其中油酸（单不饱和脂肪酸）占45%，亚油酸（多不饱和脂肪酸）占40%。黑芝麻的脂肪含量为46%，白芝麻为40%。

（3）芝麻也是高膳食纤维的食物，黑芝麻含量为28%，白芝麻为20%，这是芝麻润肠通便的一个重要原因。

（4）芝麻的维生素E含量也很高，并含有各种矿物质，常食黑芝麻对预防或缓解高血压有益。

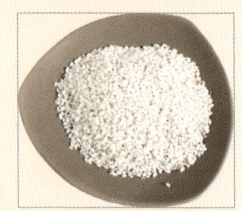

芝麻的营养成分

蛋白质、脂肪、无机盐、纤维素、维生素

19. 芝麻有什么食疗作用？

芝麻原称胡麻，在我国历来被视为延年益寿、祛除百病的食物。据《神农本草经》记述，芝麻有"补五内、益气力、长肌肉、填精益髓"的功效。《本草从新》中说："胡麻服之令人肠滑。"宋代大诗人苏轼也认为，芝麻有强健身体、对抗衰老的作用。现代医学研究表明，芝麻不但营养价值高，而且食疗作用显著。

（1）芝麻开胃健脾，利小便、和五脏，能够助消化、化积滞、降血压，并可治神经衰弱等病症。

（2）黑芝麻有着非常好的益肝、补肾、养血、润燥、乌发、美容功效，是上佳的保健美容食品。

（3）芝麻由于维生素E含量高，具抗氧化作用，经常食用能清除自由基、延缓衰老。特别是它的亚油酸成分，可去除附在血管壁上的胆固醇。

（4）芝麻油不仅美味可口，还有驱虫、润肠通便及治疗皮肤病等作用。

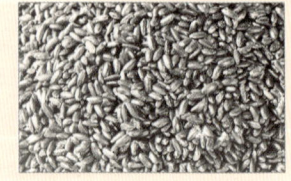

芝麻的食疗作用

◆具有补血明目、祛风润肠、生津通乳，益肝养发等功效
◆主治身体虚弱、头晕耳鸣、高血压、头发早白、贫血、大便燥结、乳少、尿血

02 豆类

豆类的主要营养成分是优质蛋白，可为人体提供所必需的全部蛋白质，保证人体正常的蛋白质需要，同时促进人的生长发育。豆类食物还含有以不饱和脂肪酸为主的脂肪酸，具有降低血液中低密度脂蛋白、血浆胆固醇的作用，可以预防心脑血管疾病。此外，豆类还含有丰富的维生素E、维生素C、B族维生素、膳食纤维以及钠、钾等多种矿物质。不同于其他食物的是豆类中还含有大豆异黄酮，这种物质有预防骨质疏松症和软化血管的作用，非常适合老年人食用。

01. 黄豆的营养成分有哪些？

黄豆，也叫大豆。在植物性食物中，唯有黄豆的高蛋白、高脂肪可与动物性食物相媲美。故黄豆蛋白有"田中之肉""植物蛋白之王""绿色奶牛"等赞誉，是数百种天然食物中最受营养学家推崇的食物。

黄豆的蛋白质含量高、质量优。蛋白质含量高达35%～40%，每100克黄豆的蛋白质含量，相当于20千克瘦猪肉或3千克鸡蛋或12千克牛奶的含量。

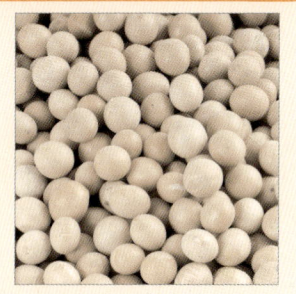

黄豆的营养成分

卵磷脂、维生素E、异黄酮、矿物质、纤维

黄豆含有丰富的优质脂肪。脂肪含量为16%～24%，其中油酸占32%～36%，亚油酸占51%～57%，亚麻酸占2%，卵磷脂约1.6%。这些成分对于健康都是十分有利的。

黄豆中还含有极为丰富的营养要素，如8种氨基酸及钙、磷、铁、锌等重要微量元素，其中还含黄酮类化合物和植物激素。

干黄豆内虽不含维生素C，但发芽后可产生维生素C，作为蔬菜来食，可补充营养。

02. 黄豆有什么食疗作用？

黄豆营养丰富，药用价值高，是不可多得的优质食物。

（1）防癌抗癌：黄豆对乳腺癌、前列腺癌以及其他一些癌症的发生和发展具有良好的防治效果。

（2）防治骨质疏松症：黄豆的优质蛋白质在短期内能增加骨密度，从而促进骨骼的健壮。黄豆多肽可促进人体消化道内钙等无机盐的吸收，进而促进儿童骨骼和牙齿的成长发育，并能预防和改善中老年人骨质疏松。

（3）有效地防治心脑血管疾病：黄豆多肽可通过抑制血管紧张素转换酶的活性，使高血压得到有效控制。

（4）防治绝经期综合征：黄豆中富含纤维素，既能及时清除肠道中有害物质，保持大便通畅，又能调节体内热能，维护血糖平衡，并可促进绝经期妇女阴道细胞的活力，增强老年妇女的健康。

（5）美白护肤：黄豆含的大豆异黄酮，具有改善皮肤衰老的作用。

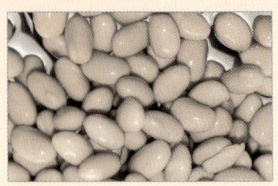

黄豆的食疗作用

◆能消水肿、除胃中热毒、治伤中淋露
◆能去瘀血、散五脏内寒、解乌头毒
◆生研，可用来涂治痈肿；煮汁饮，能解毒止痛
◆主治热毒攻眼、红痛、眼睑浮肿、身体浮肿、解巴豆毒、治下痢不止

03. 黄豆有什么食用宜忌？

（1）黄豆必须熟食。黄豆中有一种抗胰蛋白酶因子，能抑制胰蛋白酶的消化作用，必须煮熟才能将该因子破坏，进而充分发挥胰蛋白酶所起的消化作用。因此，在食用黄豆时应将其煮熟、煮透。若黄豆半生不熟时食用，常会引起恶心、呕吐等症状，严重时甚至会危及生命。

尤其在煮豆浆时，豆浆会起很多沫，其实这是个假沸现象，一定要等沫下去，关小火煮至完全沸开才可喝。

（2）炸、炒黄豆不宜多食。炸、炒黄豆多因加热时间短，一般对抑制素的破坏不够彻底，少食可缓解胃酸过多，但不宜多食，更不宜长期食用。

（3）儿童不宜多吃黄豆。黄豆中含有胰蛋白酶抑制素，这种物质能与人体内的胰蛋白酶结合，从而降低胰酶对食物的消化和吸收作用，影响儿童的生长发育，使其生长速度缓慢或营养不良，严重者还可出现代偿性胰脏肥大等。

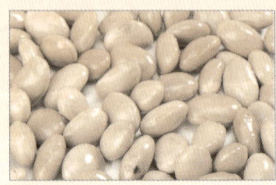

黄豆的食用宜忌

◆适宜更年期妇女、糖尿病、心血管病患者、脑力工作者和减肥者食用
◆消化功能不良、有慢性消化道疾病的人应尽量少食
◆患有严重肝病、肾病、痛风、消化性溃疡、低碘者应禁食

04. 黄豆的食疗品有哪些？

黄豆可直接煮食，但吸收率不高，所以不提倡。黄豆还可以炒熟，当胃酸过多引起烧心时，抓一把细细嚼服即可迅速缓解症状。

比较科学的食用方法，是将黄豆磨成粉做成豆浆、豆腐等既美味可口，又易于消化吸收的食用。

由黄豆粉加玉米面、麦面做成贴饼或煎饼，既松软香甜，又实现了蛋白质的互补作用，从而提高了营养价值。

下面详细介绍几种黄豆的食疗品：

【黄豆炖猪蹄】

原料：猪蹄250克，黄豆200克，料酒、大葱、姜、精盐、味精各适量。

制法：（1）猪蹄洗净之后，剁成大块；黄豆提前浸泡1小时，备用；大葱洗净切段，姜洗净切片。

（2）猪蹄放入锅中，加入适量清水，放入姜片煮沸撇沫。

（3）加入黄豆、料酒和葱段，加盖，用文火慢炖至猪蹄半酥，加入精盐，再炖1个小时，调入味精即可。

食疗作用：

此品为补血美容的家常菜，尤其适合女性朋友经常食用，具有美容养颜、补中益气、生津润燥的功效。

【黄豆苦瓜排骨汤】

原料：黄豆150克，苦瓜300克，排骨600克，生姜1小块，精盐、胡椒粉、味精各适量。

制法：（1）干黄豆提前浸泡2小时；生姜洗净，切片；苦瓜洗净去核，切成小段；排骨洗净，剁成小块，放入沸水中焯一下。

（2）把焯好的排骨放在砂锅里，加入开水，放进生姜片，大火煮沸后，改为小火慢炖1小时。

（3）加入泡发的黄豆和切好的苦瓜，放入精盐，用大火煮沸，再改为小火慢炖30分钟。

（4）放入胡椒粉、味精即可。

食疗作用：

此汤气味苦甘，具有消暑除热、健脾润燥、明目解毒、益气止渴的功效，属夏日解暑的佳品。

蜜枣黄豆牛奶

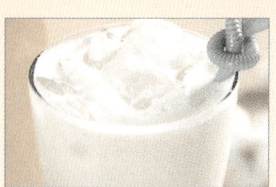

【材料】干蜜枣15克，黄豆45克，牛奶200毫升

【做法】（1）将干蜜枣用温开水泡软。（2）黄豆用开水煮过剥掉外皮。（3）将所有材料倒入果汁机内搅打2分钟即可

【功效】蜜枣含有人体不可或缺的铁、B族维生素。同时，蜜枣也有促进铁质吸收的功效。黄豆粉则富含属于B族维生素的叶酸，配合铁质可预防贫血

05. 黄豆芽有什么食疗作用？

黄豆芽，顾名思义：黄豆种子的芽。由于酶的作用，豆子在发芽过程中，更多矿物质元素（钙、磷、铁、锌等）被释放出来，这又增加了矿物质在人体中的利用率。国际现代医学界认为，黄豆芽是具有营养保健之功的"健康食品"，应受人们重视。黄豆芽的食疗作用有：

（1）与黄豆一样，黄豆芽也有滋润清热、利尿解毒之效。如因热证导致口干舌燥、咽喉疼痛者食用能起到清肺热、除黄痰、滋润内脏之功效。

（2）黄豆芽富含维生素 C，有美容养颜的作用。因此常吃黄豆芽，能淡化面部雀斑，保持头发乌黑发亮。

（3）黄豆芽中含有维生素 E，具有防治动脉硬化、老年高血压等功效。

（4）黄豆芽富含维生素 B_2，在春季应多吃，可有效防治维生素 B_2 缺乏症。

（5）黄豆芽中含有硝基磷酸酶，可以减少癫痫发作。

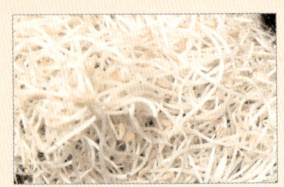

黄豆芽的食疗作用

◆ 清热明目、补气养血
◆ 降低胆固醇、防治心血管疾病
◆ 补充维生素、防治牙龈出血
◆ 健脑、抗疲劳
◆ 防癌抗癌

06. 黄豆芽有什么食用宜忌？

（1）不要让豆芽在生发时生得过长，以免变老变硬。

（2）烹调黄豆芽时切记不可加碱，而应加少量醋，以保持维生素 B_2 的含量。

（3）目前，市场上出售的无根黄豆芽多是以激素和化肥生发的，含有一种氮化合物，它能在肠道细菌的作用下转化为亚硝胺，长期食用会使人患癌症。

（4）黄豆芽与黄豆一样，也要烹调熟才能食用，生食会引起中毒。

（5）黄豆芽性寒，慢性腹泻及脾胃虚弱之人忌食。

（6）黄豆芽的缺点是易腐烂，因此买回的黄豆芽最好不要隔夜。如需保存，一定不要淘洗，要将豆芽装入塑料袋中密封好，放入冰箱冷藏，但是最多也不得超过两天。

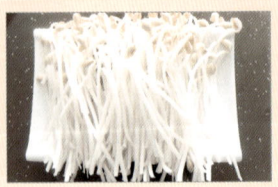

黄豆芽的食用宜忌

◆ 青少年、孕妇、便秘者宜多食
◆ 虚寒尿多者应慎服
◆ 不熟的、腐烂的黄豆芽绝对不能食用

07. 黄豆芽的食疗品有哪些？

黄豆芽可炒食，可凉拌，与肉同食味道更佳，营养也能相互补充，更利于身体健康。其食疗品如：

【炒黄豆芽】

原料：黄豆芽 400 克，韭菜 100 克，盐、鸡精、酱油、醋各适量。

制法：（1）黄豆芽择洗干净；韭菜择洗干净，切段。

（2）炒锅烧热，放入黄豆芽干炒，至豆芽中的水分被烘干，铲出。

（3）将适量的油倒入锅中，烧热，放入豆芽煸炒数下，加入少许醋，再放韭菜同炒，加入盐、酱油炒熟，放鸡精调味即可。

【黄豆芽牛肉汤】

原料：牛肉 1000 克，黄豆芽 100 克，鸡骨架 1 个，大葱、小葱、姜、料酒、胡椒粉、盐各适量。

制法：（1）牛肉切成稍大一点的长条块；姜拍散，大葱切段，小葱切碎。

（2）砂锅置大火上，加足量水，放入鸡骨架，加入牛肉、中药包煮沸，撇去浮沫，转小火，加姜、葱、盐、料酒，煮 1 个小时后，加黄豆芽，继续煮至牛肉熟烂即可关火。

（3）将姜、葱、鸡骨架挑出，加入胡椒粉搅匀，撒上小葱花即成。

【拌黄豆芽】

原料：黄豆芽 500 克，青、红椒各 1 个，盐、鸡精、酱油、糖、红油各适量。

制法：（1）黄豆芽洗净，入沸水中焯熟，再过凉水，捞出。

（2）青、红椒洗净去籽去蒂并洗净切丝，放入开水中稍烫一下。

（3）将黄豆芽、青红椒丝放入小盆中，加入调料拌匀即可。

【小白菜炒豆芽】

原料：小白菜 200 克，黄豆芽 200 克，酱油、盐、味精、葱花、姜丝各适量。

制法：（1）小白菜择洗干净，黄豆芽去豆皮等杂质。

（2）炒锅中放油烧热，加葱花、姜丝煸香，投入黄豆芽、白菜等煸炒，炒至将熟，加入酱油、盐继续炒，炒到白菜、豆芽熟透入味时，加味精即可出锅。

大骨高汤

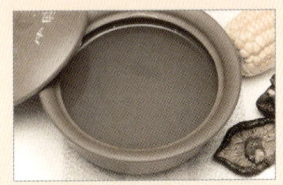

【材料】枸杞 5 克，大骨 1000 克，香菇 30 克，高丽菜、胡萝卜、白萝卜各 200 克，黄豆芽 100 克，玉米 200 克，醋适量

【做法】（1）大骨洗净、余烫，泡水 30 分钟。（2）将香菇、高丽菜、胡萝卜、白萝卜、黄豆芽、玉米等材料分别洗净、沥水备用。（3）取 5 升水倒入锅中，开中火煮滚，加入所有材料。（4）转小火续煮 3 小时，再将材料过滤即成

【功效】益脾气，补钙壮骨

08. 如何选购毛豆？

（1）毛豆，按照豆荚上的茸毛的颜色分为白毛、红毛两种（其实白毛是灰白色，红毛是棕色）。茸毛的颜色与品质有密切的关系。红毛毛豆香味浓，白毛毛豆鲜味足。

（2）毛豆的熟性早晚与品质也有关联。共同的规律是："早小晚大，早粳晚糯。"意思是：6～7月上市的早毛豆豆粒小，9～10月上市的晚毛豆豆粒大；早毛豆吃口偏粳性，晚毛豆吃口偏糯性。

（3）两粒荚与三粒荚相比，两粒荚的豆粒饱满，出籽率高。毛豆的出籽率一般为45%～48%，最高可达58%。

（4）看毛豆是否新鲜。不新鲜的毛豆往往用浸水来掩盖。浸过水的毛豆豆荚颜色较深，剥开时，豆粒与种衣脱离。

（5）最好吃的毛豆是，豆粒已充分长大，但豆荚尚未转黄，剥开时，豆粒周围有一层白色膜状物（种衣），豆粒饱满，保持绿色。

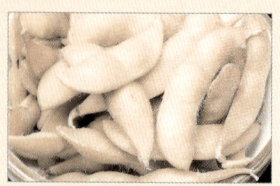

优质毛豆的特性
- ◆籽粒饱满
- ◆豆粒与种皮粘连
- ◆豆粒长大且为绿色

09. 黑豆的营养成分有哪些？

黑豆别名乌豆、冬豆子、大菽等，性平味甘。我们经常食用的豆豉，就是用黑豆发酵制成的，可以作为调味品使用。

黑豆营养丰富，含有丰富的大豆黄酮、大豆皂醇和丰富的蛋白质，其含量高达36.1%，相等于鸡、牛、猪等肉类的2倍，鸡蛋的3倍，牛奶的12倍，并且品质良好，易消化吸收；含有15.9%的脂肪，且这种脂肪含有较多的不饱和脂肪酸，熔点低，吸收率高达95%，能满足人体对脂肪的需求；含有丰富的钙质，可作为人体补钙的食物之一；含有较多的B族维生素、胡萝卜素等营养素；含有一定量的钾、碘、铁、磷、锰、铜、钼等矿物质；还含有独特的植物固醇，以及花青素、纤维素、半纤维素等物质。

另外，大豆酿造的豆豉含有大量的能溶解血栓的尿激酶，也含少量B族维生素和抗生素。

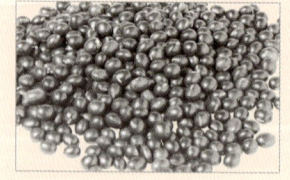

黑豆的营养成分
- ◆含有大量的维生素、蛋白质和矿物质
- ◆粗纤维含量高达4%
- ◆含有人体不能自身合成的多种氨基酸

10. 黑豆有什么食疗作用？

以前，黑豆主要被用作牛、马、驴等牲畜的饲料，以增强其体力和抗病力。其实，这是由黑豆的内在营养和保健作用所决定的。后来，随着社会的发展，人们也逐渐认识到了黑豆对人体的医疗保健作用。

（1）古人认为豆是肾之谷，黑豆形状像肾、味甘性平，有补肾强身、活血利水、解毒、活血润肤的功效，特别适合肾虚者食用。

（2）黑豆酿造的豆豉有解毒、除烦、宣郁的功效，并可以治疗骨质疏松症、高血压、糖尿病等病症。

（3）黑豆制成的豆浆、豆腐等，是肾虚导致的须发早白、脱发患者的食疗佳品，故有"乌发娘子"的美称。

（4）黑豆中含的不饱和脂肪酸以及植物固醇，能有效抑制胆固醇的吸收，预防动脉血管硬化。

（5）黑豆中富含大豆黄酮、花青素和维生素E，这些物质都有抗氧化能力，能抗老防衰。

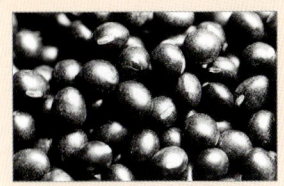

黑豆的食疗作用

◆具有消肿下气、润肺祛燥、活血利水、祛风除痹、补血安神的功效
◆主治水肿胀满、风毒脚气、黄疸浮肿、产后风疼、痈肿疮毒

11. 黑豆有什么食用宜忌？

（1）黑豆一般人群均可食用，脾虚水肿、脚气浮肿者，体虚及小儿盗汗、虚汗者，老人肾虚耳聋、小儿夜间遗尿者，白发早生者，妇女腰膝酸软、白带频多、产后脑卒中、四肢麻木者更宜食用。

（2）黑豆宜与甘草一起，煎成汁水饮用，适合各种食物或药物中毒者。李时珍在《本草纲目》中说："古方称黑豆解百毒，予每试之，大不然，又加甘草，其验乃奇，如此之事，不可不知。"

（3）黑豆忌与蓖麻子、厚朴同食。

（4）炒黑豆不宜多食，因为黑豆炒熟后，变为干食，热性大，多食容易产生口渴、便秘、尿赤、心烦、急躁等症状。因此，黑豆最好煮食，或制成豆浆、豆腐等豆制品再食用。

（5）肾虚，或小便清长者不宜食用黑豆。

（6）儿童及肠胃功能不良者，不要多吃黑豆。

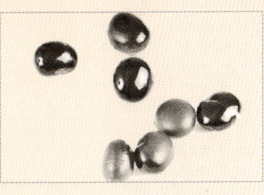

黑豆的食用宜忌

◆适宜高血压、心脏病患者
◆适宜脾虚、体虚之人
◆消化不良、气管炎、尿毒症和疔疮患者需忌食

12. 黑豆的食疗品有哪些？

黑豆可直接煮熟食用，也可以制成豆浆、豆腐等豆制品，还可与其他食材一同烹制，制成风味多样，功效不一的食疗品。下面是几款黑豆食疗品：

【大枣黑豆粥】

原料：糯米 100 克，黑豆 40 克，大枣 30 克（去核），红糖 30 克。

制法：（1）将黑豆、糯米淘洗干净，用冷水浸泡 3 小时捞起；

（2）锅中加水，将黑豆、糯米放入，用旺火煮沸，然后改小火熬煮 10 分钟；

（3）将大枣加入粥中，再煮半小时左右，至米烂豆熟时，加入红糖，稍焖片刻，即可食用。

食疗作用：

大枣黑豆粥具有补血的功效，主治贫血，还适宜于冬季养生调理。

【黑豆炖猪骨】

原料：猪排骨 300 克，黑豆 30 克，姜、葱、盐各适量。

制法：（1）将黑豆浸泡 3 小时；

（2）将猪骨洗净，剁成小段；

（3）把成小段的猪骨放入锅中，加清水，大火煮沸，改小火慢慢炖至骨头发白；

（4）加入泡软的黑豆，大火煮沸后，再改为小火，慢炖至黑豆熟烂；

（5）加姜、葱、盐调味，再煮半小时即可食用。

食疗作用：

黑豆炖猪骨具有补肾、活血、祛风、利湿的功效，是中老年骨质疏松者与风湿痹痛者的食疗佳品。

【羊肾黑豆杜仲汤】

原料：羊腰 200 克，黑豆 60 克，杜仲 10 克，姜 9 克，茴香籽 3 克。

制法：（1）将羊肾对半剖开，去除脂膜和臊腺并洗净；

（2）黑豆提前浸泡半天，杜仲、茴香籽、姜片一同装入纱布袋中；

（3）锅中加适量清水，放入纱布袋煎煮 20 分钟，再入黑豆及羊肾片继续煮至豆、肾熟，取出纱布袋即可食用。

食疗作用：本品具有补肾壮腰之功效，尤其适于肾阳虚型骨质疏松症患者食用。

黑豆的食疗品

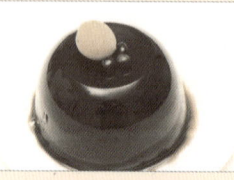

【材料】黑豆 500 克，白糖 100 克，洋菜粉 12.5 克，青梅少许，碎冰糖

【做法】（1）先将黑豆洗净在石磨上磨一下，除去皮，再磨成粗粉，加白糖和适量的水拌匀，上笼蒸熟。（2）将洋菜粉加少许水调和，倒入蒸熟的黑豆中，放上少许青梅、碎冰糖，冷却后，放入冰箱冻成糕，切成小块，做成一道甜点，可随意食用

【功效】强身健体，增强免疫力

13. 红小豆有什么食疗作用？

红小豆又名赤豆、赤小豆、红豆，含有丰富的蛋白质、碳水化合物、维生素 B_1、维生素 B_2、维生素C、钙、铁、磷等营养成分。红小豆富含淀粉，因此又被人们称为"饭豆"。它具有"律津液、利小便、消胀、除肿、止吐"的功能，被李时珍称为"勺占之谷"。

（1）红小豆中的皂角苷可刺激肠道。因此它有良好的利尿作用，能解酒、解毒，对心脏病和肾病患者均有益。

（2）红小豆含有的膳食纤维，具有良好的润肠通便、降血压、降血脂、调节血糖、解毒抗癌、预防结石、健美减肥的作用。

（3）红小豆含有叶酸，产妇、乳母多吃红小豆有催乳的功效。

（4）红小豆有消肿的功效，适于各类型水肿之人食用，包括肾脏性水肿、心脏性水肿、营养不良性水肿等患者。此外，还适于产后浮肿者食用。

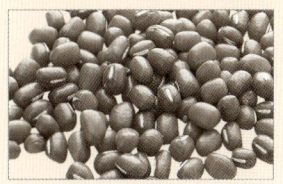

红小豆的食疗作用

◆具有消肿，解毒排脓，清热去湿，健脾止泻的功效
◆主治心脏病、肾脏性水肿、肝硬化腹水、脚气病、水肿、疮毒

14. 红小豆有什么食用宜忌？

红小豆一般人群都可食用，但也要注意以下几点：

（1）治疗水肿时，与乌鱼、鲤鱼、或黄母鸡搭配食用，效果更好。但治疗产后浮肿时，单用红小豆煮汤或熬粥最好。

（2）煮米粥时加适量红小豆，可以弥补大米粥缺乏维生素 B_1 和维生素 B_2 的不足。

（3）红小豆宜与其他五谷类食品混合食用，一般制成豆包、豆饭或豆粥，更营养，更美味。

（4）煮红小豆越烂越好，这样不但可除去豆腥味，还易于消化。

（5）红小豆不宜与羊肚同食。《饮膳正要》中记载："羊肚不可与小豆同食，伤人。"红小豆性味甘、咸而冷，能利水消肿、利小便、解热毒、通乳汁；羊肚性温，味甘，具有健脾益胃、补虚祛损、涩汗止尿、促进食欲之功效。二者的性味与功效皆有所背，所以不宜同食。

（6）红小豆利尿，故尿频的人应注意少吃，每次不宜超过30克。

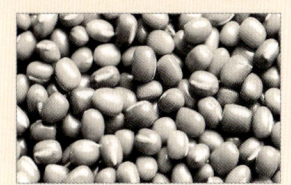

红小豆的食用宜忌

◆适宜高血脂、高血压、便秘患者
◆水肿、哺乳期妇女尤为适合
◆红小豆利尿，故尿频的人应少吃
◆忌与羊肉同食，易引起中毒

15. 红小豆的食疗品有哪些？

红小豆营养丰富，药用价值高，因此它在我国历来被视为药食两用的佳品。其食疗品如：

【三豆饮】

原料：绿豆、红小豆、黑豆各 50 克。

制法：将绿豆、红小豆、黑大豆一同置于锅中，加适量清水煮至豆熟烂即可。

食疗作用：本品具有清热解毒、除烦止渴之功效，适用于中消型糖尿病患者饮用。

【车前草猪肚汤】

原料：猪肚 3 个，车前草、胡萝卜块各 100 克，瘦肉片 50 克，红小豆 10 克，大枣 3 个，姜片、盐、醋各适量。

制法：（1）猪肚用盐、醋反复擦洗干净，再用清水彻底冲洗干净。

（2）红小豆洗净，用温水浸泡数小时。

（3）把猪肚、瘦肉放入沸水中煮一下，捞起沥水。

（4）瓦煲中加适量水，将所有材料一起放入，武火煲半小时，再转文火煲 2 小时，放入盐调味即成。

食疗作用：此汤益血补虚，最适合孕妇食用。

【豆沙包】

原料：面粉 500 克，红小豆 500 克，酵母 8 克，糖适量。

制法：（1）红小豆加水泡一夜，次日倒入高压锅中加适量水煮 30 分钟，盛出倒入搅拌机打成泥，再加入适量糖，制成红小豆沙。

（2）将酵母融化在温水里，倒入面粉中，和成面团，发成面团，摘剂，擀皮，包入红小豆沙，捏成包子状。

（3）蒸锅中加凉水，将制好的豆沙包上锅蒸 20 分钟，取出即可。

食疗作用：美味可口，营养丰富，可补充能量。

【红小豆减肥汤】

原料：红小豆 200 克，陈皮 5 克，盐少许。

制法：先将红小豆浸泡两个小时，入锅中煮至豆熟；陈皮用热水浸软捞出切丝，放入红小豆汤中，加盐，焖 10 分钟左右即成。

食疗作用：每日一剂，餐后饮用，连服两个星期，减肥效果显著。

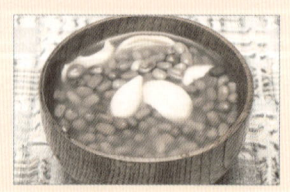

远志红小豆甜汤

【材料】远志 10 克，新鲜百合 200 克，红小豆 1 杯（电饭锅量杯），砂糖适量

【做法】红小豆淘净，放入碗中，浸泡 3 小时，备用。红小豆和远志入锅，加 4 杯水煮开，转小火煮至呈半开状。百合削去瓣边的老硬部分，洗净，加入红小豆汤中续煮 5 分钟，直至汤变黏稠为止。加砂糖调味，搅拌均匀即可

【功效】润肺止咳，清心安神

16. 蚕豆的营养成分有哪些？

蚕豆别名胡豆、佛豆、仙豆、马齿豆、罗汉豆等。蚕豆属一年生草本植物，全体无毛，荚果大而肥厚，种子椭圆扁平。蚕豆中蛋白质含量高，在豆类食物中仅次于大豆，其含量约为25%～28%；含有大量胆石碱，有增强记忆力的作用。蚕豆中的氨基酸种类比较齐全，其中赖氨酸的含量尤其丰富。蚕豆中富含钙、铁、磷、锰等多种微量元素，还含有维生素C以及丰富的碳水化合物，含量高达47%~60%。

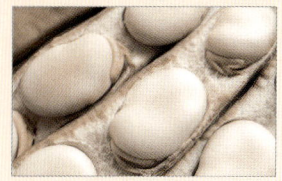

蚕豆的营养成分

蛋白质、氨基酸、钙、维生素C

17. 蚕豆有什么食疗作用？

蚕豆的食疗作用有很多，如《食物本草》说其"快胃，和脏腑"，《本草从新》说其"补中益气，涩精，实肠"。

（1）传统医学认为，蚕豆性味甘平，能益气健脾，利湿消肿。特别适合脾虚腹泻者食用。现代人认为蚕豆是抗癌食品之一，对预防肠癌有作用。

（2）蚕豆中的钙、锌、锰、磷脂等物质，是大脑和神经组织的重要组成成分，并含有丰富的胆碱，有增强加记忆力和健脑作用。

（3）蚕豆中的维生素C和植物蛋白可以延缓动脉硬化。

（4）蚕豆含钙量高，且容易吸收，有促进人体骨骼生长发育的功效。

（5）蚕豆还有止血、利尿、解毒的功用。

18. 蚕豆的食疗品有哪些？

人们吃蚕豆主要是吃青蚕豆，也有煮熟的作为零食的蚕豆。

蚕豆的烹调方法多种多样，制成的食品花样百出，例如，油炸蚕豆饼、炖蚕豆、干炒蚕豆、熬蚕豆粥等。下面介绍一种食疗品：

【蚕豆粥】

原料：嫩蚕豆150克，大米100克，赤砂糖适量。

制法：蚕豆用开水浸泡，涨发后剥去外皮，冲洗干净，与粳米一同入锅，加水适量，大火煮沸后，转小火熬煮50分钟，待蚕豆熟烂，粥汤浓稠时，加糖搅匀即可。

食疗作用：

本品具有健脾和胃、利水消肿之功效，适于消化不良、便秘等人食用。

19. 蚕豆有什么食用宜忌？

（1）一般人都可以食用蚕豆，考试期间的学生、脑力工作者、胆固醇高者、便秘者可以常吃。

（2）蚕豆含有致敏物质，过敏体质的人吃了会产生不同程度的过敏、急性溶血等中毒症状。一般的会在几天内恢复正常，但也约有十分之一的病例会在急性期死亡，这就是俗称的"蚕豆病"。"蚕豆病"是因为体内缺乏某种酶类所致，是一种遗传缺陷，患者一定不要再吃蚕豆。一旦发生这种病时，应赶快就医，以防意外。父母或祖父母有过这种病的人，不宜进食蚕豆及其制品，不宜沾染蚕豆花粉。

（3）蚕豆不可生吃，应将生蚕豆多次浸泡后再进行烹制。

（4）蚕豆不可多吃，以防胀肚伤脾胃。

（5）蚕豆与田螺同食容易引发结肠癌。

（6）患有痔疮出血、慢性肠胃炎、尿毒症等病之人不宜进食蚕豆。

蚕豆的食用宜忌

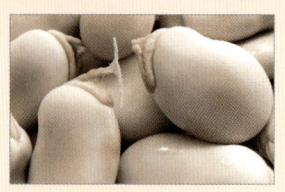

- ◆ 勤用脑的人宜多吃
- ◆ 中焦虚寒者不宜食用
- ◆ 蚕豆煮熟透才能食用
- ◆ 忌与田螺同食

20. 豌豆的营养成分有哪些？

豌豆，又称麦豌豆、寒豆、麦豆、雪豆、荷兰豆等，是一种豆科植物，起源于西亚，有很强的适应性，因此在全世界分布很广。豌豆在我国的种植历史已有2000多年，现分布于各地，其主要产区为四川、河南、湖北等省份。

豌豆种子的形状因品种而定，多数是圆球形，还有椭圆、扁圆、凹圆等形状。颜色也多种多样，有黄白、绿、红、褐等色。

豌豆富含人体所需的各种营养，主要含有蛋白质、糖类、粗纤维、赖氨酸，并含有一定的赤霉素A、植物凝集素、胡萝卜素、抗坏血素、维生素B_2、烟酸等成分。

豌豆青豆粒含蛋白质约7.4%，膳食纤维约4.5%，碳水化合物约18.2%，且低脂肪、高钾低钠，对保护心血管有益。

豌豆中维生素C、维生素E的含量也较高，每100克豌豆中，含有14毫克维生素C、21毫克维生素E。

豌豆的营养成分

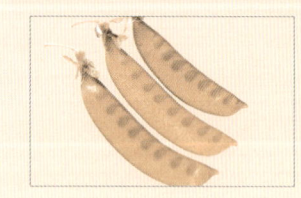

蛋白质、维生素、矿物质、糖类

21. 豌豆有什么食疗作用？

（1）豌豆有和中益气、利小便、解疮毒、通乳及消肿的功效。是脱肛、慢性腹泻、子宫脱垂等中气不足症状的食疗佳品。哺乳期女性多吃点豌豆还可增加奶量。

（2）豌豆含有丰富的维生素A原，可在体内转化为维生素A，而后者具有润泽皮肤的作用。据《本草纲目》记载，豌豆能"祛除面部黑斑，令面部有光泽"。

（3）豌豆中富含多种营养素，尤其是优质蛋白质含量丰富，能提高机体的抗病力和康复力。

（4）豌豆含有的胡萝卜素，具有抑制致癌物质合成的功效，可降低人体的癌症发病率。

（5）豌豆富含膳食纤维，具有促进大肠蠕动、保持大便畅通之功用，常食豌豆可使大肠得以及时清洁。

（6）豌豆含有植物凝集素、赤霉素等物质，具有抗菌消炎，促进新陈代谢的功能。

豌豆的食疗作用

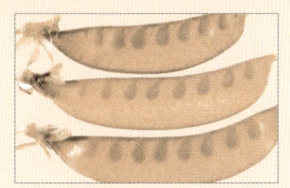

◆ 具有清凉解暑，利尿止泻的功效

◆ 可消炎、抗癌、清肠、利尿等

22. 如何选购豌豆？

豌豆可分为粮用豌豆和菜用豌豆两大类。菜用豌豆又分三类：一类是粒用豌豆，荚不宜食用；另一类是荚用豌豆；还有一类是粒荚兼用豌豆。

粒用豌豆有白荚和青荚两种。青荚豌豆颜色好，鲜味足，粳性；白荚豌豆鲜味淡，糯性，早熟丰产，不仅荚色淡，豆粒颜色也淡。

荚用豌豆又叫荷兰豆，市场上有宽荚和狭荚两个类型。宽荚种荚色淡绿，味淡，鲜味差。狭荚种，如竹叶青就属此类型，荚色较深的味浓。

荚粒兼用豌豆，与荚用豌豆同属于软荚豌豆。荚肉肥厚，豆粒大，味甜脆，口感好，但不可炒过头。在选购时，要注意以下三点：

（1）荚果扁圆形表示正值最佳的食用期。荚果正圆形表示已经过老，筋(背线)凹陷也表示过老。

（2）手握一把时"咔嚓"作响，表示新鲜度高。

（3）豌豆上市的早期要买饱满的，后期要买偏嫩的。

豌豆小知识

李时珍说：现在北方很多豌豆，它在八九月间下种，豆苗柔弱如蔓，有须。叶像蒺藜叶，两两对生，嫩的时候可以吃。三四月间开小花，像小飞蛾形状，花呈淡紫色。结的豆荚长约一寸，里面的子圆如药丸，也像甘草子。胡地所产的豌豆子像杏仁一般大。豌豆煮、炒都很好，用来磨粉又白又细腻。各种杂粮之中，以豌豆为上。还有一种野豌豆，颗粒很小不堪食用，只有苗可吃，叫翘摇。

23. 豌豆的食疗品有哪些？

荚用豌豆均供清炒，也可做汤，粮用豌豆可与米煮粥。由于豌豆富含赖氨酸，大米又缺赖氨酸，豆谷共煮食，可起到与蛋白质互补的作用。豌豆还可同其他食物一起食用。下面介绍几种食疗品：

【山药炒荷兰豆】

原料：山药适量，荷兰豆200克，植物油、葱、姜、盐各适量。

制法：（1）将山药去皮洗净，切成片；荷兰豆择洗干净，斜切成段；葱切花，姜切丝；

（2）锅中加油，烧热后，爆香葱花、姜丝，放入荷兰豆段，翻炒几下，放入山药和盐，炒熟即可。

食疗作用：

本品具有健脾和胃、生津止渴、解毒消疮的功用，适宜脾胃虚弱、火气旺盛等人食用。

【豌豆炒虾仁】

原料：虾仁300克，嫩豌豆100克，青椒1个，调味品各适量。

制法：（1）豌豆洗净，入沸水中焯一下；虾仁去沙线，尖椒洗净去籽并切碎；

（2）油锅置火上烧至三成热，放入虾仁快速翻炒，至虾仁变色盛出；

（3）油锅继续加热，依次放入青椒、豌豆翻炒数下，加入盐、酱油、料酒及炒好的虾仁，翻炒均匀，勾薄芡，收汁后淋上香油，即成。

食疗作用：

豌豆富含蛋白质、碳水化合物和多种维生素，虾仁富含蛋白质和钙质，两者搭配食用，具有开胃、补肾、补钙的作用。因此，孕妇需要常吃此菜。

【蒜香豌豆】

原料：豌豆500克，蒜4瓣，盐、醋、香油、味精各适量。

制法：锅中加适量的水、盐，烧沸后投入豌豆，煮至变软捞出，放蒜泥、盐、香油、味精、醋拌匀，即可食用。

食疗作用：本品具有良好的排毒功效及防老抗老作用。常食此品，可美容养颜、延缓衰老。

豌豆炒竹笙

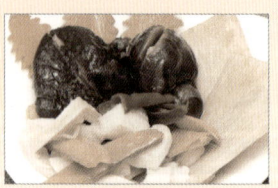

【材料】豌豆荚1两，竹笙、香菇、胡萝卜、辣椒各适量，盐1/2茶匙，太白粉2汤匙，生山药250克，冬笋200克

【做法】（1）香菇轻划十字，备用。（2）豌豆荚、胡萝卜、辣椒斜切片，山药、冬笋切薄片，竹笙切段。（3）烧热油锅，放入香菇、辣椒稍微拌炒，放入胡萝卜、山药等同炒，再加1杯水。（4）收汁后放入豌豆荚、竹笙，最后用太白粉勾一层薄芡即可

【功效】健脾益胃，滋肾益精

24. 豇豆的营养成分有哪些？

豇豆别名长豇豆、带豆、角豆、姜豆、饭豆，是一种原产非洲的豆科植物，现广泛分布于热带、亚热带和温带地区。阿拉伯人常把豇豆当作爱情的象征，小伙子向姑娘求婚，总要带上一把豇豆，新娘子到夫家，嫁妆里也少不了豇豆。

豇豆有着很高的营养价值，有"蔬菜中的肉食品"之称。豇豆提供易于消化吸收的优质蛋白质，适量的碳水化合物及多种维生素、微量元素等很多招牌营养素。

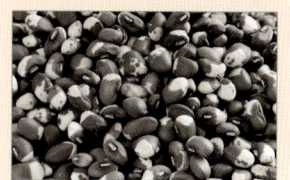

豇豆的营养成分

蛋白质、B 族维生素、胱氨酸、多种微量元素

据测定，每 100 克豇豆含蛋白质 2.7 克、脂肪 0.2 克、碳水化合物 5.8 克、膳食纤维 2.7 克、维生素 C18 克，几乎与番茄不相上下。它还含有丰富的 B 族维生素以及对人体有益的钙、磷、铁、锰等矿物质。

豇豆中胱氨酸的含量也较多，胱氨酸作为一种对人体有益的氨基酸，既是一种抗衰老的营养素，又是一种可保护人体免受有害重金属及自由基影响的物质。

25. 豇豆有哪些种类？

豇豆分为长豇豆和饭豇豆两种。长豇豆又称菜用豇豆，一般作为蔬菜食用，既可热炒，又可焯水后凉拌。饭豇豆一般作为粮食煮粥、制作豆沙馅食用。

市场上的菜用豇豆有三类品种。一是绿荚型，荚果细长、深绿色、肉厚、豆粒小、不露籽、口感较脆，特别适用于做泡菜。

二是白荚型，荚果粗长肥嫩、淡绿或绿白色、肉薄、质地疏松、易露籽、口感软糯，全国各地普遍栽培，从市场的货架上看到的主要是这类品种，适于炒食或清蒸后做凉拌菜。

豇豆小知识

李时珍说：豇豆在各处都是三四月间下种。一种是蔓生，蔓长一丈有余，还有一种藤蔓较短。它的叶都是根部大末端尖，嫩的时候可以食用。花有红、白两种颜色。豆荚有白、红、紫、赤、斑驳几种颜色，长的有两尺长，嫩时当菜吃，老了则收子。豇豆可作菜，可作果品，可作粮食，用处最多，是豆类中的上品。

三是红荚型，荚果紫红色、粗短、肉质中等、易老化、种植较少，但富含类黄酮，是一种强有力的抗氧化剂，常食对健康有益。

在选购时，不管哪种类型，以豆粒数量多，排列稠密的品质最优。荚果尾巴细长是高温干旱结生荚果的典型征状，品质低劣。

26. 豇豆有什么食疗作用？

中医认为：豇豆性平味甘，无毒，入脾、胃二经。有健脾补肾的功效，主治消化不良，对尿频、遗精及一些妇科功能性疾病有辅治功效。特别适合脾胃虚弱所导致的食积、腹胀以及肾虚遗精、白带增多者食用。

（1）豇豆含有丰富的膳食纤维，能维持正常的消化腺分泌，促进胃肠道蠕动的功能，可帮助消化，增进食欲。对于治疗和预防老年性便秘，效果明显。

（2）豇豆所含维生素C能促进抗体的合成，可提高机体抗病毒能力。

（3）豇豆的磷脂有促进胰岛素分泌，加快糖代谢的作用，是糖尿病人的理想食品。

（4）豇豆热量和含糖量都不高，饱腹感强，特别适合肥胖、高血压、冠心病和糖尿病患者食用。

（5）豇豆所含的胱氨酸具有抗辐射的功能，因此在医疗上常用于保护人体免受 X 光和核辐射的伤害。

豇豆的食疗作用

老年性便秘
长豇豆适量，焯好后摊开凉凉，加入调料拌匀

糖尿病
饭豇豆 120 克，文火水煎 20 分钟，喝汤吃豆

食积腹胀，嗳气
生豇豆适量，细嚼咽下，或捣蓉泡冷开水服

27. 豇豆的食疗品有哪些？

饭豇豆一般只用作煮粥、制豆馅食用，菜豇豆的食用方法则多种多样。然而，无论是哪种豇豆，也无论怎样食用，只要是豇豆食品，都有着基本相同的食疗功效：补养五脏、和中益气、调养经脉等。

菜豇豆的食用方法有：

（1）通常炒食，荤素皆宜，或制成豇豆干，与猪肉共煨，味甚鲜美。

（2）还可凉拌，将豇豆洗净焯好后摊开凉凉，然后加入醋、蒜、少量糖、油，爱吃芝麻酱的，可先用凉开水或醋将麻酱化开，再和豇豆一起拌。

（3）在陕西、河南等地还有一种吃法，把豇豆加入少量的面粉或玉米面，和匀后上屉蒸，熟后蘸醋、蒜汁、辣椒油吃，既可以当饭，又可以当菜。

（4）豇豆还可制成四川泡菜，切碎与肉末同炒，俗称酸豆角炒肉，喝粥时当咸菜，味道也不错。

豇豆排骨汤

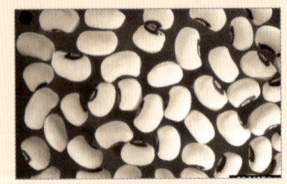

【材料】鲜猪排骨 200 克，干豇豆 30 克，生姜 10 克，葱 5 克

【做法】（1）排骨砍成小块，豇豆用温水浸透，生姜去皮切片，葱切段。（2）锅内加水，待水开时，放入排骨，去掉血水，倒出排骨冲净待用。（3）另烧锅放油，并放入姜片、排骨炒香，倒入清汤，放入泡好的豇豆，先用中火烧开，再改文火煮，煮至排骨出味，汤汁鲜香。（4）放入盐、味精、鸡精粉、胡椒粉、麻油调味，最后撒入葱花即成

【功效】具有开胃、补胃的功效，可以治疗由缺钙引起的厌食症

28. 豆浆有什么食疗作用？

《本草纲目》说："豆浆利水下气，制诸风热，解诸毒。"《延年秘录》也说豆浆"长肌肤，益颜色，填骨髓，加气力，补虚能食"。豆浆的食疗作用确实非常强大，并适合大多数人群四季常食。春秋饮豆浆，滋阴润燥，调和阴阳；夏饮豆浆，消热防暑，生津解渴；冬饮豆浆，祛寒暖胃，滋养进补。

据科学家研究发现，豆渣中含有丰富的蛋白质和纤维素，并且含有大量的钙，每100克豆渣中大约含有100毫克的钙。豆渣中的脂肪含量很低，经常食用可以防止肥胖。另外，豆渣中还含有较多的抗癌物质"异黄酮"，经常吃点豆渣，还可以降低一些癌症的发生率。

有些人如果不喜欢纯豆浆的口感，或者长期喝容易喝腻，想换着花样喝，那可以在豆浆里加点蔬果，比如香蕉、南瓜，口感都非常不错。如果想加五谷，那建议要加杂粮，比如玉米楂、新鲜玉米或者燕麦之类的。

豆浆的主要食疗功效有：

（1）鲜豆浆的大豆营养易于消化吸收，可为人体补充多种能量及植物蛋白，提高机体免疫力。

（2）豆浆中铁含量较高，适于贫血病人饮用。

（3）防治高血压。钠含量过高是高血压发生和复发的主要原因之一，而豆浆中所含的豆固醇和钾、镁，是有力的抗盐钠物质，可控制体内钠的数量。

（4）防癌抗癌。豆浆中的蛋白质和硒、钼等都有很强的抑癌和治癌能力，特别对胃癌、肠癌、乳腺癌有特效。

（5）降糖、防便秘。豆浆含有大量纤维素，能有效阻止糖的过量吸收，减少糖分，促进肠蠕动，因而能防治糖尿病和便秘。

（6）防治冠心病。豆浆中含有多种成分，能加强心肌血管的兴奋性，改善心肌营养，降低胆固醇，促进血流，以防治冠心病的发生。

（7）防衰老。豆浆中所含的硒和维生素，能起到抗氧化作用，使人体的细胞"返老还童"，食用者可永葆青春。

（8）预防老年痴呆症。豆浆中所含的卵磷脂，能减少脑细胞死亡，提高脑功能。

（9）支气管炎。豆浆所含的麦氨酸有预防支气管炎平滑肌痉挛的作用，从而减少支气管炎的发病率。

此外，经常饮用豆浆，还能有效防治动脉粥样硬化、骨质疏松、艾滋病、肥胖等。

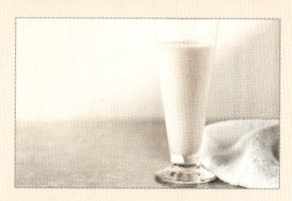

豆浆的食疗作用

◆促进消化
◆防治贫血
◆降压、降血糖
◆软化血管、防治心血管疾病
◆美容养颜、延缓衰老

29. 豆浆的食疗品有哪些？

豆浆是一种老少皆宜的营养饮品，有"植物奶"的美誉。它含有丰富的植物蛋白，更富含丰富的钙质。

豆浆的喝法有很多，并不是只能用大豆制作，还可加入大枣、枸杞、绿豆、百合等做成风味各异、疗效不同的豆浆。

【大枣枸杞豆浆】

原料：黄豆45克，大枣15克，枸杞10克，糖适量。

制法：黄豆浸泡半天，大枣去核洗净，枸杞洗净；将泡好的黄豆与干净的大枣和枸杞一起放入豆浆机中，加水打碎煮熟，再用豆浆滤网过滤后，加糖饮用。

食疗作用：补虚益气、补肾安神、改善心肌营养。

【豆浆冰糖米粥】

原料：大豆85克，大米与冰糖各50克。

制法：大豆浸泡后打成豆浆，大米与冰糖一起放入锅内，慢火熬煮至半熟，加豆浆煮至米粥黏稠即可。

食疗作用：

本品具有润肺养颜、和肺气的作用。

【黑芝麻豆浆】

原料：大豆70克，黑芝麻20克，糖适量。

制法：大豆适当浸泡后与黑芝麻一同入豆浆机中，加适量水，打碎煮熟，再用豆浆滤网过滤，加糖或蜂蜜食用。

食疗作用：

本品具有乌发养发、美颜润肤、滋补肝肾、养血增乳等作用。

【五豆豆浆】

原料：大豆30克，黑豆、青豆、豌豆、花生各10克，糖适量。

制法：五种豆类适当浸泡几个小时，一同放入豆浆机中，加水打碎煮熟，再用豆浆滤网过滤后，加糖饮用。

食疗作用：

本品具有健脾、强筋、降血脂、降血压、保护心血管的作用，适合各类人群食用，中老年人尤其要常喝。

花生豆奶

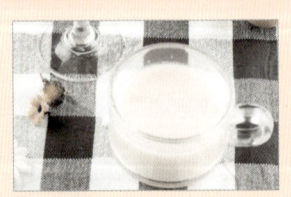

【材料】大豆、花生各45克，牛奶200毫升，糖适量

【做法】大豆、花生同浸泡半天，然后放入豆浆机中，加入适量水和奶，打碎煮熟，再用豆浆滤网过滤出来，加糖即可食用

【功效】本品具有补虚、润肤、和肺气之功用

30. 豆浆有什么饮用宜忌？

人们在喝豆浆时往往存在以下五个误区，如不及时更改，效果则会适得其反。

误区一：豆浆未煮到沸腾。

豆浆含有胰蛋白酶抑制物，不加热到100℃以上，喝了会出现消化不良、恶心、呕吐、腹泻等症状，故要沸腾5～10分钟后才能保证胰蛋白酶抑制物充分被破坏。

误区二：豆浆摄取过量。

一般成人喝豆浆一次不宜超过500毫升，小儿酌减。大量饮用，容易导致蛋白质消化不良、腹胀等不适症状。

误区三：用豆浆冲鸡蛋。

很多人认为豆浆冲鸡蛋更有营养，其实不然。鸡蛋中的黏液性蛋白容易和豆浆中的胰蛋白酶结合，产生不被人体吸收的物质从而减弱其营养价值。

误区四：豆浆中加红糖。

红糖里的有机酸和豆浆中的蛋白质结合，产生变性沉淀物，而白糖则没有这种不良反应。

误区五：用保温瓶装豆浆。

保温瓶装豆浆易使细菌繁殖。

豆浆的饮用宜忌

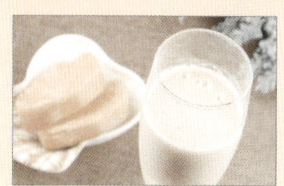

◆豆浆性寒，脾胃虚弱的人不宜多喝

◆豆浆中嘌呤含量很高，属寒性物质，故痛风、体虚、乏力之人不宜食用

◆豆浆不要与抗生素药物一起服用

◆手术或病后的人不宜饮用豆浆

31. 豆腐的营养成分有哪些？

豆腐是豆制品，人们把黄豆、绿豆、白豆、豌豆等加水发胀，磨浆去渣，煮熟后加入盐卤或石膏，使豆浆中的蛋白质凝固就做成了豆腐。

豆腐是我国的传统美食之一，发明于汉代。

豆腐分为两种，即南豆腐和北豆腐。南豆腐所点盐卤或石膏较少，所以质地细嫩，含水量高达90%；北豆腐所点盐卤或石膏较多，质地比较粗老，含水量一般为85%。

豆腐营养丰富，素有"植物肉"之称，而且消化吸收率高达95%以上。

豆腐及豆腐制品的蛋白质含量比大豆高，而且豆腐蛋白属完全蛋白，不仅含有人体必需的8种氨基酸，而且其比例也接近人体需要，营养价值较高。

豆腐的营养成分

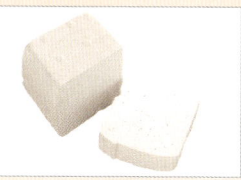

优质蛋白质、碳水化合物、维生素、矿物质、纤维素

32. 豆腐有什么食疗作用？

（1）豆腐味甘性凉，入脾、胃、大肠经，具有益气和中、生津润燥、清热解毒的功效，可用以治疗赤眼、消渴、解硫黄、烧酒毒等。

（2）豆腐可以补虚、降低血铅浓度、保护肝脏等。

（3）豆腐营养丰富，且不含胆固醇，是高血压、高血脂、高胆固醇、冠心病等病人的最佳食品。

（4）豆腐所含的植物雌激素，具有防治骨质疏松的功用，因此，老年人应常食。

（5）豆腐中含有谷固醇、豆固醇，具有抑制癌症的作用，可有效防治乳腺癌、前列腺癌及血癌等癌症。

（6）豆腐有健脑的作用，经常食用，可帮助提高记忆力和注意力，还可防治老年痴呆症。

（7）豆腐有防辐射和加速机体新陈代谢的功能，可有效防治更年期综合征，还可使人延年益寿。

（8）豆腐还有防治伤风和流行性感冒的功效。

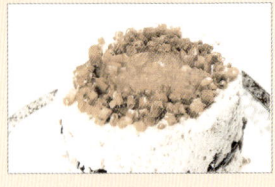

豆腐有什么食疗作用

◆改善人体脂肪结构
◆预防和抵制人体细胞老化
◆防治肝功能疾病
◆预防心血管疾病
◆抵抗病毒，强健身体

33. 豆腐有什么食用宜忌？

（1）豆腐一般人均可食用，产妇、幼儿、老人尤其要常食，肥胖、病后需调养者、脑力工作者、常加夜班者也要常食。

（2）豆腐一次食用不可过多，否则不仅阻碍人体对铁的吸收，而且容易引起蛋白质消化不良，出现腹胀、腹泻等不适症状。另外，长期过量食用豆腐很容易引起碘缺乏。

（3）吃豆腐不宜放葱，以免破坏其营养成分。

（4）老年人大量食用豆腐，摄入过多的植物性蛋白质，加重肾脏的负担，使肾功能进一步衰退。因此老年人和肾病患者更要控制豆腐的食用量。

（5）缺铁性贫血、动脉硬化患者也不宜多吃豆腐。

（6）豆腐性偏寒，胃寒者和易腹泻、腹胀、脾虚以及常出现遗精的肾亏者也不宜多食。

（7）豆腐含有较多的嘌呤，因此患有痛风病及血酸浓度较高者要慎食。

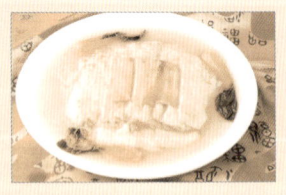

豆腐的食用宜忌

◆身体虚弱、营养不良者宜食
◆高血脂、高胆固醇及血管硬化者宜食
◆豆腐皮最宜老人吃
◆痛风病人、血尿酸浓度高者忌食豆腐
◆脾胃虚寒者、消化不良者不宜吃豆腐

34. 豆腐的食疗品有哪些？

豆腐的食用方法很多，有焖制、蒸制、炸制、煎制等。其食疗品有：

【紫菜拌豆腐】

原料：内酯豆腐1盒，水发紫菜30克，松花蛋1个，香菜茸15克，糖、味精、红辣油、香油各适量。

制法：（1）水发紫菜剁成细茸，加少许凉开水化开，另用小碗将葱茸、香菜茸沸水烫一下。

（2）松花蛋去壳，切成绿豆大小的粒；豆腐切成大片，用沸水焯一下。

（3）将豆腐片排在鱼盘里，撒葱茸、香菜茸、松花蛋，放入酱油、糖、味精、红辣油、香油即可。

【麻婆豆腐】

原料：豆腐400克，肉末适量，葱、豆豉、豆瓣酱、辣椒粉、花椒粉、盐、酱油、鸡精、高汤各适量。

制法：（1）豆腐切块，入沸水中浸泡2分钟，捞出控干。

（2）炒锅加油，用小火烧热，先加入肉末炒至变色，然后倒入豆豉、花椒粉、高汤炒匀，入豆腐块、酱油、味精、盐等，以勺慢推，淋上薄芡、香油，翻匀即可。

【椒盐炸豆腐】

原料：老豆腐500克，红辣椒若干，盐、鸡精、胡椒粉、花椒、葱、姜各适量。

制法：（1）豆腐洗净切块，辣椒去籽去蒂切丝，葱、姜洗净切碎。

（2）油锅烧热，将豆腐放入炸至金黄色，捞出沥干油。

（3）锅留底油，爆香葱花、姜末，放入胡椒、盐，炒匀后熄火。

（4）将炒好的调料与豆腐拌匀即成。

【笋丝豆腐汤】

原料：笋1个，豆腐300克，青菜1把，红辣椒1个，盐、味精、香油各适量。

制法：（1）笋去皮切丝，青菜择洗干净、稍切一下，豆腐切片，红辣椒切段。

（2）将适量的水倒入锅中，放笋丝、青菜、豆腐、盐，煮至沸腾，将红辣椒、味精撒入汤中，搅匀即可。

蔬菜豆腐汁

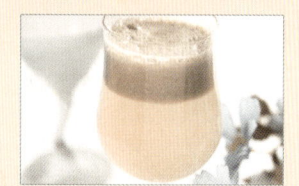

【材料】番茄80克，芹菜20克，嫩豆腐70克，柠檬50克，蜂蜜15克，冷开水250毫升

【做法】（1）番茄切块；芹菜切2～3厘米长，榨成汁；豆腐适度切块，柠檬去皮切块。（2）番茄、芹菜汁倒入果汁机中，加豆腐、柠檬、蜂蜜、冷开水，以高速搅打60秒即可。（3）如果味道太浓可以多加水

【功效】此饮可嫩肤美白、生津解毒、除斑纹。肠胃不佳者不宜空腹饮用。

第二章 获取更多营养——五蔬食疗

成书于战国时期的黄帝内经载有『五蔬为充』，具体是指哪五蔬呢？战国时期受当时五行影响，将蔬菜按颜色分为指青、红、黄、白、黑五类，分别代表木、火、土、金、水五行。可见，『五蔬』其实是指各类蔬菜。

蔬菜种类繁多，根、茎、叶、花、瓜、果均可食用。它们富含胡萝卜素、维生素C和B族维生素，也是膳食纤维的主要来源。蔬菜不仅可以滋养人体，还可以防治疾病。历代养生家、医药家都十分重视蔬菜的补养作用和治病功效。

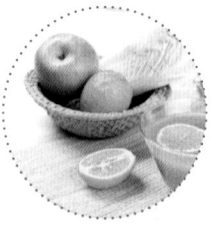

DI-ER ZHANG

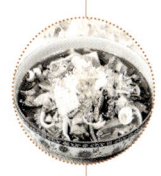

- 白菜有什么食疗作用？/ 060

　　白菜，俗称大白菜，是我国著名的特产蔬菜，栽培面积之广，产量之丰，为各类蔬菜之冠。

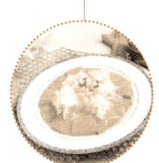

- 菠菜的营养成分有哪些？/ 062

　　菠菜，又叫菠棱、赤根菜、波斯草、鹦鹉菜，菠菜茎叶柔软滑嫩、味美色鲜，营养丰富。

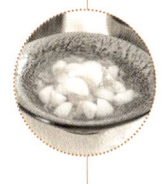

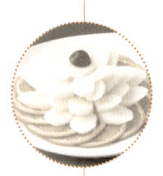

本章看点

01 茎叶类

茎叶类蔬菜是指以植物的叶和嫩茎作为食用部分的蔬菜，由于植物的叶是进行光合作用的器官，所以这类蔬菜的维生素、膳食纤维等含量较高。

此类蔬菜是无机盐和维生素的重要来源。在这类蔬菜中尤以绿色叶菜为代表，如油菜、白菜、韭菜等，含有较多的胡萝卜素、维生素C，并含有一定量的维生素B_2。

茎叶类蔬菜中含有较多硝酸盐类，经烹制后若放置时间过久，在细菌的分解作用下，硝酸盐会还原成亚硝酸盐，有致癌作用，另外，茎叶类蔬菜的营养素流失也很快。

01. 白菜有什么食疗作用？

（1）传统医学认为，白菜"性味甘、平寒无毒，清热利水，养胃解毒"，有清除体内毒素、利尿通便的作用，可用于治疗咳嗽、咽喉肿痛等症。

（2）白菜中维生素E的含量比较丰富，因此是一种能防治黄褐斑、老年斑的美容养颜蔬菜。

（3）白菜除烦，可调节紧张的神经，考试前多吃一些白菜能以平静的心态进入考前准备。

（4）白菜含大量的粗纤维，可以促进肠壁蠕动，帮助消化，防止大便干燥。经过炖煮的白菜，具有更好的促消化功效，因此是肠胃不适者最好的食品。

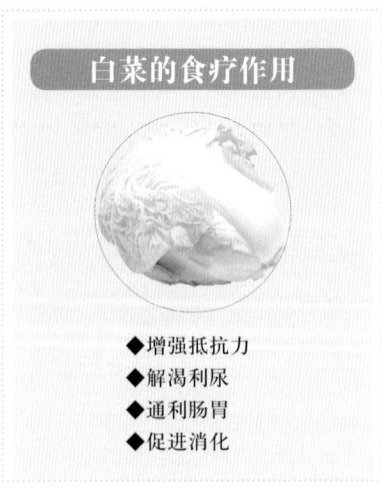

白菜的食疗作用

◆ 增强抵抗力
◆ 解渴利尿
◆ 通利肠胃
◆ 促进消化

（5）白菜抗氧化"锈蚀"的效果。女性每天吃些白菜，可以降低患乳腺癌的危险。

（6）白菜中含有丰富的维生素C，可增强人体抵抗力，预防感冒和消除疲劳。

（7）白菜中含的钾能排除体内盐分，具有利尿的功效，对高血压患者有益。

02. 白菜的食疗品有哪些？

白菜可素炒，可荤做，可作水饺、包子的馅，亦可制成酸菜、泡菜、及脱水菜等。其食疗品有：

【醋溜白菜】

原料：白菜300克，醋、盐、味精、葱、姜、辣椒各适量。

制法：（1）白菜洗净、切片，葱、姜切碎。

（2）炒锅中的油烧热，葱、姜、辣椒下锅爆香，然后加入白菜翻炒儿下，放醋快速翻炒，炒熟加味精即成。

【白菜烧豆腐】

原料：豆腐300克，白菜适量，盐、鸡精、白糖、葱各适量。

制法：（1）豆腐切块，葱切碎。

（2）白菜切片，并在开水中烫一下，捞出。

（3）炒锅中油烧至五成热，先放入豆腐，煎至豆腐一面稍变色，撒上葱花，再翻动豆腐以防粘锅，然后入白菜稍微翻动儿下，再入少许开水，加入盐、糖翻匀，稍煮儿分钟，放鸡精，即成。

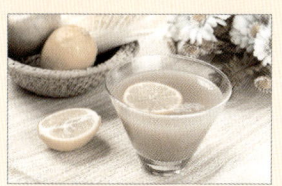

草果白菜柠檬汁

【材料】苹果150克，白菜100克，柠檬30克，冰块少许

【做法】（1）苹果洗净，去核，切块。白菜洗净，卷成卷。柠檬连皮切成3块。（2）先把带皮的柠檬用榨汁机压榨成汁，再放入白菜和苹果，压榨成汁。（3）在果汁中加入冰块，再依个人口味调味即可

【功效】此饮可缓解便秘，排出体内的毒素。榨汁时切去白菜的茎，保留白菜叶子较容易榨汁

【平菇白菜】

原料：白菜350克，平菇250克，调味品各适量。

制法：（1）平菇切片并入沸水中焯一下，白菜切片，葱、姜洗净切碎。

（2）炒锅中油烧热，放入花椒、葱花、姜末爆香，然后改大火，放入平菇翻炒数下，加入白菜继续翻炒，同时放入盐、料酒，熟后淋上香油即成。

【鱼香白菜】

原料：白菜400克，盐、鸡精、糖、醋、淀粉、料酒、葱、姜、鱼香调料、豆瓣酱各适量。

制法：（1）白菜帮洗净切成菱形片，葱、姜切碎。

（2）调鱼香料，即将酱油、醋、糖、淀粉、料酒、葱、姜、鱼香调料放在碗中，加入少量水，搅拌均匀。

（3）炒锅中油烧热，下入豆瓣酱炒之后，放入白菜翻炒。炒熟后，将调好的鱼香料倒入锅中一半，继续翻炒数下，炒匀。将出锅时，再倒入余下的一半，翻匀即可。

03. 白菜有什么食用宜忌？

（1）炒白菜时适当加醋，既可避免维生素C的流失，又增添了白菜的味道。生拌白菜须先用开水烫一下，然后再放些醋，这样不但能保护营养素，而且还能杀死菜中的病菌。

（2）冻白菜勿用热水泡洗，将其放入冷水中浸泡1小时左右，使冰融化，再洗净切好。

（3）如做炖菜，应在汤煮沸时下锅；如炒食，要用旺为急炒。这样可减少维生素C的流失，味道也会更加鲜美。

（4）用白菜包饺子、包子时，不要把菜馅挤得很干，因为维生素C大多含在白菜汁里，挤掉就使白菜丧失了应有的营养价值。

（5）白菜要现炒现吃，不要食用隔夜的熟白菜，腌的白菜要腌透，洗净炒熟再吃。这是因为，新鲜大白菜含有大量无菌的硝酸盐，隔夜的熟白菜或未腌透的白菜在细菌的作用下，使硝酸盐还原成亚硝酸盐。

（6）白菜滑肠，不可过多冷食，气虚胃寒的人更不能多吃。

白菜的食用宜忌

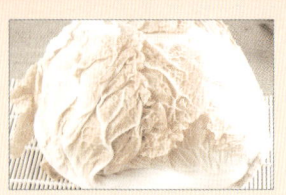

◆ 适合肺热咳嗽、便秘、肾病患者
◆ 女性宜多吃
◆ 忌食隔夜的熟白菜和未腌透的大白菜
◆ 腹泻者尽量忌食
◆ 气虚胃寒的人忌多吃

04. 菠菜的营养成分有哪些？

菠菜，又叫菠棱、赤根菜、波斯草、鹦鹉菜，叶片和嫩茎可供食用。原产波斯，唐朝时期传入我国，现在在北方大部分地区都有种植。

菠菜茎叶柔软滑嫩、味美色鲜、营养丰富。它的显著特点是含有丰富的胡萝卜素和维生素B_6，并含有大量的水分、蛋白质和碳水化合物，是铁、镁、钾和维生素A的优质来源，同时也是钙和维生素C的上等来源，是保护眼睛、平衡血压的高手，也是补充体力、防止贫血的专家之一。

菠菜中铁的含量在所有蔬菜中是最高的；胡萝卜素的含量在所有蔬菜中排第二位。

菠菜营养丰富，富含蛋白质、碳水化合物、纤维素、胡萝卜素、铁、钾、镁、钙，以及B族维生素、维生素A等维生素和矿物质。

菠菜的营养成分

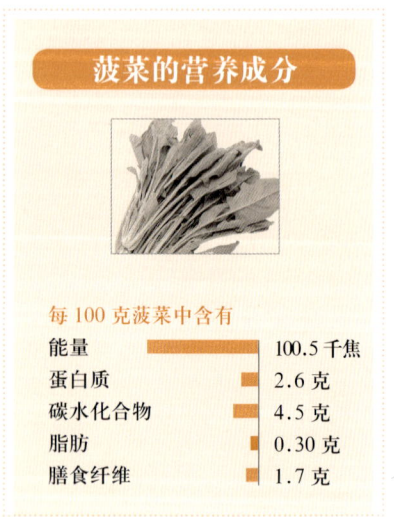

每100克菠菜中含有

能量	100.5千焦
蛋白质	2.6克
碳水化合物	4.5克
脂肪	0.30克
膳食纤维	1.7克

05. 菠菜有什么食疗作用?

（1）菠菜含有足以与胡萝卜相媲美的胡萝卜素，钾元素也含量丰富，可以维持血压平衡，预防多种癌症和心脏病。

（2）菠菜中丰富的维生素A，可使眼睛明亮美丽，B族维生素可以治疗夜盲症和口角炎。

（3）孕妇宜多吃菠菜，因为有利于胎儿大脑神经的发育，防止胎儿畸形。菠菜富含丰富的铁元素的大家，可以治疗缺铁性贫血，尤其适合女性在生理期食用。

（4）菠菜中维生素C的含量比番茄还要高1倍，胡萝卜素的含量可以与胡萝卜媲美，所以特别适合老人、女性和电脑工作者。

（5）菠菜拥有绿色的能量，可以维持人体的酸碱度，并提供大量的纤维素，有助于清理肠胃，使身材苗条。

（6）经常食用，可降低脑卒中的发病率。

（7）菠菜还具有促进细胞增殖的作用，既可抗衰老又可增强青春活力。

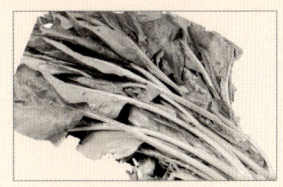

菠菜的食疗作用
◆ 补充铁质
◆ 防癌抗衰老
◆ 抵抗疾病

06. 菠菜有什么食用宜忌?

（1）在用菠菜做菜时，最好加一点麻油，这样不但味道好，而且也发挥菠菜明目的作用。

（2）炒菠菜时加少许白酒也是个好办法，这样炒出的菠菜不但不会发涩，而且还有一种清香。

（3）无论是炒、拌、焯、做汤还是涮火锅，餐桌上总是少不了它的身影。菠菜以生吃为宜，烹调时间也不宜过久，以免损耗营养。

（4）菠菜含草酸较多，进入人体内的草酸会同血中的钙离子反应，形成不溶性草酸钙排出体外，影响人体对钙的吸收。因此菠菜不宜和豆腐同食用，在吃菠菜的同时吃些海带，可以促进草酸钙的排出。菠菜用开水烫后，草酸与涩味即被去除，有利于人体吸收菠菜中的钙质。

（5）蔬菜市场上的菠菜有两个类型：一是小叶种，一是大叶种。不管什么品种，都是叶柄短、根小色红、叶色深绿的最好。

菠菜的食用宜忌
◆ 适合老幼病弱者食用
◆ 糖尿病人宜吃菠菜
◆ 不可与韭菜同食，同食滑肠
◆ 不可与蜂蜜同食，否则易心痛
◆ 不可与牛肉同食，否则令人发热

07. 菠菜的食疗品有哪些？

将菠菜和鲜藕用麻油拌匀食用，可以清肝明目；羊肝菠菜汤则可改善眼枯涩、疼痛；菠菜和大米同煮为咸粥，软糯可口，适合儿童和女性生理期食用；菠菜榨汁和面，做成面条、饺子或饼，适合缺乏维生素的幼儿食用；用菠菜还可以做成多种食疗品，如：

【花生碎拌菠菜】

原料：熟花生米小半碗，菠菜 400 克，蒜 4 瓣，醋、糖、盐、香油、酱油各适量。

制法：（1）蒜捣成蒜泥；菠菜择洗干净。

（2）将适量的水倒入锅中，烧至沸腾后投入菠菜，焯熟后捞出，沥水摆入盘中。

（3）熟花生米压碎，撒在菠菜上，淋上蒜泥、醋、糖、盐、香油、酱油搅拌均匀，即可食用。

食疗作用：

本品不但清爽可口，而且具有很高的保健功效。适宜于高血压、糖尿病患者食用。

【麻酱粉丝菠菜】

原料：菠菜 300 克，粉丝 1 把，蒜 4 瓣，芝麻酱、酱油、盐、味精、醋各适量。

制法：（1）蒜捣成蒜泥；菠菜择洗入沸水中焯一下；粉丝入水泡发。

（2）将蒜泥、芝麻酱、酱油、盐、味精、醋、适量水搅拌均匀，调成味汁。

（3）将调好的味汁淋在菠菜粉丝上，搅拌均匀，即可。

食疗作用：

本品具有滋阴润燥、疏肝养血的功效，适宜于春季因肝阴不足所致的高血压、头晕、贫血等症。

【菠菜银耳汤】

原料：菠菜 300 克，银耳 30 克，冰糖少许。

制法：菠菜择洗干净，撕碎；银耳泡发洗净撕片入沸水中煮至八成熟，加入菠菜煮至变色，调入冰糖搅匀即可。

食疗作用：

此汤具有滋阴润燥、补气利水的作用，适合因肺胃虚弱而引起的皮肤粗糙者食用。

肉丝炒菠菜

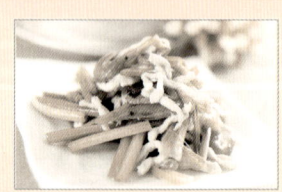

【材料】瘦猪肉 150 克，菠菜 300 克，小虾 15 克，豆油 50 毫升，醋、味精、香油各适量

【做法】（1）将菠菜去掉黄叶、老根，洗净后切成长段，用开水泡透后捞出，入冷开水中过凉后取出，沥干水分装盘。（2）瘦猪肉切丝；小虾用温水泡发；锅内放入豆油烧热，下入肉丝、菠菜、小虾煸炒，再加少许酱油、醋、味精、香油拌匀即可

08. 生菜有什么食疗作用？

生菜即叶用莴笋，因适宜生食而得名，原产于地中海沿岸，质地脆嫩，口感鲜嫩清香。在肉食量明显增加的现代人中，生菜给人带来清爽利口的口感，颇受人们喜爱。现在市场上一般会有两种：球形的包心生菜和叶片皱褶的奶油生菜（花叶生菜）。

（1）生菜的营养成分：

生菜中纤维和维生素含量较多，还有大量的钙、磷、铁等矿物质，并含有甘露醇等物质。

（2）生菜的食疗作用：

生菜性质甘凉，因其茎叶中含有莴苣素，故味微苦，有清热提神、镇痛催眠、降低胆固醇、辅助治疗神经衰弱等功效。

生菜中含有甘露醇等有效成分，有利尿和促进血液循环、清肝利胆及养胃的功效。

但是，生菜性质寒凉，尿频、胃寒的人应少吃。另外，尽管生菜生吃口味极佳，为了避免有农药化肥的残留而中毒，生吃前一定要洗净。

生菜的食疗作用

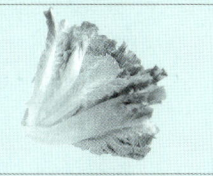

◆ 消脂减肥
◆ 镇痛催眠
◆ 驱寒利尿
◆ 抑制病毒

09. 生菜的食疗品有哪些？

【蔬菜寿司】

原料：熟米饭1碗，黄瓜、生菜、胡萝卜、黑芝麻、海苔各适量，苹果醋、盐、芥末酱各少量。

制法：（1）将黄瓜和胡萝卜均切成细长的条。

（2）将海苔平铺在案板上。

（3）将适量的苹果醋倒入米饭中拌匀，然后用沾了水的双手抓取适量的米饭捏成长方形的饭团，平铺在海苔上，抹上适量的芥末酱。

（4）将切好的黄瓜条、胡萝卜条和生菜摆在饭团上面，卷起海苔，封口，即成。

蚝油生菜

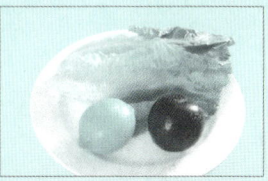

【材料】600克生菜，30克蚝油，蒜、盐、糖、胡椒面、料酒各少许

【做法】把生菜老叶去掉，清洗干净。坐锅放水，加盐1克，糖5克、清油60克，煮开后放生菜沥干水分后盛盘；坐勺放油，加3克蒜炒一炒，加30克蚝油、20克料酒、胡椒面1克、糖5克、味精3克、酱油10克、汤适量，开后用水淀粉10克勾芡，淋香油5克，浇在生菜上即可

【功效】清肝利胆、滋阴补肾

10. 油菜的营养成分有哪些？

油菜，别名芸薹、寒菜、胡菜、上海青、青菜等。其颜色深绿，邦如白菜，是十字花科的植物。油菜性温味辛，美味可口，深得人们的喜爱。

按叶柄颜色的不同，油菜可分为白梗菜和青梗菜两种。白梗菜，叶为绿色，叶柄为白色，口感脆嫩，略带甜味。青梗菜，叶也为绿色，叶柄为淡绿色，叶片肥厚，口感脆嫩，略有苦味。

油菜的营养价值及食疗价值可称得上蔬菜中的佼佼者，它是我国主要的油料作物和蜜源作物。

油菜中含有丰富的钙、铁，其中钙的含量是菠菜的5倍；它的维生素C，比大白菜高1倍多；胡萝卜素的含量也很丰富。

油菜为低脂肪蔬菜，且含有膳食纤维，能与胆酸盐和食物中的胆固醇及三酰甘油结合从粪便排出，从而减少脂类的吸。油菜中含有大量的植物纤维素，能促进肠道蠕动，增加粪便的体积，缩短粪便在肠腔停留的时间。

油菜的营养成分

每100克油菜中含有

能量	92.3 千焦
蛋白质	1.8 克
碳水化合物	3.8 克
脂肪	0.5 克
膳食纤维	1.1 克

11. 油菜有什么食疗作用？

（1）油菜是人体黏膜及上皮组织维持生长的重要营养源，对于抵御皮肤过度角质化大有裨益。

（2）油菜有促进血液循环、散血消肿的作用，有一定的美容效果。孕妇产后瘀血腹痛、丹毒、肿痛脓疮者可通过食用油菜来辅助治疗。

（3）油菜含有能促进眼睛视紫质合成的物质，能起到明目的作用。

（4）油菜含有丰富的植物纤维素，具有促进肠道蠕动、加速排便的作用，可治疗便秘，预防肠道肿瘤。

（5）油菜中脂肪含量很低，而且含有膳食纤维，具有降低血脂的功效。

（6）油菜中维生素C和胡萝卜素的含量都很高，经常食用，可增强机体的免疫力。

（7）吃剩的熟油菜过夜后就不要再吃，以免造成亚硝酸盐沉积，易引发癌症。

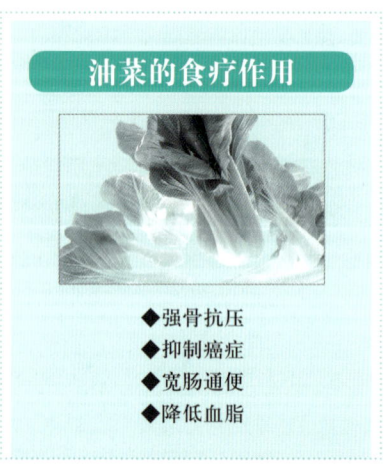

油菜的食疗作用

◆ 强骨抗压
◆ 抑制癌症
◆ 宽肠通便
◆ 降低血脂

12. 空心菜的食疗品有哪些?

空心菜主要用来炒菜，也宜做汤。烹饪时宜旺火快炒，避免营养流失。

【太极蒸菜】

原料：空心菜 200 克，胡萝卜 200 克，面粉、大蒜、醋、香油、五香粉各适量。

制法：(1) 空心菜切上几刀；胡萝卜擦丝。

(2) 在空心菜和胡萝卜上撒些盐，拌匀，腌渍 5 分钟左右，然后用手将菜腌渍出的水分挤干，拌上面粉，加些五香粉拌匀成散状，上锅蒸约 10 分钟。

(3) 将蒜捣成泥，放入小碗中，加入醋、香油少许，拌匀成汁淋在蒸菜上，拌匀即可。

食疗作用：

本品很有丰富的维生素 C 和胡萝卜素，具有增强体质、防病抗病的功效。

【清炒空心菜】

原料：空心菜 1 把，大蒜 1 头，盐、味精、食用油各适量。

制法：(1) 空心菜择洗干净，大蒜剥皮、洗净切片。

(2) 将适量的油倒入锅中，烧热后放入蒜片炒出香味，入空心菜翻炒至熟，撒上味精，翻匀即可。

食疗作用：

本品有清热、凉血、利尿、解毒的功效，适宜于患有痔疮、浮肿、便秘、糖尿病等的人食用。

【猪肉炒空心菜】

原料：空心菜 1 把，猪肉 200 克，味精、盐、料酒、酱油、食用油、淀粉各适量。

制法：(1) 空心菜择洗干净，切成两段；猪肉切片，放盐、酱油、料酒腌渍 30 分钟。

(2) 锅中油烧热，放入空心菜沿着一个方向翻炒，烹入盐和味精，盛入盘中。

(3) 将适量的油倒入锅中，烧热后放入猪肉炒熟，摆在空心菜上。

(4) 淀粉加水和少许盐勾薄芡，倒入锅中，煮沸后淋入盘中。

食疗作用：

此菜具有滋润皮肤、通便解毒的功效，是女性美容养颜的一种极好食品。

空心菜的营养成分及食疗作用

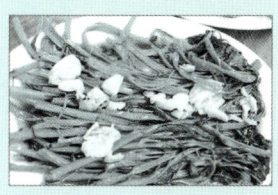

偏方

糖尿病：空心菜梗 100 克，加玉米须 50 克，水煎服，每日 2 次

痢疾：空心菜根 100 克，水煎服，每日 2 次

【功效】此菜清脆碧绿，具有清热利尿的功效

13. 韭菜的营养成分有哪些?

韭菜为百合科葱属草本植物。韭菜又名长生韭、起阳韭、草钟乳、壮阳草等,更被称为"春菜第一美食"。原产我国河北、陕西等地,在我国已有3000余年的历史,《诗经》中即有"献羔祭韭"的诗句。

韭菜颜色碧绿,味道浓郁,无论用于制作荤菜还是素菜,都十分提味。

韭菜含有较多的营养素,是增强体力的最佳蔬菜,因此被誉为"精力蔬菜"。

韭菜的含水量高达85%,热量较低,是铁、钾和维生素A的上等来源,也是维生素C的一般来源,一直有"菜中之荤"的美称。

韭菜含有大量的维生素和植物纤维,含有能促进新陈代谢的蒜素,还含有较多的脂肪和蛋白质。

韭菜的独特辛香味是其所含的硫化物形成的,这些硫化物有一定的杀菌消炎作用,有助于人体提高自身免疫力,还能帮助人体吸收维生素 B_1 及维生素 A。

韭菜的营养成分

每 100 克韭菜中含有

水分	91.8 克
蛋白质	2.42 克
碳水化合物	4.6 克
脂肪	0.4 克
膳食纤维	1.4 克

14. 韭菜有什么食疗作用?

(1)传统医学认为,韭菜性温,能温肾助阳,益脾健胃,行气理血。多吃韭菜,可养肝,增强脾胃之气。

(2)韭菜中的含硫化合物具有降血脂及扩张血脉的作用,适用于治疗心脑血管疾病和高血压。此外,这种化合物还能使黑色素细胞内酪氨酸系统功能增强,从而改变皮肤毛囊的黑色素,消除皮肤白斑,并使头发乌黑发亮。

(3)韭菜可以治病,用韭菜捣汁滴鼻,可以治疗中暑昏迷。将韭菜放在火上烤热,涂擦患处,可治疗荨麻疹。韭菜中含有大量的膳食纤维,对结肠癌有明显疗效。

(4)患有皮肤白斑症的女性,常吃韭菜可以达到祛斑、减肥的双重效果。

(5)韭菜含有性兴奋剂,能兴奋性器官。

(6)韭菜还具有散瘀活血的功效,可治疗跌打损伤、吐血、胸痛等症。

韭菜的食疗作用

◆抗菌护肝　◆降脂减肥
◆增强体力　◆防癌利尿
◆消除疾病　◆通便解毒
◆增强体质　◆清肠美肤

15. 韭菜的食疗品有哪些？

韭菜的食用方法很多，既可与其他原料搭配用于炒菜，又可做调味料和馅食，如：

【鸡蛋韭菜包】

原料：面粉500克，韭菜200克，鸡蛋3个，酵母8克，五香粉、香油、盐、酱油、味精各适量。

制法：(1)将酵母融化在温水里，倒入面粉中，和成面团，发面。

(2)炒鸡蛋并切碎，韭菜切碎，放调味品搅拌均匀，制成馅料。

(3)将发好的面搓成长条，切剂，擀皮，将适量馅料包入制成生坯。

(4)蒸锅中加凉水，将制好的包子生坯上锅蒸20分钟，取出即可。

食疗作用：

本品具有温补肝肾、壮阳固精、养心安神、补血润燥的功效，适于患有肾虚、阳痿、尿频、腰膝酸软的人食用。

【韭菜虾仁水饺】

原料：面粉700克，虾仁400克，韭菜1把，葱1棵，鸡精、姜粉、盐、料酒、香油各适量。

制法：(1)将适量温水倒入面粉中，和成面团，饧20分钟，然后揉面切剂，擀成圆皮。

(2)虾仁剔去沙线，剁碎；韭菜、葱都切末，与虾仁一起放盆里，放调味品搅拌均匀，即成馅料。

(3)将馅料包入擀好的面皮中，捏好，包成饺子，入沸水中煮两滚，即成。

食疗作用：

此品具有健胃、助消化、补充维生素的功效，适于肠胃功能不佳者食用。

【韭菜炒竹笋】

原料：竹笋1棵，韭菜一把，盐、食用油、味精各适量。

制法：(1)竹笋剥皮切片；韭菜切段。

(2)炒锅中油烧热，放入竹笋翻炒至熟，烹入盐，加韭菜炒熟后即可关火。

食疗作用：

本品具有降低脂肪、消痰化瘀的功效，对高血压、糖尿病、消化道癌及乳腺癌有一定的辅助治疗作用。

蚕豆炒韭菜

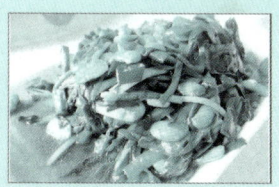

【材料】水发蚕豆2/3碗、韭菜150克，尖椒、姜、糖、盐、料酒、葱、蒜、香油各适量

【做法】(1) 蚕豆去壳，韭菜洗净沥干后切段备用。(2) 往锅中加油3大匙，放入生姜末爆炒，将蚕豆放入锅中，再加水1/2杯炒至熟软。(3) 最后加入韭菜及其余调料拌炒片刻即成

【功效】促进消化、消除腹胀，具有补肾、健脾的功效

16. 韭菜有什么食用宜忌及选购方法？

（1）韭菜的食用宜忌：

春季食用有益于肝。初春时节的韭菜品质最佳，晚秋的次之，夏季的最差，有"春食则香，夏食则臭"之说。

隔夜的熟韭菜不宜再吃。多食会上火且不易消化，因此阴虚火旺、有眼疾和胃肠虚弱的人不宜多食。

（2）韭菜的选购方法：

整株深绿鲜嫩、叶肉厚，不枯黄，不腐伤的韭菜为佳。

韭菜按叶片宽窄来分，有宽叶韭和窄叶韭。宽叶韭呈嫩相，香味清淡；窄叶韭卖相不如宽叶韭，但吃口香味浓郁。真正喜欢吃韭菜的人，当以窄叶韭为首选。要注意，叶片宽大异常的韭菜要慎买，因为栽培时有可能使用了生长刺激剂。

韭菜的叶由叶片和叶鞘组成，叶鞘抱合而成"假茎"。割韭时即在假茎近地面处开刀。刚割下时，"假茎"处切口平齐，表示新鲜；如已割下几天，切口便不平了，而呈现倒宝塔状。

韭菜的食用宜忌与选购方法

食用宜忌
- ◆便秘或寒性体质的人宜食用
- ◆适宜产后乳汁不足的女性
- ◆阴虚火旺者不宜多食
- ◆胃肠虚弱的人不宜多食
- ◆患眼病者不宜多食

选购方法
- ◆颜色深绿鲜艳
- ◆叶片无枯黄损伤
- ◆叶片异常宽大的韭菜慎买
- ◆"假茎"处切口平齐的韭菜新鲜

17. 韭黄有什么营养价值？

韭黄又名黄韭、韭白，我国北宋时已有生产。其实，韭黄不过是青韭"变"出来的。青韭遮光后，叶绿素解体，叶黄素的黄色便显现出来。韭黄不仅颜色金黄诱人，而且吃口柔嫩鲜美，带有甜味，这是因为叶绿素是由甘氨酸等氨基酸形成的，在遮光条件下，叶绿素不能形成，于是甘氨酸等游离氨基酸便积聚起来。

韭黄由于卖相与吃口俱佳，所以身价远高于韭菜，但营养价值却远不如韭菜。例如同韭黄相比，青韭的胡萝卜素要高 4.4 倍，维生素 C 要高 0.6 倍，硒（抗氧化防御体系的重要元素）要高 0.45 倍。但是，韭黄所含的营养物质种类与青韭基本相同。韭黄的食用方法与韭菜相同，可做原料，也可做配料，或做水饺、春卷的馅料。

韭黄也具有健胃、提神、补肾、助阳、固精、驱寒、散瘀等功效，以种子和叶等入药。

韭黄与青韭的营养价值比较

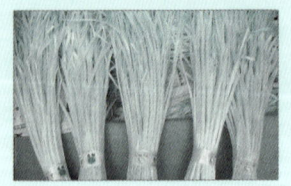

每 100 克青韭中含有	每 100 克韭黄中含有
胡萝卜素 1410 微克	胡萝卜素 261 微克
维生素 C 24 毫克	维生素 C 15 毫克
硒 1.38 微克	硒 0.95 微克

18. 卷心菜的营养成分有哪些？

卷心菜的学名叫结球甘蓝，别名洋白菜。卷心菜在外国的地位很高，犹如白菜之在中国。卷心菜原产于地中海沿岸，由不结球的野生甘蓝演化而来，13世纪在欧洲开始出现结球甘蓝类型，16世纪开始传入中国。现在，它是我国北方地区春、夏、秋季的主要蔬菜之一。

在卷心菜中，维生素 C 的含量很高，比大白菜还要高出一倍。此外，甘蓝类蔬菜富含叶酸，这是卷心菜的又一个优点。

卷心菜含有丰富的钾元素，被认为是良好的钾来源食品。它还含有植物杀菌素，有抑菌消炎的作用。

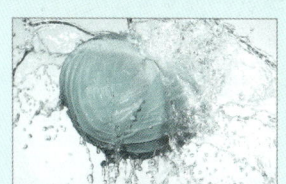

卷心菜的营养成分
◆碳水化合物、蛋白质
◆维生素 C、维生素 E
◆钾、钙、磷
◆维生素 B_1、维生素 B_2

卷心菜中主要营养素的含量：每 100 克中含有 1.5 克蛋白质，3.2 克碳水化合物，0.1 克脂肪，0.8 克纤维素，31 毫克维生素 C，0.76 毫克维生素 E，124 毫克钾，50 毫克钙，31 毫克磷，0.5 毫克维生素 B_2，0.6 毫克烟酸，0.04 毫克维生素 B_1。

19. 卷心菜有什么食疗作用？

（1）传统医学认为卷心菜性平味甘，能健脾益肾，通络壮骨，多吃卷心菜，可增进食欲、促进消化、预防便秘。

（2）现代研究发现，卷心菜含吲哚类物质，能抑癌防癌，特别是降低乳腺癌的发病率。

（3）新鲜的卷心菜中含有植物杀菌素，有抑菌消炎作用，嗓子疼痛、外伤肿痛、蚊叮虫咬、胃痛、牙痛之类都可以请圆白菜帮忙。

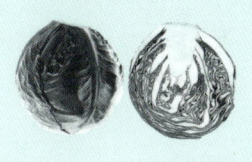

卷心菜的食疗作用
◆促进消化　◆抑癌防癌
◆抑菌消炎　◆止痛解毒
◆强筋健骨

（4）卷心菜富含叶酸，妇女在怀孕期间缺乏叶酸，所以孕妇应该常食用。

（5）卷心菜有解毒的功效，可用于减缓神经痛、防治酒精中毒等。

（6）卷心菜富含人体必需的多种营养物质，其中的氨基酸、维生素等，都具有提高人体免疫力的功效。

（7）卷心菜富含维生素 A 和钙、磷等矿物质，具有促进骨骼发育、防治骨质疏松的作用，适于青少年和老年人食用。

20. 卷心菜的食疗品有哪些？

卷心菜可烹炒、做汤、凉拌、制泡菜等，其食疗品有：

【凉拌包菜丝】

原料：包菜200克，香菜1根，调味品各适量。

制法：(1)包菜、红椒均切丝；香菜切段；蒜捣成蒜泥。

(2)取一只碗，将蒜泥、盐、味精、酱油、醋、香油倒入碗中，搅拌均匀，调成味汁。

(3)将包菜、红椒放入盘中，淋上调好的味汁，撒上青菜，即可食用。

食疗作用：

此菜具有降血压、补肾、补钙、开胃、护肤等多种功效，尤其适于高血压、肾虚、胃功能不佳的人食用。

【肉末炒包菜】

原料：包菜500克，肉末适量，调味品各适量。

制法：(1)包菜洗净沥干，切块；尖椒去籽去蒂洗净切碎。

(2)将适量的油倒入锅中，烧热，放入花椒保爆香，捞出花椒，放入肉末翻炒散。

(3)加入包菜，同时放入盐、鸡精、酱油、料酒等翻炒匀，炒熟后即可出锅。

食疗作用：

本品具有杀菌消炎、补虚养身的功效，适宜于患有溃疡或怀有身孕的妇女食用。

【炝包菜】

原料：包菜400克，胡萝卜半根，调味品各适量。

制法：(1)包菜洗净切片，胡萝卜去皮洗净切片。

(2)将适量的油倒入锅中，烧热，放入花椒爆香，捞出花椒，下包菜翻炒数下，同时加入盐、泡椒、酱油，炒至入味后，入胡萝卜片翻炒几下即可。

食疗作用：

本品具有养五脏、调六腑、清热止痛等功效。

【羊肉包菜汤】

原料：羊肉、包菜、调味品各适量。

制法：将羊肉洗净，切成小块，放入锅中加清水炖煮；将包菜洗净，切碎，待羊肉煮熟后放入锅中，稍煮片刻即成。

食疗作用：

本品具有健脾补肾、暖腹、助消化的作用，适于脾肾虚弱、腹冷肚胀之人食用。

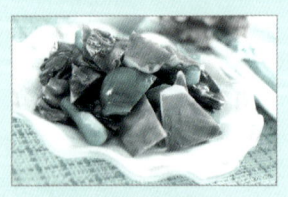

青椒炒紫包菜

【材料】青椒50克，紫甘蓝150克，葱、姜、酱油、味精各适量

【做法】(1)将青椒、紫甘蓝分别洗净，切块，葱切碎，姜切片。

(2)锅置旺火上，上油烧至八成热，先投葱、姜爆香，再放紫甘蓝、酱油炒匀，加盖焖片刻，放辣椒和精盐，同炒至熟，下味精，炒匀即可

【功效】能够补充丰富的维生素C

21. 芹菜的营养成分有哪些？

芹菜又名旱芹、药芹，伞形科旱芹属二年生草本植物，以叶柄作为蔬菜食用，原产于地中海沿岸沼泽地区。在我国，芹菜已有三千多年的栽培历史。

芹菜含多种营养物质，其中B族维生素的含量较高，钙、磷、铁等矿物质元素的含量也高于一般绿色蔬菜，其中蛋白质含量比一般瓜果蔬菜高出1倍，铁含量为番茄的20倍左右。

芹菜含有酸性的降血压成分，以及利尿的有效成分。此外，还含有芹菜苷、有机酸、挥发油等物质。

古往今来，人们对芹菜的喜爱丝毫未减。相传唐朝宰相魏征，对饮食相当讲究，并且嗜芹如命，几乎每日都用糖醋拌之佐膳。我国唐朝著名大诗人杜甫曾有诗云"饭煮青泥坊底芹""芹菜碧涧羹"。

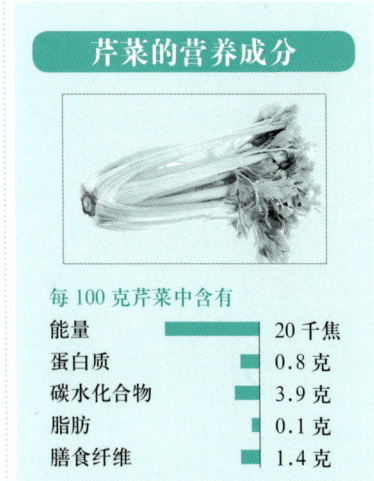

芹菜的营养成分

每100克芹菜中含有

能量	20千焦
蛋白质	0.8克
碳水化合物	3.9克
脂肪	0.1克
膳食纤维	1.4克

22. 芹菜有什么食疗作用？

中医认为芹菜味甘，性寒，入肺、胃、肝经，可利尿镇痉，理胃和中祛湿浊，除心下烦热。有散淤破结、醒脾健胃、清热平肝、清利湿热、消肿解毒、降压止眩之效。

（1）芹菜的钙磷含量较高，有一定镇静和保护血管的作用，又可增强骨骼，预防小儿软骨病。

（2）芹菜对高血压、血管硬化、神经衰弱等有一定辅助治疗作用。

（3）芹菜含有丰富的纤维，有较强的清肠作用，能吸走肠内水分和杂质，把有害于人体的物质排出体外。所以，芹菜被当作是减肥、美容的圣品。

（4）芹菜含有较多的铁，具有补血的作用，适合处于经期的妇女及缺铁性贫血者食用。

（5）芹菜根，可以用于治疗反胃呕吐、失眠多梦、肺源性心脏病等症。

（6）芹菜含有高纤维，有防癌抗癌的作用，对预防结肠癌尤其有效。

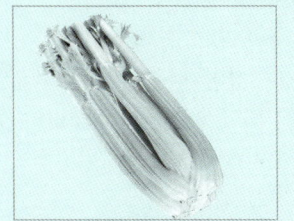

芹菜的食疗作用

◆具有清热除烦、平肝、利水消肿、凉血止血的功效
◆主治高血压、头晕、黄疸、水肿、血管硬化、神经衰弱、头痛脑涨

23. 芹菜的食疗品有哪些？

芹菜可炒、可拌、可做馅料，还可打汁代茶饮。其食疗品有：

【黑白木耳炒芹菜】

原料：芹菜梗1根，胡萝卜适量，黑木耳、银耳各25克，葱、蒜、花椒、熟芝麻、盐、鸡精、食用油、淀粉各适量。

制法：(1) 葱、蒜均切末，芹菜梗切成段，胡萝卜切成丝。

(2) 木耳用温水泡发，洗净，撕成小片。

(3) 炒锅中加油烧热，将花椒倒入锅中爆香，放木耳、芹菜、胡萝卜煸炒，烹入盐、酱油，炒至芹菜断生，加鸡精，勾少量水淀粉，翻匀，将菜盛出，撒上葱、蒜、熟芝麻，即可食用。

食疗作用：此品富含胶质，营养丰富，常食能养血驻颜，祛病延年，对骨质疏松症也有良好的预防效果。

【糖枣芹菜汤】

原料：大枣10个，芹菜1棵，红糖适量。

制法：(1) 大枣洗净，用水泡软；芹菜去根和老叶，洗净切成小段。

(2) 砂锅中加水，放入大枣煮沸后，加入红糖调味，转小火。

(3) 待大枣煮成圆鼓时，加芹菜，以大火滚沸即可。

食疗作用：此汤具有解毒、清肝、补血之功效。

【芹菜肉丝盖浇饭】

原料：芹菜200克，瘦肉100克，米饭1碗，葱、植物油、盐、酱油、料酒、味精、淀粉各适量。

制法：(1) 芹菜洗净切长条，瘦肉洗净切丝，葱切碎。

(2) 将芹菜放入沸水中焯一下，捞出控干水分。

(3) 炒锅上火放油，烧热后葱花爆香，下瘦肉翻炒3分钟左右，加适量盐、味精、酱油、料酒调味，将芹菜倒入翻炒，用水淀粉勾芡，关火，将芹菜肉丝浇在米饭上即可。

食疗作用：此饭既给机体补充足够的能量，还不会增加脂肪，非常适合正在减肥的人士食用。

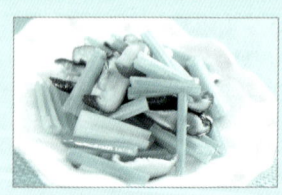

芹菜爆香菇

【材料】芹菜400克，香菇50克，醋、干淀粉、酱油、味精、盐各适量

【做法】(1) 芹菜洗净切断，用盐拌匀约10分钟，再用清水清洗，沥干待用；香菇切片；醋、味精、淀粉加水约50毫升兑成汁待用。(2) 油锅烧热后下入芹菜，煸炒3分钟后，投入香菇片炒匀，再加入酱油炒约1分钟后，淋入芡汁速炒起锅即可

【功效】具有降压、利尿的功效，特别适宜高血压病人食用

24. 芹菜的食用宜忌有哪些？

（1）芹菜不宜与黄瓜同食。黄瓜中含有维生素C分解酶，由于黄瓜做菜，多是生食或凉拌，其中的酶并未失活，若与芹菜同食，芹菜的维生素C将会被分解破坏，因而营养价值大大降低。

（2）芹菜还不宜与蚬、蛤、毛蚶、蟹等同食。这些水产品中皆含维生素B_1分解酶，此酶经加热后失效，但人们在食用海鲜时多喜欢生吃，或只用开水烫一烫。这样保留了维生素B_1分解酶的生物活性，若如与芹菜同食，可将其中的维生素B_1全部破坏。

（3）要食用芹菜叶。很多人在吃芹菜时都习惯把芹菜叶丢掉，只吃芹菜梗，这种吃法是不科学的。因为芹菜叶片中有10项营养成分含量都超过了茎。其中，胡芹菜素含量超过88倍；维生素C的含量超过13倍；维生素B_1的含量超过17倍；蛋白质超过11倍；钙超过2倍。芹菜叶的抗坏血酸含量也较高。

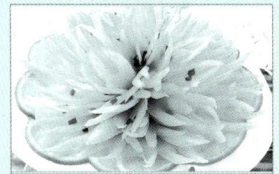

芹菜的食用宜忌

◆特别适合高血压、动脉硬化、高血糖、缺铁性贫血患者和经期妇女食用
◆芹菜性凉质滑，脾胃虚寒、大便溏薄者不宜多食
◆血压偏低者要慎食芹菜

25. 如何选购芹菜？

（1）市场上的芹菜主要有四个类型：青芹、黄心芹、白芹和美芹。要想买到优质的芹菜，就得先了解这四种芹菜的食用品质特点：青芹味浓；黄心芹味浓，嫩相；白芹味淡，不脆；美芹味淡，口感脆。

（2）不管哪种类型的芹菜，叶色浓绿的不宜买。因为叶子"墨黑"，说明生长期间干旱缺水，生长迟缓，粗纤维多，口感老。

（3）除了颜色翠绿外，优质芹菜的叶子是稀少的，所以，不要购买叶子稠密的芹菜。

（4）芹菜新鲜不新鲜，主要看叶身是否平直。新鲜的芹菜叶是平直的，存放时间较长的芹菜，叶子尖端就会翘起，叶子软，甚至发黄起锈斑。

（5）芹菜梗的长度要适中，以20~30厘米的为宜，梗粗壮者为佳。

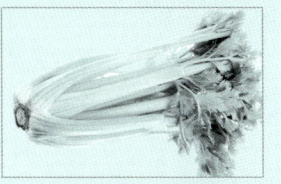

选购芹菜的方法

◆叶色浓绿不宜买
◆叶子稠密不宜买
◆新鲜菜叶较平直

02 根茎类

根茎类蔬菜介于粮食与蔬菜之间，如马铃薯、芋头等，含有较多淀粉，可为身体提供能量。其所含的蛋白质、无机盐和维生素很少，但胡萝卜、红薯却含有丰富的胡萝卜素。

根茎类蔬菜是植物茎的一种变态，呈块状，故名。具有植物茎的主要特征，比如芽、叶痕等。肉质膨大呈不规则的块状，贮藏一定的营养物质借以应对不利之气候条件。块茎是适于贮存养料和越冬的变态茎，顶部肥大，有发达的薄壁组织，贮藏丰富的营养物质。

01. 洋葱有什么食疗作用？

洋葱除不含脂肪外，具备蛋白质、糖、粗纤维及硒、维生素 B_1、维生素 B_2 等多种营养成分。此外，洋葱还含有前列腺素 A 及氨基酸等成分。

据测定，每100克洋葱含钙40毫克、磷50毫克、铁1.8毫克、维生素 C 8毫克，还含有胡萝卜素、维生素 B_1 和烟酸。

其食疗作用有：

（1）洋葱，性温，味辣，具有散寒、健胃、发汗、去痰、杀菌之功效。

（2）由于维生素C和胡萝卜素都是抗氧化剂，因此洋葱对致癌的硝酸盐有抑制法用。

（3）洋葱具有较强的杀菌功能，能帮助防治流行性感冒。

（4）流行病学专家观察到，经常吃葱的人，虽有脂多体胖者，但胆固醇并无过高表现，并且体质强健。

洋葱的食疗作用 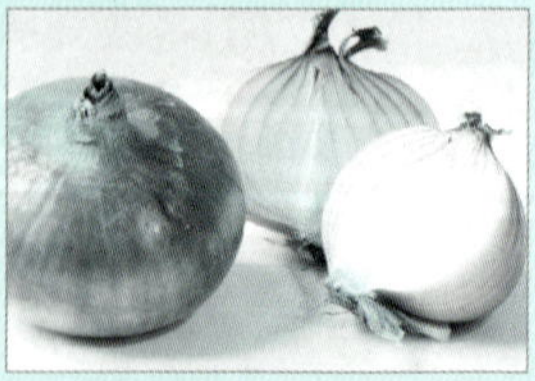
- ◆散寒健胃
- ◆发汗去痰
- ◆杀菌抑癌
- ◆稳定血压
- ◆降胆固醇

02. 红薯有什么食用宜忌？

（1）食用凉的红薯易致胃腹不适。红薯在胃中产生酸，所以胃溃疡及胃酸过多的患者不宜食用。

（2）烂红薯（带有黑斑的红薯）或发芽的红薯可使人中毒，不可食用。

（3）红薯等根茎类蔬菜含有大量淀粉，可以加工成粉条食用，但制作过程中往往会加入明矾。若过多食用会导致铝在体内蓄积，不利于健康。

（4）红薯含有"气化酶"，一次不要吃得过多。食用时可和米面搭配着吃，并配以咸菜或喝点菜汤即可避免烧心、吐酸水、肚胀排气等现象。

（5）红薯不宜与柿子同食。红薯含有丰富的淀粉，淀粉在人体内会转化为果酸。柿子中含有果宁、果胶。果酸与果宁、果胶一起，容易形成胃结石。

（6）红薯宜与肉类、鱼类、种子类或黄绿蔬菜一起食用，是抗癌的营养组合，有利于预防大肠癌。

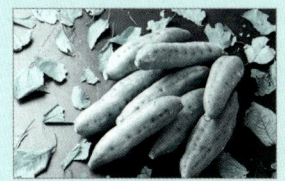

红薯的食用宜忌

◆凉红薯不宜食用
◆胃溃疡及胃酸过多不宜食用
◆带有黑斑或发芽红薯有毒素
◆一次不可吃太多
◆不宜与柿子同食
◆宜与肉类、鱼类、种子类或黄绿蔬同食

03. 百合的营养成分有哪些？

百合别名蒜脑薯，百合其根如大蒜，味如山薯，是著名的保健食品和常用中药。为多年生宿根植物，以肉质鳞片（变态叶）供食用。既是甜美的食品，也是有益的药物。我国普遍栽培的有白花百合（如龙牙百合）、橙黄花百合（如兰州百合）、微黄花百合（如宜兴百合）。

百合作为药用和食用，已经具有非常悠久的历史。我国早在唐朝就开始种植、食用和药用百合了，近些年来逐渐产生了很多百合滋补食品，比如百合炖鸡、百合玫瑰汤、百合酒、百合茶、百合西芹、百合煎饼等。

百合营养丰富，含有蛋白质、糖类、淀粉、维生素、生物碱等多种营养素。

百合营养丰富，含有淀粉、蛋白质、脂肪及钙、磷、铁、镁、锌、硒、维生素 B_1、维生素 B_2、维生素 C、泛酸、胡萝卜素等营养素。还含有一些特殊的营养成分，如秋水仙碱、百合苷 AB 等多种生物碱。

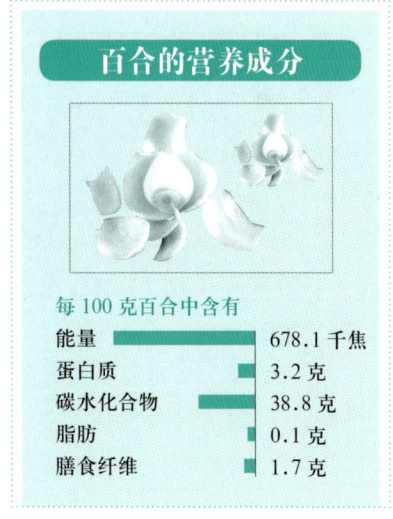

百合的营养成分

每 100 克百合中含有
能量	678.1 千焦
蛋白质	3.2 克
碳水化合物	38.8 克
脂肪	0.1 克
膳食纤维	1.7 克

04. 百合有什么食疗作用？

传统医学认为，百合性平味甘，能补中益气、养阴润肺、止咳平喘、利大小便。

（1）百合高钾低钠，能预防高血压，有保护血管的作用。

（2）百合含果胶甚丰，能降低血浆胆固醇，降低血糖，增进大肠功能，促进排便通畅。

（3）百合含有百合苦和秋水仙胺，能抑制癌细胞繁殖，有防癌抗癌的作用。

（4）百合中矿物质含量丰富，能有效改善贫血和排毒，尤其适宜工作压力大的人群。

（5）百合对面部扁平疣、痤疮、雀斑、皮肤干燥等问题，都有一定疗效。常食可使肌肤润泽、皮肤玉白、减少皱纹、延缓衰老。

（6）新鲜百合根茎含黏液质，具有清热润燥的功效，可治疗肺热或肺燥咳嗽等症。

（7）百合含有秋水碱等多种生物碱，具有缓解化疗放疗反应的功能，适宜于化疗及放射性治疗的病人食用。

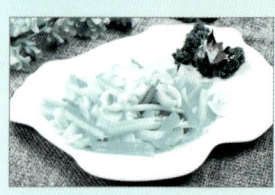

百合的食疗作用

◆润燥清热
◆安神美容
◆强健机体
◆滋补益气

05. 百合有什么食用宜忌？

（1）食疗上建议选择新鲜百合为佳。夏季的鲜百合甘甜脆嫩，熟食可口软嫩，品质最佳。选购时，要挑个大、色白、瓣匀、肉质厚的鲜百合。

（2）食用干百合，以挑选干燥、无杂质、肉质厚、色泽晶莹透明者为佳。

（3）在烹煮百合前需进行泡发、预煮等预加工步骤。烹制过程中不宜加入过多调料，应尽量保持其本身所具鲜味，最好使用橄榄油，并佐以萝卜、百里香、咖喱。

（4）百合一般人皆可食用，体虚者、神经衰弱者、失眠多梦者、更年期妇女等尤其要常食，患有肺结核、肺气肿、肺癌、鼻咽癌等人也要经常食用。

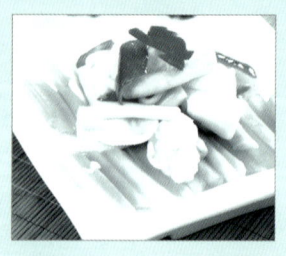

百合的食用宜忌

◆体虚肺弱、神经衰弱、睡眠不宁者宜食
◆适宜更年期女性食用
◆风寒咳嗽者忌食
◆虚寒出血者忌食
◆脾虚便溏者忌食

06. 百合的食疗品有哪些？

百合味香甜口感软糯，其食疗品特别受欢迎，尤其是它美白肌肤的功效，使其食疗品如桂花百合羹、百合绿豆汤、百合粥等备受人们喜爱，其食疗品具体制法如下：

【多味百合蔬菜】

原料：新鲜百合30克，豌豆荚15克，新鲜香菇10克，白木耳10克，青、红椒各1个，盐、淀粉各适量。

制法：(1) 白木耳泡温水至软，洗净除去老蒂，放入滚水汆烫，捞起沥干。

(2) 百合剥片，青、红椒去籽去蒂，洗净切片，豌豆荚洗净，切丝。

(3) 香菇去蒂洗净切丝，放入滚水汆烫，捞起沥干。

(4) 炒锅加入适量油，烧热后放入百合炒至透明，加入香菇、白木耳拌炒，再加盐、豌豆荚、青椒、红椒，翻炒几下，放入水淀粉勾芡，即可盛出食用。

【西芹炒百合】

原料：西芹200克，百合200克，盐、鸡精、胡椒粉、淀粉各适量。

制法：(1) 西芹择洗干净，切段，入沸水中焯熟；百合剥开瓣，除去老百合衣；淀粉与盐、鸡精勾兑成汁。

(2) 将适量的油倒入锅中，烧热，放入焯过的西芹，略微翻炒几下，放入百合。

(3) 待百合炒至边缘变透明，放入盐、鸡精迅速翻炒均匀，淋入芡汁，待收汁后，即可盛出食用。

【百合粥】

原料：鲜百合50克，粳米100克，糖适量。

制法：鲜百合剥好洗净，切碎，与粳米一同入锅，加水适量，大火烧开，转小火炖至粥熟，加糖调味即可。

【蜜饯百合】

原料：干百合300克，蜂蜜500克。

制法：干百合洗净，晾干，放入容器里，加入蜂蜜拌匀，上笼蒸1小时，冷却后，装入瓶内，即可随时取食。

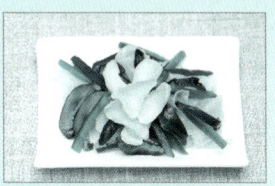

多味百合蔬菜

【功效】具有补肺、润肺的功效

偏方

慢性气管炎

【材料和做法】

干百合100克，蜂蜜150毫升，将干百合洗净，放入碗内加入蜂蜜，蒸1小时后，取出趁热调匀，放冷后装入瓶内，早晚服用，每次服5克

咳嗽

【材料和做法】

鲜百合50克，杏仁12克，大米50克，大米洗净加水煮沸后，加入百合、杏仁一起煮，煮熟后加入冰糖食用

养胃缓痛

【材料和做法】

百合30克，莲子25克，糯米100克，加适量红糖，共煮粥食

07. 马铃薯的营养成分有哪些？

马铃薯又名土豆，被营养学家称为"十全十美"的最佳食物，因为它营养成分齐全，而且易为人体消化吸收，在欧美享有"第二面包"的称号，世界各国对它都有很高的评价，给它不少美好的名字，法国人叫它"地下苹果"，意大利人称之为"地果"，德国人则叫它"地梨"。

马铃薯中含有丰富的蛋白质、维生素C 维生素B_1、胡萝卜素，此外还含有铁、钙、磷、钾等矿物质，以及抗坏血素和粗纤维等成分，热量高但不含脂肪，能满足人体全部营养需要的95%。

每100克马铃薯中，含有1.7克蛋白质、0.3克脂肪、19.6克碳水化合物、粗纤维1.2克、钙47毫克、铁0.5毫克、磷64毫克、钾302毫克、维生素A 5微克、维生素B_1 0.1毫克、维生素B_2 0.03毫克、维生素C 12毫克、胡萝卜素0.01毫克、叶酸21微克、烟酸0.4毫克。

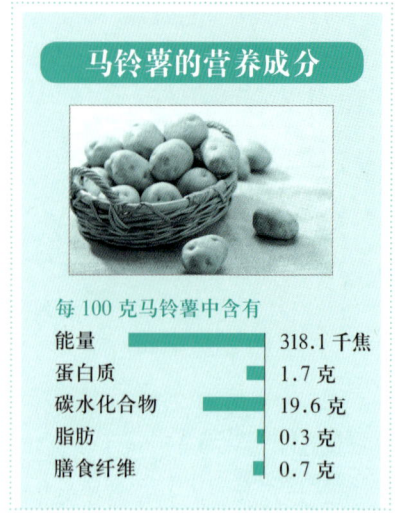

马铃薯的营养成分

每100克马铃薯中含有
能量	318.1千焦
蛋白质	1.7克
碳水化合物	19.6克
脂肪	0.3克
膳食纤维	0.7克

08. 马铃薯有什么食疗作用？

（1）中医认为，马铃薯性平味甘，具有和胃调中、益气健脾、强身益肾、消炎、活血消肿等功效，可辅助治疗消化不良、神疲乏力、慢性胃痛、关节疼痛、皮肤湿疹等症。马铃薯对消化不良的治疗有特效，是胃病和心脏病患者的良药及优质保健食品。

（2）马铃薯是低热能、高蛋白、含有多种维生素和微量元素的食品，马铃薯中的淀粉在体内被缓慢吸收，不会导致血糖过高，可用作糖尿病患者的食疗，是理想的减肥食品。

（3）马铃薯所含的粗纤维，有促进胃肠蠕动和加速胆固醇在肠道内代谢的功效，具有通便和降低胆固醇的作用，可以治疗习惯性便秘和预防胆固醇增高。

（4）科学证明，含钾高的食物可以降低脑卒中的发病率。每100克土豆含钾高达300毫克，专家认为，每周吃5~6个马铃薯可使脑卒中概率下降40%。

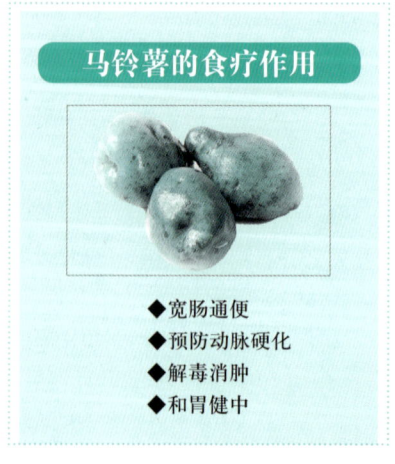

马铃薯的食疗作用

◆ 宽肠通便
◆ 预防动脉硬化
◆ 解毒消肿
◆ 和胃健中

09. 马铃薯的食疗品有哪些？

马铃薯可煮熟直接食用，也可炒食，或与肉炖食。还可以加工成薯条、薯片、粉丝等食品。另外，生马铃薯可用来榨成汁，是极佳的制酸剂，可以治疗消化不良。其食疗品的具体制法如下：

【家常大盘鸡】

原料：鸡1只，土豆2个，盐、葱、姜、料酒、酱油、大料、辣椒各适量。

制法：（1）鸡宰杀干净，除去内脏，其余鸡肉剁成块。土豆去皮切成滚刀状，辣椒切丝。

（2）将适量的油倒入锅中，烧热，下入花椒、辣椒爆香，然后放入鸡块快速翻炒数下，并加入葱、姜，直至鸡肉变色。

（3）放入料酒、酱油、大料、土豆块及少许清水翻炒均匀，盖上锅盖焖，几分钟后再翻炒使之受热均匀，如此反复，直至土豆熟。

【地三鲜】

原料：土豆半个，茄子半个，青椒1个，酱油、白糖、盐、葱、蒜、淀粉各适量。

制法：（1）茄子洗净去皮，土豆洗净去皮，都切成滚刀状。青椒切块。

（2）油锅烧成七分热，放入土豆，炸成金黄色时捞出。

（3）炸茄子，方法同上。至茄子金黄色时加入青椒略焯，然后一起捞出。

（4）将适量的油倒入锅中，烧热，加入葱花、蒜蓉爆香，然后加入高汤、酱油、糖、盐等，最后加入茄子、土豆、青椒略炒，勾芡，大火烧至收汁。

【酸辣土豆丝】

原料：土豆1个，花椒、葱、盐、味精、醋、香油各适量。

制法：（1）将土豆削皮，切细丝，泡在水中洗去淀粉，反复冲洗两次。

（2）炒锅中油烧热，放入葱花煸炒出香味，倒入土豆丝，加盐、醋和少许水翻炒至熟，加味精，再淋上香油即可装盘。

马铃薯的食疗品

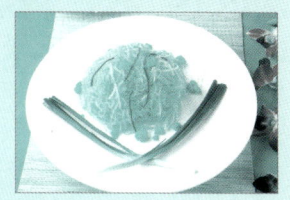

炝拌土豆丝

【材料】土豆2个，青椒、红椒各1个，盐、糖、大料、醋、味精、蒜末各适量

【做法】（1）将土豆洗净切丝，过冷水；青椒、红椒洗净切丝。（2）将红椒、青椒、土豆先后在沸水中焯熟，捞出冲凉，控干水分。（3）炒锅上火，放油烧热，放入大料爆出香味，淋在土豆丝上。（4）加适量盐、味精、糖、醋，搅拌均匀，撒上蒜末即可

偏方

烫伤

生土豆，切小薄片，贴在烫伤处，可止痛消肿

膝关节痛

用生土豆和生姜捣烂后敷在红肿的关节处

便秘

把土豆削皮，切成小块，用榨汁机榨成土豆汁，再放入锅内用小火煮，等到土豆汁变黏稠时，加入适量蜂蜜，搅拌均匀。每日早晨空腹喝2勺，然后喝一杯温开水

10. 马铃薯有什么食用宜忌？

（1）如果想从马铃薯中摄取到更多的钾，而又不想摄取过多的热量，可将其制成浓汤并过滤，只喝汤汁。

（2）患有心脏病的人，宜多吃烤马铃薯片；高血压患者，宜服用马铃薯花茶，可降低血压。

（3）马铃薯皮最好不要食用，因为上面可能喷洒了农药，所以，在食用前先削皮或煮好后去皮只吃马铃薯肉。

（4）人们经常把切好的马铃薯片、马铃薯丝放入水中，去掉过多的淀粉以便烹调。但注意不要泡得太久而致使营养流失。

（5）发芽的、变绿的马铃薯扔掉，千万不可食用。这两种马铃薯在皮层和芽眼附近会形成有毒物质龙葵碱，这种有毒物质即使煮熟后也不会破坏。吃了以后就会中毒，甚至危及生命。

（6）消化不良及肠胃功能不佳者，不宜多食马铃薯。

马铃薯的食用宜忌

◆适宜营养不良、胃溃疡及十二指肠溃疡患者
◆适宜癌症、高血压、动脉硬化、习惯性便秘患者
◆已经长芽的马铃薯禁止食用
◆消化不良者不宜多食

11. 莴笋有什么食疗作用？

莴笋别名莴苣，其茎基肥大，肉质能食，形如笋，故称为莴笋，是一种营养食品，又是一种医疗价值高的药品。

莴笋的祖先是地中海沿岸的野生莴苣。野莴苣后经长期的风土演化和人工选择，苦味淡化，在欧洲形成叶用莴苣——生菜，在中国形成茎用莴苣——莴笋。

莴笋中无机盐、维生素含量较丰富，尤其是含有较多的烟酸。莴笋中还含有一定量的微量元素锌、铁，钾离子也含量丰富，是钠盐含量的27倍，有利于调节体内盐的平衡。

莴笋有增进食欲、刺激消化液分泌、促进胃肠蠕动等功能。对于高血压、心脏病等患者，具有促进利尿、降低血压、预防心律紊乱的作用。

莴笋中所含的丰富的烟酸是胰岛素的激活剂，糖尿病人经常吃些莴笋，可改善糖的代谢功能。莴笋中的铁元素很容易被人体吸收，经常食用新鲜莴笋，可以防治缺铁性贫血。

莴笋的食疗作用

◆增进食欲
◆益气养胃
◆利尿
◆降低血压
◆预防心律紊乱

12. 莴笋的食疗品有哪些？

莴笋可凉拌生食，也可炒食、烧汤，还可腌制、干制，是我国城乡居民的家常蔬菜之一。其食疗品的具体制法如：

【凉拌莴笋】

原料：莴笋500克，盐、鸡精、香油、白醋、蒜各适量。

制法：(1)莴笋除去老叶、外皮，切丝装盘。

(2)蒜捣碎成泥，倒入小碗中，加入各种调料拌匀，淋在莴笋上即可。

【肉片炒莴笋】

原料：莴笋300克，肥瘦肉各100克，盐、鸡精、淀粉、料酒、姜、蒜、酱油、香油各适量。

制法：(1)莴笋削皮，切片；肉切片，用盐、鸡精、淀粉等腌渍半小时。

(2)将适量的油倒入锅中，用小火放入肥肉炼油。

(3)待肥肉炒至半透明后，改大火，加入姜末、蒜末爆香，然后放入瘦肉至变色后，加入莴笋翻炒，同时放盐、酱油等翻炒均匀。

(4)将出锅时放入鸡精，淋上香油，翻炒均匀即可。

【蘑菇炒莴笋】

原料：莴笋300克，蘑菇200克，盐、香油、料酒、葱、姜各适量。

制法：(1)蘑菇撕片，莴笋削皮切片，分别入沸水中焯一下。

(2)将适量的油倒入锅中，烧热，下葱花、姜末爆香，先后加入莴笋、蘑菇翻炒，同时加入料酒、盐、酱油，将出锅时放入鸡精翻炒均匀，淋上香油即成。

【三丝枸杞汤】

原料：白萝卜半根，莴笋半根，海带、枸杞各适量，盐、味精、淀粉、香油各适量。

制法：(1)白萝卜、莴笋切丝；海带入水泡发，切丝。

(2)将海带、莴笋、萝卜丝、枸杞和适量的水倒入锅中，煮至沸腾。

(3)淀粉加水勾芡，淋入锅中，再次煮沸，放盐、味精、香油搅拌均匀即成。

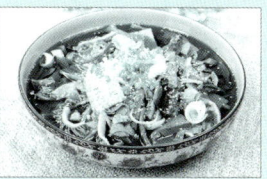

毛血旺

【材料】鸭血500克，鳝鱼片、猪肉、火腿、百叶、莴笋头、黄豆芽各150克，鲜黄花、水发木耳、金针菇、豆皮、大葱、各50克，辣椒、麻椒等各适量

【做法】(1)将鸭血切成条，焯水；火腿、猪肉、百叶切片；莴笋头切条；黄花、木耳、金针菇泡发。

(2)火锅底料用水化开，下入精盐、味精，放入备好的材料和大葱等蔬菜共煮；等黄豆芽断生后起锅转入盆内。(3)炒锅置旺火上，油烧至六成热，放入辣椒炸呈棕红色，下花椒、麻椒等炸香，淋在盆内即可

13. 芋头的食疗品有哪些？

芋头可素可荤，红烧、清炖均佳。它既可作为主食蒸熟蘸糖食用，又可用来制作菜肴、点心。其食疗品的具体制法有：

【太极芋泥】

原料：芋头 500 克，黑芝麻 50 克，黄瓜、胡萝卜各少许，白糖适量。

制法：（1）芋头煮熟，去皮，加入适量白糖拌匀，压成泥。

（2）锅中加少许水烧开，放入芋头泥熬成翻糊，将浓汁放入圆形的模具中（或小圆盘中）压实，放入冰箱中冷冻 1 小时。

（3）黄瓜、胡萝卜洗净切小条，摆在盘子四周；黑芝麻炒熟。

（4）将芋泥倒扣在盘中间，黑芝麻按太极图样撒上即成。

【剁椒蒸芋头】

原料：芋头若干，青、红椒各半个，剁椒、盐、鸡粉、香油、香菜等各适量。

制法：（1）芋头洗净，放入沸水中焖煮半个小时，捞出，去皮并切块。

（2）辣椒去籽去蒂切块，与芋头块一起放在盘中，加香油、鸡粉、盐、剁椒，搅拌均匀后放在蒸笼里蒸 30 分钟，淋入香油，撒上香菜即可。

【芋头扣肉】

原料：五花肉 500 克，芋头 400 克，榨菜、盐、鸡精、花香粉、糖、尖椒、料酒、香菜、香油各适量。

制法：（1）香菜洗净切碎，尖椒去籽去蒂并切丝，芋头去皮切片。

（2）五花肉煮至烂透，捞出撒上白糖，然后肉皮朝下入油锅煎至金红色，捞出控油切片。

（3）芋头入油锅中煎炸至金黄色，捞出。

（4）榨菜切末，与盐、鸡精、花香粉、糖、料酒拌成料汁。

（5）碗底抹上猪油，按照一片五花肉一片芋头的顺序摆放整齐，洒上料汁，放在蒸笼里蒸至肉烂。出锅后倒扣在盘中，撒上香菜末、青椒丝，淋上香油即可。

芋头的食疗品

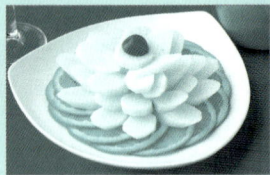

香橙芋头片

【材料】芋头 2 个，橙子 2 个，圣女果 1 个，白糖适量

【做法】（1）橙子、芋头均切片；圣女果切半；将芋头投入锅中，焯熟后捞出过凉，沥水待用。

（2）将橙片、芋头、圣女果摆入盘中，撒上白糖，即可上桌

偏方

大便干燥

大米 50 克，芋头 250 克，盐适量。将芋头去皮切块与大米加水煮粥，加油、盐调服食用

补虚养颜

芋头 100 克，白米 50 克，红糖适量。将芋头洗净去皮，切成小块，与米同煮做粥，煮熟后将芋头块捣成泥状，加糖做早餐食用

14. 荸荠有什么食疗作用？

荸荠别名马蹄、地栗、地梨等，原产于我国南部和印度。我国栽培历史悠久，分布广泛，长江以南诸省均有栽培，属多年生浅水性草本植物。荸荠味甜多汁、清脆可口、营养丰富，有"地下雪梨"和"江南人参"的美称。

荸荠含有大量的蛋白质、钙、磷、铁、锌、抗坏血酸和烟酸等。

传统医学认为，荸荠性寒味甘，能清热生津、开胃消食、润燥化痰、清音明目、利尿通便。针对近年来动物性食物比重不断升高，酸性和内热体质的人日益增多，适当吃些荸荠等寒性碱性食物，是有百利而无一害的。

荸荠含有的一种植物杀菌素——荸荠英，可以抗癌，并可清热凉肝。

荸荠含有丰富的磷，在根茎类蔬菜中其含量为第一。磷具有促进人体生长发育和维持生理功能的作用。

食用荸荠既能清热生津，又可以补充营养，发烧的病人可以多吃，但脾胃虚寒者少吃。

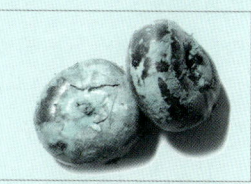

荸荠的食疗作用
- 促进生长发育
- 整肠通便
- 消热解毒
- 抗菌防癌

15. 荸荠有什么选购方法和食用宜忌？

荸荠在我国已有两千多年的栽培历史，而且很早就开始食用。因其味甜多汁、清脆可口，自古便有"地下雪梨"之称，我国北方更是美誉其为"江南人参"。荸荠别名马蹄、地栗、地梨等，原产于我国南部和印度，属多年生浅水性草本植物。

怎样才能买到甜脆的荸荠？办法并不复杂。荸荠的盛产季节在冬春两季。选购时，应选择个体大，外皮呈深紫色，而且芽粗短的。荸荠有两个类型，主要区别在于脐洼（荸荠的着生处）的深浅。一种是浅洼形，脐平、顶芽尖、淀粉含量高、肉质粗，适用于加工淀粉。一种是深洼形，脐凹、顶芽钝、淀粉含量少、水分多、渣少、肉质甜嫩，适于炒食、制罐头。

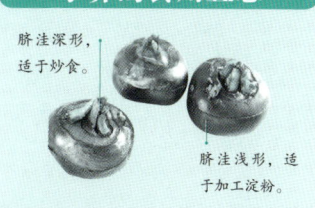

荸荠的食用宜忌

脐洼深形，适于炒食。
脐洼浅形，适于加工淀粉。

- 适宜儿童和发热病人食用
- 咽喉干痛、咳嗽多痰者宜食
- 消化不良、大小便不利及癌症患者可多食
- 小儿消化力弱者忌食
- 脾胃虚寒的人忌食

16. 荸荠的食疗品有哪些？

荸荠可生吃，也可熟食。生吃，醇甘清香，胜似秋梨；熟食，则可以烹调成多种美味佳肴。生食要洗净去皮，以免感染姜片虫。其食疗品制法多种多样，如：

【海带荸荠汤】

原料：荸荠6个，海带适量，小米小半碗，盐、味精各适量。

制法：（1）荸荠去皮切成片，海带入水泡发，切丝。

（2）将小米和水倒入锅中，煮至沸腾。

（3）将海带和荸荠倒入锅中煮至小米烂熟，放盐、味精搅拌均匀即成。

【猪肉卷】

原料：千张皮3张，猪肉300克，荸荠8个，香菜、葱、姜粉、盐、高汤、料酒、酱油、味精、五香粉、香油各适量。

制法：（1）香菜切段，千张皮切成巴掌大的块，猪肉剁成肉馅，荸荠去皮剁碎，葱切碎。

（2）将猪肉馅、荸荠、葱放入碗中，放调味料搅拌均匀。

（3）将制好的馅料包入千张皮中裹紧，用棉线缠一下，放入碗中，再淋上适量的高汤，蒙上保鲜纸，留小孔。放进微波炉高火加热3分钟，翻面，蒙上保鲜纸，再高火加热2分钟。

（4）将菜取出，撒上香菜段和香油，搅拌均匀即可。

【滑炒鸡丁】

原料：鸡肉500克，荸荠100克，鸡蛋1个，盐、葱、姜、蒜、料酒、淀粉、食用油各适量。

制法：（1）鸡肉切成2厘米左右的方丁，用盐、料酒、鸡蛋清、淀粉搅匀，腌渍20分钟。

（2）葱、姜、蒜均切片，荸荠去皮切丁；将葱、蒜放入另一碗中，加料酒、盐、少量水和淀粉，调成料汁。

（3）开火，在锅中倒油，烧至六成热，入鸡丁煸炒，炒至八成熟加荸荠同炒，并将料汁迅速倒入锅中翻炒，使汁均匀挂在原料上即成。

荸荠的食疗品

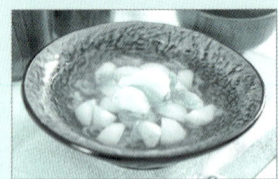

荸荠海蜇汤

【材料】荸荠30克、海蜇丝50克

【做法】（1）将荸荠洗净，去皮，切块；海蜇丝洗净。（2）将荸荠、海蜇丝一同放入砂锅中，加适量水，煎汤即可饮用

偏方

大便下血

荸荠60克，捣烂绞取汁液，加入米酒1杯煎热，空腹饮用

咳嗽痰多

鲜荸荠120克，鲜萝卜250克，捣烂，绞取汁液，加入麦门冬15克，煎汤服用

咽喉肿痛

荸荠绞汁冷服，每次125毫升

17. 莲藕的营养成分有哪些？

莲藕又叫藕、莲根、藕瓜、玉节，是莲的地下茎，形状肥大有节，内有管状小孔。新挖的莲藕，洗净淤泥，露出洁白的本质，一片片切开，断片上七孔或九孔，玲珑剔透。藕的营养价值和药用价值都非常高，且口感甜脆入口爽滑，是一种不可多得的瘦身蔬菜。

按其产品器官和用途的不同，可将莲藕划分为藕莲、子莲和花莲三个类型。藕莲以肥大根状茎供食，结子少，常作蔬菜食用；子莲以采收莲子供食用，根状茎瘦小；花莲则以花供观赏用。

莲藕的维生素C含量丰富（每100克中含40～50毫克），还有多酚类化合物、过氧化物酶，能把人体内的"垃圾"打扫得一干二净。莲藕中含有比较丰富的优质蛋白质（约2%），其氨基酸构成与人体需要接近，生物学价值高。

此外，莲藕还富含膳食纤维（2%左右）。钙、磷含量也较丰（钙为89毫克、磷285毫克）。

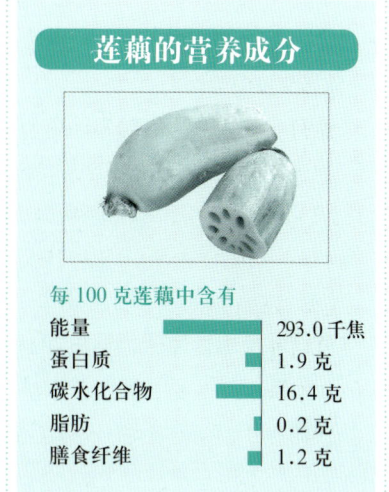

莲藕的营养成分

每100克莲藕中含有
- 能量　　　　293.0千焦
- 蛋白质　　　1.9克
- 碳水化合物　16.4克
- 脂肪　　　　0.2克
- 膳食纤维　　1.2克

18. 莲藕有什么食疗作用？

我国和印度是莲藕的故乡。我国有3000多年莲藕栽培历史，用莲藕作食疗也很久了。南朝梁人弘景的《名医别录》认为生藕性寒，能生津凉血；熟藕性温，能补脾益血。

（1）清热凉血：莲藕生食性寒，有清热凉血的作用，中医认为其止血而不留瘀，是热病血症的食疗佳品，可用来治疗热性病症，适用于热病口渴、衄血、咯血等症。

（2）止血散瘀：藕含有大量的单宁酸，有收缩血管的作用，可用来止血。若鼻出血，将鲜藕汁直接饮用可止血。

（3）益血生肌：中医称其"主补中养神，益气力"。久病、贫血的患者可多食藕制品。

（4）通便止泻：将鲜藕捣汁用开水冲服，能防治急性肠胃炎。

（5）清除血液垃圾：鲜藕中含有多酚类化合物、过氧化物酶，能把人体内的"垃圾"打扫得一干二净。

莲藕的食疗作用

- ◆强健黏膜
- ◆预防贫血
- ◆改善肠胃
- ◆止血

19. 莲藕的食疗品有哪些？

"九孔碧藕秋日鲜，生熟咸甜总相宜。"关于藕的食法，应是炒、烹、炸、拌样样齐全，酸甜苦辣咸俱有。此外，藕还可制成藕汁，做清凉消暑的饮料。其家庭制法如下：

【莲藕粥】

原料：藕250克，粳米100克，白糖适量。

制法：(1)将藕刮洗干净，切成薄片。

(2)粳米淘洗干净，与藕片一同入锅，加适量水，大火烧开，转小火炖成粥，加白糖调味即可。

食疗作用：此粥甜烂，具有清热凉血的功效，可治疗牙龈出血、鼻子出血，对小儿脾虚久泄、便中带血起辅助治疗作用。

【藕米糕】

原料：藕粉、糯米粉、白糖等适量。

制法：(1)将三种原料放入盆内，拌匀，加水适量，揉成面团，压平。

(2)将面块上笼蒸30分钟至熟，取出切成小块即食，或者食用时用油略煎。

食疗作用：本品具有健脾养胃、止泻、止虚汗的作用，脾胃虚寒、食欲不佳、腹胀腹泻者多食用此糕可恢复健康。

【桂花糖藕】

原料：藕两节，糯米、冰糖、糖桂花、水、淀粉各适量。

制法：(1)糯米淘洗干净，用清水浸泡几个小时。

(2)藕洗净，刮皮，从顶部切上一小段，小段留作帽。

(3)将糯米用筷子帮助捅进藕的孔洞里，再将顶部的帽盖住，并用牙签戳牢。

(4)把藕放进锅里，加水漫过藕，大火烧开后，加冰糖转小火煮约一个半小时关火。

(5)将少量煮藕的原汁勾薄芡。

(6)将藕切成稍厚的片装盘，浇上煮藕的芡汁，再撒上糖桂花即可。

食疗作用：桂花糖藕香糯可口，有益气补血、健脾止泻的功效，适合高热病人、吐血者、高血压、肝病、食欲不振、缺铁性贫血、营养不良者食用。

梨子鲜藕香瓜汁

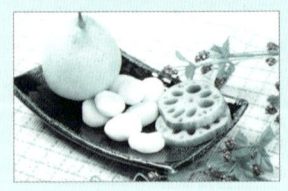

【材料】梨子100克，香瓜200克，柠檬300克，冰块适量

【做法】梨子洗净，去皮、核，切块；香瓜洗净，去皮、瓤，切块；柠檬切片。将梨子、香瓜、柠檬放入榨汁机内榨汁，再在果汁中加冰块即可

【功效】润肺通便，利尿祛暑

20. 姜的营养成分有哪些？

姜，又叫"生姜"，原产于我国，多年生草本植物，可一种二收，早秋收嫩姜，深秋收老姜。在人们的生活中，姜是不可缺少的调味蔬菜，它与大众生活密切相关。姜可用来食用的部分是肉质根茎，嫩姜腌制酱菜，老姜用作调料。老姜品质好，姜辣素含量高，故有"姜是老的辣"的谚语。

常言道："冬吃萝卜夏吃姜，不劳医生开药方。"也许有人会问，冬天吃萝卜可保暖防寒，温中健胃，而炎炎夏日为何还要吃辛辣的生姜呢？其实，生姜在夏日食用有多种药用效果。

姜含有蛋白质、脂肪、碳水化合物、多种维生素和胡萝卜素等营养物质；含有姜醇、姜油萜、姜烯、枸橼醛、水芹烯、柠檬醛、芳香油等油性的挥发物，还有姜辣素、姜油酚、树脂、淀粉、纤维素及少量的钙、铁、磷等矿物质。

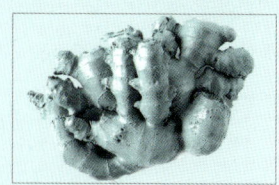

姜的营养成分

◆蛋白质、脂肪、碳水化合物
◆维生素、胡萝卜素
◆钙、铁、磷等矿物质

21. 姜有什么食疗作用？

（1）传统医学认为，姜性温、味辣，能增强血液循环，有刺激胃液分泌、兴奋肠管、促进消化、健胃增进食欲的作用。在炎热时节，姜有排汗降温、提神的作用，可缓解疲劳、乏力、厌食、失眠、腹胀、腹痛等症状。中暑昏厥不省人事时，用一杯姜汁灌下，能使病人很快醒过来。

（2）淋雨受寒后用红糖姜汤热服，祛寒发汗，预防感冒，至今仍是民间常用的验方。

（3）生姜还有杀灭口腔致病菌和肠道致病菌的作用，用生姜水含漱治疗口臭和牙周炎，疗效显著。用干姜泡茶，能防治食物污染引起的急性肠胃炎。

（4）姜汁可用于缓解妊娠期恶心、呕吐、胃不适等反应，既安全又有效。此外，姜还有助于预防晕船和晕车。

（5）姜还具有抗氧化作用，可用于对抗衰老和防治癌症，还可用来消除"老年斑"。

姜的食疗作用

◆兴奋肠管
◆增进食欲
◆提神醒脑
◆祛寒发汗

22. 姜的食疗品有哪些？

老姜的吃法很多，如喝姜汤、吃姜粥、煮菜热油时放点姜丝、炖肉煎鱼加姜片、制水饺馅时加点碎姜等。鲜嫩的姜芽可用于腌、泡、酱等制法方法。

【丁香姜糖】

原料：姜100克，丁香粉12克，赤砂糖500克。

制法：(1)生姜洗净，剁碎成姜末。

(2)赤砂糖放入铝锅中，加少许水，以小火煎熬至完全融化，较浓稠时，加入姜末和丁香粉，搅拌均匀，煎熬至用铲挑起成丝状而不粘手时，停火。

(3)将糖倒在表面涂过食用油的大搪瓷盘中，压扁切成小块即可。

食疗作用：本品具有温中散寒的作用，治疗反胃、呕吐、消化不良、小儿呃逆等。

【红糖姜汤】

原料：红糖20克，生姜4片，葱白3段。

制法：砂锅内加入生姜、葱白和水煮沸后，放红糖略煮即成。

食疗作用：此汤要趁热喝下，可祛风寒、止呕吐，用于治疗风寒感冒。

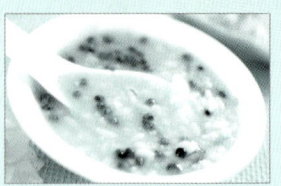

生姜花椒粥

【材料】粳米100克，花椒10克，生姜2片，盐适量

【做法】(1)将粳米洗净，加水800毫升，烧开。(2)将花椒和姜片一起放入，慢火煮成粥，下精盐调味即可

注：分2次服用

23. 姜有什么食用宜忌？

(1)从治病的角度看，生姜红糖水只适用于风寒感冒或淋雨后有胃寒、发热的患者，不能用于暑热感冒或风热感冒患者，也不能用于治疗中暑。服用鲜姜汁可治疗因受寒引起的呕吐，对其他类型的呕吐则不宜使用。

(2)不要吃烂生姜。腐烂的生姜会产生一种毒性很强的物质，它可使肝细胞变性、坏死，从而诱发肝癌、食道癌等。

(3)吃生姜并非多多益善。夏季天气炎热，人们容易口干、烦渴、咽痛、汗多，生姜性辛温，属热性食物，根据"热者寒之"原则，生姜在夏季不宜多吃。

(4)羊肉配生姜：羊肉补阳生暖，生姜驱寒保暖，相互搭配，暖上加暖，同时还可驱外邪，并可治寒腹痛。

姜的食用宜忌

◆生姜红糖水不能用于治疗中暑、感冒
◆鲜姜汁只可治疗因受寒引起的呕吐
◆烂生姜禁止食用
◆夏季不宜多吃
◆吃姜不宜去皮

24. 蒜的营养成分有哪些？

蒜别名大蒜、葫蒜，原产于中亚，相传是汉代张骞出使西域时带回国的。因其出于胡人居住地，故有"胡蒜"之称，传入我国后各地均有栽培。

大蒜生吃香辣可口，开胃提神，是人们常用的调味品之一，与洋葱、生姜、辣椒共称"四辣"。

大蒜中含蛋白质、脂肪、糖类、B族维生素、维生素C等营养成分，还含有硫、硒等有机化合物（大蒜素）以及多种活性酶。此外，大蒜中钙、磷、铁等元素的含量也很丰富，并且含钾高含钠低。

大蒜还含有独特的成分——蒜氨酸，此物质在进食后会转化为大蒜素。

每100克大蒜中，含有7克蛋白质、0.1克脂肪、22.1克碳水化合物、0.19毫克维生素 B_1、0.07毫克维生素 B_2、10毫克维生素C、4毫克钙、138毫克磷、1毫克铁、530毫克钾、21毫克镁、92微克叶酸、0.55毫克烟酸、0.7毫克泛酸。

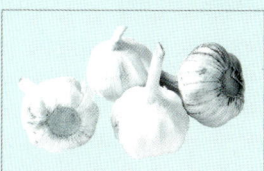

蒜的营养成分

◆蛋白质、脂肪
◆糖类
◆B族维生素、维生素C等
◆硫、硒、活性酶
◆钙、磷、铁

25. 蒜有什么食疗作用？

早在5000年前的古埃及，大蒜就被认为具有强身健体的作用而拿来食用。大蒜之所以具有很高的药用价值，主要是因为它含有大量的蒜素。

（1）大蒜精油植物杀菌素具有很强的杀菌功效，可以治疗急慢性胃肠道炎症及溃疡性疾病、呼吸道感染性疾病、结核性疾病、真菌（霉菌）感染性疾病，等等，并可提高机体免疫力，改善病人体质，增强机体抗病能力。

（2）大蒜还广泛应用于调节血脂、降血压、抗肿瘤、治疗脑出血等疾病，可以说是家居、出差、旅游必备的良药。

（3）长吃大蒜能平衡、稀释血液。抽烟喝酒的人血液黏稠，应常吃大蒜。

（4）大蒜外用，可促进皮肤血液循环，去除老化角质，软化皮肤并增强其弹性，同时，还具有防晒、防止黑色素沉积的作用，因而也可用来美容。

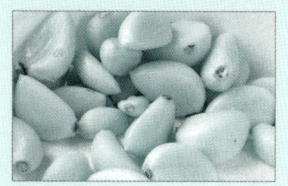

蒜的食疗作用

◆杀菌
◆调节血脂
◆降血压、抗肿瘤、治疗脑出血等
◆平衡、稀释血液
◆外用美容

26. 蒜的食疗品有哪些？

大蒜在烹调中主要用于调味，在食疗中，大多还是做为调味品拌入凉菜中，如：

【蒜泥白肉片】

原料：猪腿肉 500 克，蒜泥 30 克，酱油 20 克，白糖 3 克，味精 2 克，红辣油 10 克。

制法：(1) 将猪肉刮洗干净，放入大汤锅内，用小火煮至七八成熟捞出。

(2) 猪肉自然冷却后，切成 4 厘米×7 厘米的薄片装盘。

(3) 用酱油浇沸，加糖、味精、红辣油调成汁，待汁冷却后，加入蒜泥，盛碟内供蘸食用。

【蒜香粉皮】

原料：粉皮 300 克，青、红椒各半个，蒜、盐、鸡精、香油、酱油各适量。

制法：(1) 粉皮放温水中泡发，再放热水中焯熟，立刻捞出过凉水，捞出控干。

(2) 青、红椒去籽去蒂并洗净切丁。蒜洗净捣碎成泥，蒜泥、辣椒丁放入少许盐开水拌匀。

(3) 粉皮放入小盆中，加入盐、鸡精、香油、酱油拌匀，放入蒜汁即可。

> **蒜肚汤**
>
> 【材料】猪肚 1000 克，大蒜、生姜、盐各适量
>
> 【做法】(1) 将猪肚洗净，去脂膜，切块。(2) 将大蒜、生姜、盐、猪肚放入锅内，加水煮 2 小时，至大蒜被煮烂、猪肚熟即可
>
> 【功效】健脾止泻

27. 蒜有什么食用宜忌？

(1) 大蒜应该生食，熟食会破坏营养价值。

(2) 大蒜宜与洋葱、花生、猪肉同食，与洋葱同食有很好的抗癌作用，与花生同食可增强维生素 B_1 的作用，与猪肉同食可促进各种营养素的吸收。

(3) 心脏病、高血压、糖尿病、头痛、咳嗽、牙疼、胃溃疡及慢性胃炎患者不宜多食大蒜，过量食用会使病情加重。

(4) 大蒜有较强的刺激性和腐蚀性，不宜空腹食用。大蒜的强烈刺激性还会导致患有胃炎及胃溃疡的人腹痛。

(5) 皮肤过敏者不宜食大蒜。

蒜的食用宜忌

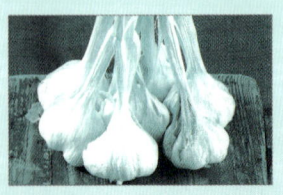

◆宜生食
◆宜与洋葱、花生、猪肉同食
◆心脑血管疾病、肠胃功能不好者不宜多食
◆不宜空腹食用
◆患眼疾的人少吃

03 瓜菜类

这类蔬菜的营养价值相对来说较低，由于大部分在夏秋季节上市，在绿叶菜较少的季节，成为人体获得无机盐与维生素的重要来源。

瓜果类蔬菜含维生素C较多，且钾盐含量高，钠盐含量较低，高血压、肾脏病、浮肿病等患者食之，可达到消肿而不伤正气的作用。它所含的丙醇二酸，能有效地抑制糖类转化为脂肪，加之瓜果类蔬菜本身不含脂肪，能量不高，对于防止人体发胖具有重要意义，还可以有助于体形健美。

01. 葫芦有什么食疗作用？

（1）传统医学认为，菜用葫芦瓜味甘，性平、微寒，能利尿通淋，除烦润肺，清热解毒，有清废排毒功能。

（2）葫芦中含有丰富的胡萝卜素，可阻止人体致癌物质的合成，以达到防癌抗癌的功效。

（3）葫芦中的蛋白质及多种微量元素，可增强人体的免疫力。葫芦中还有丰富的维生素C，能促进抗体的合成，以提高机体的抗病毒能力。

（4）葫芦的蔓、须、叶、花、子、壳均可入药。据古代医书记载，葫芦花味甘，性平，无毒，可做解毒之药，对各种瘘疮尤为有效。蔓、须药性与花相同，可治麻疹。葫芦瓤及子，味苦，性寒，有毒，可治牙病，牙龈或肿或露，牙齿松动，还可治面目、四肢肿，小便不通，鼻塞，及一切痈疽恶疮。葫芦壳味甘，性平，无毒，用于消热解毒，润肺利便。

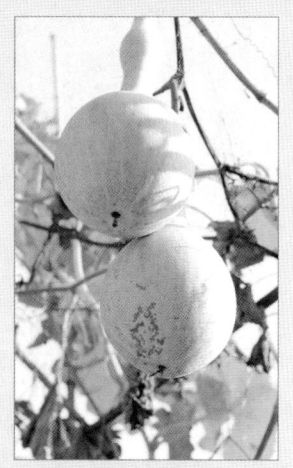

葫芦的食疗作用

◆清热利水，止渴解毒
◆可用于黄疸腹水，肾炎，心脏病，水肿及慢性肝病腹水及晚期血吸虫病腹水的辅助治疗

02. 南瓜有什么食疗作用？

南瓜含有较丰富的维生素A、B族维生素、维生素C。南瓜中维生素A的含量几乎为瓜菜之首。

南瓜还含有丰富的矿物质，以及人体必需的8种氨基酸和儿童必需的组氨酸、可溶性纤维、叶黄素和磷、钾、钙、镁、锌、硅等微量元素。

南瓜的食疗作用：

（1）南瓜可以调整糖代谢、增强机体免疫力，还能防止血管动脉硬化，具有防癌功效。

（2）南瓜中含有的果胶有很好的吸附性，能黏结和消除体内细菌毒素和其他有害物质。南瓜所含成分还能促进胆汁分泌，加快胃肠蠕动，帮助食物消化。

（3）南瓜可以保护胃肠道黏膜不受粗糙食物刺激，促进溃疡面愈合。

（4）常吃南瓜，可使肌肤丰美，尤其对女性有美容作用。

（5）南瓜中还含有一种叫作"钴"的成分，食用后有补血作用。

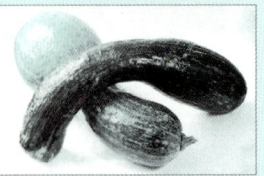

南瓜的食疗作用

◆补中益气、解毒杀虫、降糖止渴
◆主治癌症、动脉硬化、高血压、健胃、感冒、冰冷症

03. 南瓜有什么食用宜忌？

（1）煮南瓜不能太软也不能太硬，否则南瓜的味道会大打折扣。最好的办法是用大锅煮。只需将南瓜切成小块，然后在锅中加入能没过南瓜的水就可以了。

如果用微波炉煮，一定要将南瓜块并列摆在里面，再在上面加两大匙水，并且盖上保鲜膜，加热6分钟，然后取出。

（2）南瓜要妥善保存，且存放时间不宜过长，否则瓜瓤就会通过进行无氧酵解产生酒精，食后易引起中毒。

（3）吃南瓜前一定要仔细检查，如果发现表皮有溃烂之处，或者切开后散发出酒精味等，都要弃之不食。

（4）肥胖、糖尿病患者及老年人尤其要常食。但因其性温、胃热炽盛、湿淋气滞者要少吃。另外，患有脚气或黄疸病者需忌食南瓜。

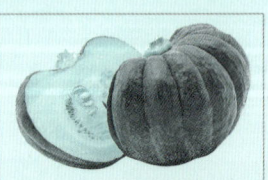

南瓜小知识

李时珍说：南瓜三月下种，适宜种在肥沃的沙地。四月生苗，藤蔓很繁茂，一根蔓可长到十余丈长，节节有根，着地即扎根生长。南瓜茎中间是空的，叶子像蜀葵但大小如荷叶。八九月时开黄色花，像西瓜花。结的瓜很圆，大如西瓜，皮上有棱像甜瓜。霜后将其收于暖处，可贮存到来年春天。南瓜子像冬瓜子，南瓜肉厚色黄，不能生吃，只有去皮瓤后煮来食用，味如山药。南瓜与猪肉煮食更好，也可蜜煎食用

04. 南瓜的食疗品有哪些？

南瓜是糖尿病患者最有利的食品之一，可与多种原料为伍，制成美味的食疗品。炒食多用嫩南瓜，煮粥多用老南瓜，其食疗品如：

【南瓜肉汤】

原料：南瓜300克，瘦肉100克，盐少许，鸡精、葱、姜各适量。

制法：(1)南瓜去皮去瓤洗净切厚块，瘦肉切丝，葱切碎，姜切丝。

(2)炖锅置上，放入鸡汤烧开，加入瘦肉、南瓜、葱、姜大火烧开，转小火煮熟，加盐、鸡精调味即可。

【南瓜豆皮卷】

原料：南瓜300克，豆腐皮适量，红辣椒1个，盐少许，鸡精、胡椒粉、淀粉、香油各适量。

制法：(1)红辣椒去籽去蒂切丁。

(2)南瓜去皮去瓤切块，入蒸笼中蒸熟，取出碾成泥，加盐、鸡精、香油、辣椒丁及少许淀粉拌成糊状。

(3)豆腐皮平摊，将南瓜糊放在上面，豆腐皮卷起成桶状，两端用淀粉糊密封。

(4)将适量的油倒入锅中，烧热，放入豆腐卷煎炸至金黄色，捞出切块即可。

【腊肉蒸南瓜】

原料：南瓜300克，腊肉100克，葱、姜适量。

制法：(1)南瓜去皮，用小刀挖小口，掏出瓜瓤洗净。

(2)葱、姜洗净切丝；腊肉放清水中浸泡半小时除去咸味，捞出切丁。

(3)将腊肉丁和葱姜丝充分调匀，放入南瓜腹中。

(4)将南瓜放入蒸笼中蒸煮，直接取出食用即可。

【南瓜豆腐粥】

原料：南瓜300克，豆腐200克，盐少许，姜、葱、酱油、香油各适量。

制法：(1)南瓜去皮去瓤洗净切块，放入蒸笼中蒸熟，取出碾泥。

(2)葱切碎，姜切丝，豆腐切块。

(3)先将豆腐放入盘中，撒上蒸熟的南瓜泥，再放上葱花、姜丝，均匀地撒上盐，淋上酱油、香油，放入冰箱中冷藏几分钟，食用时搅拌均匀即可。

银耳拌南瓜

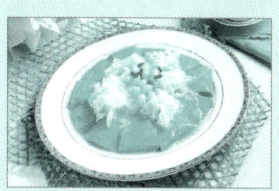

【材料】银耳半碗，南瓜300克，黄豆、白糖各适量

【做法】(1) 银耳入水泡发，捞出沥水。(2) 南瓜切片。(3) 烧开半锅水，将南瓜和黄豆分别放入锅中焯熟捞出。(4) 锅中放入适量的白糖和水，煮至白糖完全融化；将南瓜、银耳、黄豆摆入盘中，将白糖汁淋入盘中，即可上桌

偏方

高血压

南瓜生食或蒸至半熟食用

哮喘

蒸熟南瓜混和蜜糖吃，早晚一次，长期服用

习惯性流产

南瓜蒂3只，薏米120克，加水煎服，连服数日

第二章 获取更多营养——五蔬食疗

05. 冬瓜的营养成分有哪些？

冬瓜，古时称水芝、地芝，又因其体形长圆，类似过去的枕头，故又被称为枕瓜。

冬瓜原产于我国和东印度，我国栽培历史已有2000多年。冬瓜由于适应性好，易栽培，产量高，产品易贮耐运，具有良好的烹调性，所以南北各地广泛栽培，成为很受市场欢迎的夏季蔬菜。

在蔬菜市场上冬瓜有青皮、黑皮和白皮三类。白皮冬瓜肉薄、质松、易入味，黑皮冬瓜肉厚、肉质致密、食用品质最好。青皮冬瓜则介于二者之间。市民选购以黑皮冬瓜为佳。

冬瓜含有多种营养成分：

冬瓜肉中含有蛋白质、糖类、胡萝卜素、维生素 B_1、维生素 B_2、烟酸、叶酸、维生素C、钾、钙、磷、铁、镁、锌等营养素，且钾盐含量高，钠盐含量低。冬瓜种子含有脂肪油、腺嘌呤、蛋白质、糖类、维生素 B_1、维生素 B_2、烟酸，以及葫芦巴碱等成分。

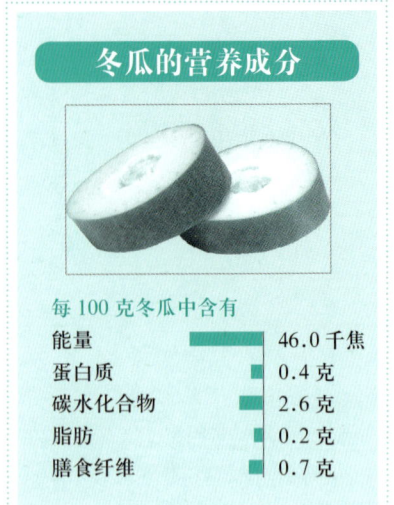

冬瓜的营养成分

每100克冬瓜中含有
- 能量　　　　46.0千焦
- 蛋白质　　　0.4克
- 碳水化合物　2.6克
- 脂肪　　　　0.2克
- 膳食纤维　　0.7克

06. 冬瓜有什么食疗作用？

（1）冬瓜是含水量最高的蔬菜（96%以上）。冬瓜性凉，能清热解暑，利尿通便，有助于人体的清废排毒，且适用于治疗水肿、胀满、痰喘、痈疽、痔疮等症。

（2）由于冬瓜所含的丙醇二酸，能抑制碳水化合物在体内转化为脂肪的过程，因而有减肥的功效。这正好为《食疗本草》中"欲得体瘦轻健者，则可常食之"的见解提供了科学的佐证。

（3）我国古代名医李时珍在《本草纲目》中说，用冬瓜瓤煎汤洗脸、洗澡，可使人皮肤白皙有光泽。

（4）民间常把冬瓜仁捣烂，掺着蜂蜜调匀，涂擦面部，用以滋润皮肤。这种方法也可用于治疗雀斑。

（5）冬瓜是清凉性质的食物，火体人宜食，寒体人则不宜食用。《食疗本草》说："热者食之佳，冷者食之瘦人。"《本草经疏》中说："若虚寒肾冷，久病滑泻者，不得食。"

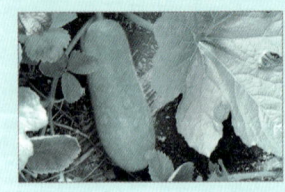

冬瓜的食疗作用

◆清热解毒、利水消炎、除烦止渴、祛湿解暑
◆降血糖、降血压、护肾、减肥、降脂

07. 冬瓜的食疗品有哪些？

冬瓜是去火、瘦身及美容人士的最爱，其食用方法可炒可煮，可素可荤，能随个人爱好随便摆制，下面列举几例家庭制法方便的冬瓜食疗品：

【煎冬瓜】

原料：冬瓜1块，青、红椒各1个，蒜、生抽、胡椒粉、盐、糖各适量。

制法：（1）冬瓜去皮，切成方块；蒜切片；青、红椒切成丝。

（2）炒锅内烧热油，入冬瓜，煎至色微黄，推到边上，入蒜片爆香。

（3）放入其他调味料，加水烧开煮5分钟左右即可。

【炒冬瓜丝】

原料：冬瓜500克，胡萝卜半个，青椒1个，盐、味精、淀粉各适量。

制法：（1）冬瓜去皮去瓤，切丝；胡萝卜、青椒均切丝。

（2）将三丝放进油锅略炒，再放进沸水中焯一下，沥干。

（3）炒锅内放油，烧至八成热，倒入三丝翻炒2分钟，加盐、味精调味，再勾芡翻匀即可。

【熟地排骨煲冬瓜汤】

原料：冬瓜500克，排骨300克，薏米100克，熟地20克，葱、姜、醋、盐各适量。

制法：（1）薏米洗干净，提前用温水泡几个小时。

（2）冬瓜去皮后切大块，姜切片，葱切段。

（3）排骨冲洗后放入开水中余烫，捞出。

（4）砂锅加足量水，放入排骨和熟地，大火煮开后转文火，滴入2滴白醋使排骨里的钙质有效被汤吸收，然后放入姜片和葱段去肉腥。

（5）倒入薏米用小火煲2小时，放入冬瓜和盐，再煲半小时即可。

【冬瓜粥】

原料：冬瓜60克，大米30克。

制法：将冬瓜去瓤，带皮洗净，切成小块；将大米淘洗干净。两者一起放入锅中，加1000毫升水，大火煮沸后，改小火慢煮至瓜烂米熟，即可盛出食用。

冬瓜的食疗品

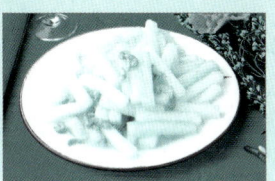

虾皮烧冬瓜

【材料】虾皮10克，冬瓜300克，植物油20克，盐3克

【做法】（1）将冬瓜削皮，洗净，切块；虾皮冲洗干净。（2）起油锅，将虾皮炸一下捞出，这样让菜味更鲜更香，然后下冬瓜翻炒，加入虾皮和精盐，略加清水，调匀，盖上锅盖，烧透入味即成

偏方

预防中暑

鲜冬瓜捣烂绞汁大量饮用，或用鲜冬瓜皮300克加少许食盐，水煎当茶饮

咳嗽

用冬瓜子15克加红糖捣烂研细，开水冲服，一日2次

08. 苦瓜的营养成分有哪些？

苦瓜也叫凉瓜，别名锦荔枝，是夏季用来清暑去热的蔬菜。为葫芦科一年生草本植物，原产于亚洲热带地区，广泛分布于热带、亚热带和温带地区。印度、日本以及东南亚地区栽培历史久远。中国栽培历史约600年，栽培区从南向北拓展，现已分布到全国大部地区。

选购苦瓜时一般以外表光滑，表面瘤粒较大，结实而不松软为佳。苦瓜又有白色和青色之分，青色较苦，适合凉拌或做生菜沙拉；白色苦味较淡，适合清炒或者煮汤。

苦瓜富含各种营养物质，其中所含蛋白质、脂肪、碳水化合物在瓜类蔬菜中含量较高。特别是维生素C的含量，每100克高达84毫克，约为冬瓜的5倍，黄瓜的14倍，南瓜的21倍，居瓜类之冠。

苦瓜中还含有粗纤维、胡萝卜素、苦瓜贰、磷、铁和多种矿物质、氨基酸等营养物质。

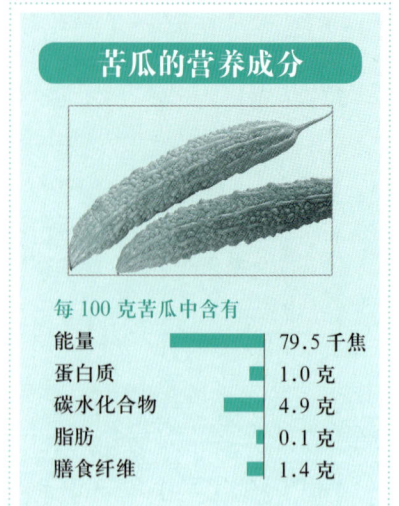

苦瓜的营养成分

每100克苦瓜中含有

能量	79.5 千焦
蛋白质	1.0 克
碳水化合物	4.9 克
脂肪	0.1 克
膳食纤维	1.4 克

09. 苦瓜有什么食疗作用？

苦瓜以瓜肉、瓜瓤味苦而得名。苦瓜若与其他食物一起煮、炒，如苦瓜烧肉，苦味竟不入肉中，有"君子菜"的美名。

（1）苦瓜性寒味苦，有降邪热、解疲乏、清心明目、益气壮阳之功效。鲜苦瓜泡茶饮，对中暑发热有一定疗效，而苦瓜干随茶同饮，对降低血糖十分有效。

（2）吃点苦瓜能败火，中医认为苦可以泄热，可以固护阴液，刺激分泌胰岛素。苦味的食品及药物其性多寒凉，用寒治热，以达平衡。常吃苦瓜的人不易上火，不易得糖尿病。

（3）现代医学发现苦瓜内有一种活性蛋白质，能有效地促进体内免疫细胞杀灭癌细胞，具有一定的抗癌作用。

（4）苦瓜含有类似胰岛素的物质，有显著降低血糖的作用，被营养学家和医学家推荐为糖尿病患者的理想食品。

苦瓜的食疗作用

◆清热祛火、解毒明目、补气益精、止渴消暑
◆清凉解毒、利尿、促进饮食、防癌抗癌、降低血糖

10. 苦瓜的食疗品有哪些？

苦瓜可炒食、煮汤，其味清苦爽口、先苦后甜、回味长久，其食疗品具体如下：

【芹菜炒苦瓜】

原料：苦瓜300克，肉丝200克，芹菜100克，酱油、葱、姜、盐、鸡精、水淀粉各适量。

制法：（1）苦瓜从中间切成两半，去瓤，切片；芹菜切段；葱、姜剁末。

（2）炒锅中油烧至五成热，入葱姜炒出香味，放入肉丝，煸炒至变色刚熟，盛出。

（3）炒锅再倒油，炒芹菜、苦瓜至熟，倒入酱油和肉丝，勾水淀粉和鸡精，翻匀即成。

【酿苦瓜】

原料：苦瓜3个，猪肉馅适量，鸡蛋1个，葱、姜、盐、酱油、生粉、高汤、盐、料酒各适量。

制法：（1）猪肉馅放入碗里，加鸡蛋、盐、酱油和生粉搅匀，腌渍30分钟。

（2）将苦瓜两头切掉，切成3厘米的段，用小勺去瓤；葱、姜剁末。

（3）将肉馅酿入苦瓜段中，再摆入盘中，上笼蒸15分钟，取出，倒出盘中的汤汁。

（4）炒锅中的油烧热，爆香葱姜，加入高汤、盐、料酒和蒸苦瓜的汤汁炒匀煮沸，用生粉和清水调匀，倒入锅内勾芡，浇在酿苦瓜上即可。

【凉拌苦瓜】

原料：苦瓜400克，盐、鸡精、酱油、醋、蒜、香油各适量。

制法：（1）苦瓜切段去瓤，再切成薄片，放入盐水中浸泡半小时，再入沸水中焯一下，捞出。

（2）蒜捣碎成泥，加其他调味品拌成料汁，淋在苦瓜片上即成。

【蚌肉苦瓜汤】

原料：苦瓜200克，蚌200克，盐、料酒各适量。

制法：（1）蚌放清水中养两天，排去污垢，除去泥沙。

（2）蚌取肉洗净，苦瓜切段去瓤，放盐水中浸泡半小时。

（3）烧开半锅水，放入苦瓜、蚌煮至将熟时，烹入盐、料酒再煮熟即可。

苦瓜的食疗品

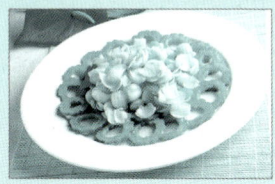

苦瓜拌百合

【材料】苦瓜300克，百合300克，红辣椒1个，盐、鸡精、香油、酱油、醋、花椒、番茄酱等各适量

【做法】（1）苦瓜洗净切段去瓤，放入盐水中浸泡1个小时，再放开水中焯一下，立刻捞出过凉水，取出沥干。（2）百合去根须，剥开洗净切片。红辣椒去籽去蒂并洗净切丝。（3）油锅置上烧热，放入花椒爆香，捞出花椒，将热油淋入苦瓜，直至苦瓜变色，凉凉。（4）将苦瓜整齐地码入盘中，中间留空放入百合，加入调味料拌匀即可

偏方

高血脂

鲜苦瓜1个，截断去瓤，纳入茶叶，再接合好，悬挂阴干，每次取30克泡开水当茶饮，连服3个月

第二章 获取更多营养——五蔬食疗

11. 黄瓜有什么食疗作用？

黄瓜，也称胡瓜、青瓜，也是葫芦科植物的一种。黄瓜含水量大，并含有微量的维生素C、胡萝卜素及少量糖类、蛋白质、钙、磷、铁等人体必需营养元素。

（1）黄瓜是一味可以美容的瓜菜。它能为皮肤、肌肉提供充足的养分，可有效地对抗皮肤老化，减少皱纹的产生，并可防止唇炎、口角炎。

（2）黄瓜含有丙醇二酸，能抑制碳水化合物在人体内转化为脂肪，因而有减肥的功效。

（3）黄瓜头中含有一种叫葫芦素C的物质，具有明显的抗肿瘤作用。

（4）黄瓜霜具有治疗咽喉肿痛的作用。黄瓜叶和藤部具有清热、利水、除湿、滑肠、镇痛等作用。

（5）黄瓜汁能调节血压，预防心肌过度紧张，还可使神经系统镇静和强健，增强记忆力。

（6）黄瓜对牙龈损坏和牙周病的防治有一定功效，还能预防头发脱落和指甲劈裂。

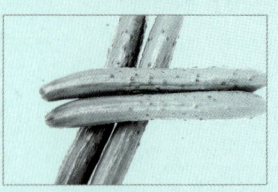

黄瓜的食疗作用

◆ 清热利尿，解毒消肿、生津止渴
◆ 健胃、利尿，防浮肿、宿醉

12. 黄瓜的食疗品有哪些？

黄瓜可以生吃、炒食，也可以做汤喝，如：

【黄瓜炒虾仁】

原料：黄瓜1根，虾仁400克，盐、鸡精、葱、姜、料酒、白糖、淀粉各适量。

制法：（1）黄瓜去皮，切成菱形块，用盐腌渍2分钟。

（2）虾仁洗净，与盐、料酒拌匀，葱、姜洗净切碎。

（3）炒锅中油烧热，先放入葱花、姜末爆香，再加入虾仁翻炒，同时放少许白糖去腥，炒至八成熟时铲出。

（4）油锅继续加热，倒入黄瓜翻炒数下，加入盐、料酒翻炒均匀，再放炒好的虾仁翻炒数下，倒入芡汁，收汁后即可出锅。

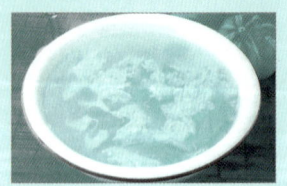

黄瓜片鸡蛋汤

【材料】黄瓜1根，鸡蛋2个，盐、葱、虾皮各适量

【做法】（1）黄瓜洗净切成菱形片，鸡蛋打在碗中，加少许盐拌匀。（2）炒锅中放少许油，爆香葱花，加水煮沸，洒入蛋液，加入虾皮、黄瓜、盐，略煮，淋几滴香油即成。

13. 黄瓜有什么食用宜忌？

（1）黄瓜虽然既可作为水果也作为蔬菜食用，但由于其所含有的维生素及其他营养素含量较少，不宜单独食用。

（2）由于黄瓜含有抗坏血酸氧化酶，生吃时会把维生素C破坏掉，最好是熟吃，或者在两餐之间生吃，以免造成其他蔬菜、水果等食物中的维生素C被破坏。富含维生素C的蔬果有菠菜、油菜、番茄、圆辣椒、小白菜、花菜、柑橘等。

（3）黄瓜生吃前一定要洗净，以免引起肠道疾病。

（4）鲜黄瓜中含有非常娇嫩的纤维素，既能加速肠道腐坏物质的排泄，又有降低血液中胆固醇的功能，因此，患有肥胖病、高胆固醇和动脉硬化的病人，常吃黄瓜大有益处。

（5）黄瓜不宜与花生等油脂大的食物同食，黄瓜性味甘寒，花生、核桃等多油脂，若二者相遇，会增加其滑利之性，极容易导致腹泻。

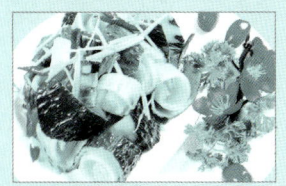

黄瓜的食用宜忌

◆适宜热病患者、肥胖、水肿者食用嗜酒的人宜多吃
◆糖尿病人首选的食品之一
◆不宜加碱或高热煮后食用
◆不宜和辣椒、菠菜、芹菜同食，破坏维生素C

14. 如何选购黄瓜？

市场上的黄瓜品种很多，但基本上是三大类型：

一是无刺种，皮光无刺、色淡绿、吃口脆、水分多、系近年从国外引进的黄瓜品种。二是少刺种，果面光滑少刺（刺多为黑色），皮薄肉厚，水分多，味鲜，带甜味。三是密刺种，果面瘤密刺多（刺多为白色），绿色、皮厚、吃口脆、香味浓。

上面所说三类黄瓜，生食时口感各有不同。简单地说，无刺品种淡，少刺品种鲜，密刺品种香。

不管什么品种，无疑都要选嫩的，最好是带花的（花冠残存于脐部）。同时，任何品种都要挑硬邦邦的。因为黄瓜含水量高达96.2%，刚收下来，瓜条总是硬的，失水后才会变软，所以软黄瓜必定失鲜。

硬邦邦的也不一定都新鲜，因为把变软的黄瓜漫在水里就会复水变硬。只是瓜的脐部还有些软，且瓜面无光泽，残留的花冠多已不复存在。因此表皮鲜绿有光泽、瓜刺明显者表明是鲜瓜。

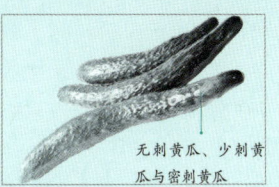

选购黄瓜的方法

无刺黄瓜、少刺黄瓜与密刺黄瓜

优质黄瓜特性：
带花、瓜条硬、表皮鲜绿有光泽、嫩刺扎手

04 花蕊果实类

此类蔬菜大多颜色鲜艳，含有丰富的胡萝卜素和维生素，矿物质含量也较多。豆角、豌豆等蔬菜大多还富含蛋白质，且维生素 B_1、维生素 B_2 和烟酸的含量也高于其他蔬菜。

花蕊果实类蔬菜具有防癌抗癌的功效，含维生素 C 较多，比大白菜、番茄、芹菜都高，在防治胃癌、乳腺癌方面效果尤佳。花蕊果实类蔬菜含多种吲哚衍生物，此化合物有降低人体内雌激素水平的作用，可预防乳腺癌的发生。它还能提高人体免疫功能，增加抗病能力。

01. 西蓝花有什么食疗作用？

（1）西蓝花含有丰富的抗坏血酸，能增强肝脏的解毒能力，提高机体免疫力。

（2）西蓝花中还含有蔗糖、果糖等糖类，因此口味甘甜。现代研究发现，西蓝花中含有具抗癌作用的异硫氰酸酯，因此越来越受到人们的瞩目。西蓝花能有效对抗乳癌和大肠癌。健康的人经常食用西蓝花也能起到预防癌症的作用。为此，西蓝花被誉为"防癌新秀"。

（3）西蓝花对高血压、心脏病有调节和预防的功用。

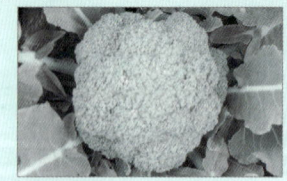

西蓝花的食疗作用

◆补肾填精、健脑壮骨、补脾和胃
◆主治癌症、动脉硬化、高血压、便秘、整肠、美肤

（4）富含高纤维的西蓝花能有效降低肠胃对葡萄糖的吸收，进而降低血糖，可有效控制糖尿病患者的病情。因此，西蓝花堪称糖尿病患者的福音食品。除此之外，西蓝花还能分解及排泄胆固醇，促进酵素运动，抑制导致动脉硬化发生的因素，增加血液中的过氧化脂肪。此外，西蓝花中的维生素 K 具有强化骨骼的作用。

02. 西蓝花的食疗品有哪些？

西蓝花由于味道清淡，所以适合与多种肉、菜共同炒制，其食疗品多是炒制佐餐食

用,如:

【清炒西蓝花】

原料:西蓝花400克,盐、鸡精、料酒、酱油、蒜、淀粉各适量。

制法:(1)西蓝花掰成小朵洗净,入煮沸的盐水中焯熟捞出,蒜切片,淀粉勾兑成汁。

(2)炒锅烧热,放蒜片爆香,入西蓝花翻炒数下,加入盐、鸡精、料酒、酱油等翻炒均匀,倒入芡汁,收汁后即可食用。

食疗作用:

本品有壮腰健肾、健脾开胃、防癌抗癌等功效。

【鲍汁萝卜丝】

原料:白萝卜300克,西蓝花200克,盐、鸡精、香油、酱油、葱、姜、鲍鱼汁、淀粉各适量。

制法:(1)白萝卜切丝,葱、姜切碎,淀粉勾兑成汁。

(2)西蓝花掰小朵,用盐、鸡精腌渍几分钟,入煮沸的盐水中焯熟捞出。

(3)将适量的油倒入锅中烧热,放入葱、姜爆香,然后翻炒萝卜丝至八成熟。

(4)倒入鲍鱼汁及少许水翻炒均匀,然后盖上锅盖焖2分钟,加入盐和鸡精,勾芡,收汁即成。装盘时在盘子边缘摆上西蓝花,萝卜丝堆在中间。

食疗作用:

本品有促进消化、增强食欲、加快胃肠蠕动等功效。

【鸡丝西蓝花】

原料:鸡肉200克,西蓝花300克,调味品各适量。

制法:(1)鸡肉切丝,西蓝花掰成小朵,入煮沸的盐水中焯熟捞出。

(2)将鸡肉、盐、淀粉、鸡精、香油、料酒、酱油等搅拌在一起腌渍10分钟左右。

(3)炒锅中油烧热,下入鸡肉爆香并快速翻炒,当鸡肉颜色有变时加入酱油、料酒、盐,翻炒几下并加入西蓝花,直至翻炒均匀。

食疗作用:

此菜有补充气血、防癌抗癌的作用。

干贝西蓝花

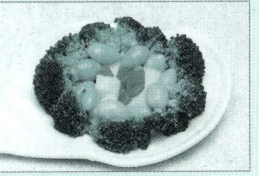

【材料】白果75克,西蓝花300克,新鲜干贝300克,葱、姜、蒜各少许,盐、鸡精、糖、胡椒粉、淀粉各适量

【做法】(1)将西蓝花、干贝及白果以水洗净(不需泡水)。(2)先将西蓝花入水余烫,再把葱、姜、蒜片下油锅中爆香。(3)加入新鲜干贝、白果一起炒,待熟后,以西蓝花为盘边缀饰,调味即可

03. 茄子的营养成分有哪些？

茄子别名落苏，是茄科植物茄的果实，为一年生草本植物。茄子原产于东南亚一带，西汉时传入我国，至今已有两千多年的栽培历史。茄子在我国各地均有种植，是人们喜爱的大众化食物，且能预防和治疗多种疾病，具有很高的药用价值。茄子含糖类、维生素、黄酮类化合物、脂肪、蛋白质、色素茄色苷、钙、磷、紫苏苷等。每100克茄子含热量96.3千焦、蛋白质1.1克、碳水化合物4.9克、脂肪0.2克、膳食纤维1.3克、维生素A 8微克，茄子还含有丰富的维生素E，有防止出血和抗衰老的功能。经常食用茄子，可以帮助延缓衰老、留住青春，能保持血液中胆固醇平衡、减少老年斑。茄子纤维中所含的皂苷，可以有效降低胆固醇。

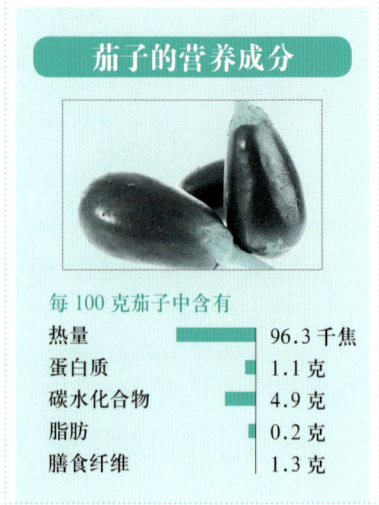

茄子的营养成分

每100克茄子中含有

热量	96.3千焦
蛋白质	1.1克
碳水化合物	4.9克
脂肪	0.2克
膳食纤维	1.3克

04. 茄子有什么食疗作用？

（1）中医认为，茄子性味甘寒，入脾、胃、大肠经，有活血化瘀，清热消肿宽肠之效，适用于肠风下血，热毒疮痈，皮肤溃疡等。

（2）茄子含黄酮类化合物，具抗氧化功能，可防止细胞癌变，同时也能降低血液中胆固醇含量，预防动脉硬化，可调节血压，保护心脏。紫皮茄子对高血压、咯血、皮肤紫斑病患者益处很大。

（3）茄皮中含有色素茄色苷、紫苏苷等，现代医学研究证明上述物质具有一定的生物活性，对人体有很好的保健作用。

（4）肺结核、关节炎病人忌食。

（5）茄子还有清退癌热的作用，它含有丰富的龙葵素。龙葵素可以抑制消化道肿瘤细胞的增殖，特别是针对胃癌、盲肠癌有比较好的抑制作用。

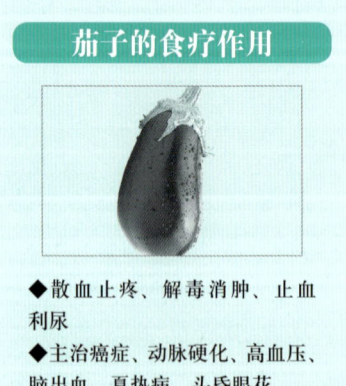

茄子的食疗作用

◆散血止疼、解毒消肿、止血利尿
◆主治癌症、动脉硬化、高血压、脑出血、夏热病、头昏眼花

05. 茄子的食疗品有哪些？

茄子可凉拌、炒食、还可干制、酱渍。酱渍后品质极佳，清代曾作贡品。冬季吃茄子煲，芳香开胃、抗癌。茄子的常见吃法有烧茄子、腌渍蒜茄子等。

【御膳腌蒜茄】

原料：茄子、蒜、盐。

制法：(1)先将茄子洗净入锅蒸至九分熟，出锅凉凉，撕成条状，放在搪瓷盆子中。

(2)把捣好的蒜泥加盐拌好混入搪瓷盆子中的茄子里，轻轻地搅拌均匀。

(3)把拌好的茄子放到瓷坛子里，用牛皮纸封好，放到36℃的地方，通常24小时后即可开封食用。

【地三鲜】

原料：土豆150克，茄子300克，青椒100克，高汤、植物油、酱油、糖、盐、葱、蒜、淀粉各适量。

制法：(1)茄子去皮，土豆去皮，都切成滚刀状，青椒切片。

(2)油锅烧成七分热，入土豆，炸成金黄色时捞出，再炸茄子，至茄子金黄色时加入青椒略炸，然后一起捞出。

(3)将适量的油倒入锅中，烧热，加入葱花、蒜蓉爆香，然后加入高汤、酱油、糖、盐等。

(4)最后加入茄子、土豆、青椒略炒，勾薄芡，大火烧至收汁即成。

【鱼香茄子】

原料：茄子500克，肉末适量，醋、糖、芡粉、葱、蒜、姜、酱油、料酒各适量。

制法：(1)茄子削皮切条，葱洗净切成葱花，蒜洗净切末，姜切末。

(2)碗中放入糖、醋和少许水，勾兑成汁。

(3)将适量的油倒入锅中，烧热，加入茄子至茄子炸软成金黄色，捞出沥干。

(4)锅留底油，加入肉末翻炒，放酱油、料酒，加入炸好的茄子翻炒，出油后扒开茄子，让油流到中间，倒入姜、蒜、葱等鱼香料，小火炖至茄子入味，然后勾水淀粉翻炒，即可装盘食用。

茄子的食疗品

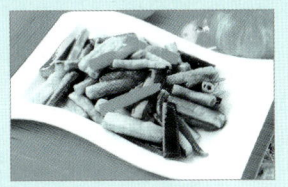

豆角烧茄子

【材料】豆角200克，茄子300克，红辣椒若干个，盐、鸡精、葱、姜、蒜、酱油等各适量

【做法】(1)茄子洗净切条浸泡在盐水中，豆角择洗干净切段，红辣椒去籽去蒂并洗净切丝，葱、姜洗净切丝。(2)水锅置火上烧热，放入豆角焯熟，捞出过一下凉水，沥干备用。(3)油锅置火上烧热，放入茄条煎炸直至变色、炒软，放入豆角、大蒜翻炒均匀，加入盐、鸡精、酱油及辣椒丝等，翻炒至熟即可

偏方

肠风便血

茄子1个，用草纸浸湿后包裹，在火上煨熟，趁热放入瓶内，以酒浸泡一半，密封2日后，去渣，暖酒空腹服用

06. 四季豆有什么食疗作用？

四季豆，又叫菜豆、架豆、芸豆、刀豆、扁豆、玉豆、去豆，是餐桌上的常见蔬菜之一。无论清炒，还是与肉类同炖，抑或是焯熟凉拌，都很符合人们的口味。四季豆的主要成分是蛋白质和粗纤维，还含有氨基酸、维生素，及钙、铁等多种营养元素。四季豆味甘平、性温，有温中下气、利肠胃、止呃逆、益肾补元气、调和脏腑、安养精神、益气健脾、消暑化湿和利水消肿等功效，主治脾虚兼湿、食少便溏、湿浊下注、妇女带下过多，还可用于暑湿伤中、吐泻转筋等症。

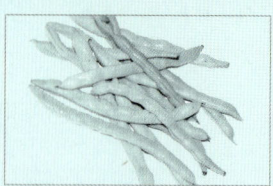

四季豆的食疗作用

◆ 健脾益气，化湿消暑
◆ 可治疗脾虚泄泻、暑湿吐泻等症

最近研究证明，四季豆还有抗乙肝病毒的作用。四季豆中的血球凝集素，可凝聚人体的红细胞，激活肿瘤患者的淋巴细胞，产生淋巴毒素，可抑制肿瘤细胞的发展，进而消退癌肿。

07. 四季豆有什么食用宜忌？

四季豆烹调时一定要烧透吃。烹调前应将豆筋摘除，否则既影响口感，又不易消化。烹煮时间宜长不宜短，在生四季豆中含有皂苷和血球凝集素，前者存于豆荚表皮，后者存于豆粒中。因此，食不熟的四季豆后会引起中毒，表现为头昏、恶心、呕吐、腹泻，严重时可致死。

为防止中毒发生，四季豆食前应加以处理，可用沸水焯透或热油煸，直至变色熟透，方可安全食用。

四季豆特别适合心脏病患者和患有肾病、高血压等需低钠及低钾饮食者食用。

若食用四季豆后中毒，可按如下方法救治：（1）轻症中毒者，只须静卧休息，少量多次地饮服糖开水或浓茶水。（2）民间方用甘草、绿豆适量煎汤当茶饮，有一定的解毒作用。

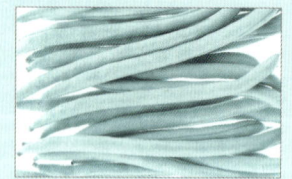

四季豆的食用宜忌

◆ 一般人群均可食用
◆ 消化不良、脾虚、暑热头痛者及癌症病人尤其宜食
◆ 脾虚便溏、饮食减少、慢性久泻者宜食
◆ 四季豆忌长时间煮，以免流失水溶性维生素 B_1

08. 四季豆的食疗品有哪些？

四季豆烹调可荤可素，清炒或与肉片合炒均可。由于色、香、味俱佳，在豆类蔬菜中算得上最受欢迎的一种蔬菜。四季豆的家常吃法是煮粥，还可以制成有名的民间小吃——芸豆卷。芸豆卷色泽雪白，质地柔软细腻，馅料香甜爽口。

【干煸四季豆】

原料：四季豆500克，蒜4瓣，葱1棵，红尖椒4个，姜、豆瓣酱、酱油、糖、淀粉各适量。

制法：（1）姜、蒜剁末，红尖椒切丝，葱切碎，四季豆撕掉老茎。

（2）将大约3杯的油倒入锅中，烧至4成热，放入四季豆，炸至表皮起皱、发黄即可盛出。

（3）锅底留油，放入葱、姜、蒜、红尖椒爆香，倒入四季豆，烹入豆瓣酱、酱油、糖、翻炒均匀，勾薄芡即成。

【四季豆炒香肠】

原料：四季豆300克，香肠2根，红辣椒、盐、姜、料酒、鸡精各适量。

制法：（1）四季豆去筋洗净切段，香肠切片，姜洗净切丝，辣椒去籽。

（2）将适量的油倒入锅中烧热，下辣椒、姜丝爆香，然后下香肠翻炒至变色、出油。

（3）下入四季豆翻炒，同时加盐、少许水，直至炒熟，出锅前加入鸡精、料酒。

【肉末炒四季豆】

原料：四季豆300克，肉末适量，盐、鸡精、剁椒、葱各适量。

制法：

（1）四季豆去筋洗净并切段，葱洗净切碎，肉末中放少许料酒腌渍几分钟。

（2）将适量的油倒入锅中，烧热，倒入四季豆煸炒至熟，装盘备用。

（3）油锅继续加热，放入葱花爆香，加入肉末翻炒至熟，倒入四季豆，同时放入剁椒、酱油、白糖、鸡精翻炒数下，炒匀即可。

橄菜肉末四季豆

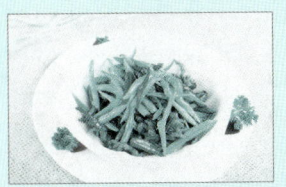

【材料】四季豆150克，橄菜20克，猪肉末60克，葱、姜、蒜、盐、糖、料酒、鸡精各适量。

【做法】（1）在猪肉末中倒入少许料酒，搅拌均匀备用。（2）四季豆去两头与老筋，洗净，切成颗粒。（3）葱、姜、蒜分别切末。（4）油锅烧热后，倒入四季豆，煸炒至熟。（5）倒入葱、姜、蒜末爆香，放入肉末翻炒至脱生。（6）将炒熟的四季豆回锅，放入橄菜、盐、糖翻炒片刻，加入鸡精即可。

09. 番茄的营养成分有哪些？

番茄又名番茄、洋柿子、番李子，为1~2年生草本植物。枝叶丰茂，开黄色小花，果实会随着生长时间的增长而渐渐由深绿色转为鲜红色，柔软多汁，十分惹人喜爱。番茄原产于南美洲的安第斯山脉一带，它真正为中国大众所接受，成为中国菜园里的一种主要蔬菜，不过是近半个世纪的事。

番茄含有的营养成分非常多，番茄红素、糖、维生素A、B族维生素、维生素C、维生素D以及有机酸和酶等。番茄含有丰富的维生素C，一个番茄就可提供一天所需维生素C摄取量的40%。维生素C能结合细胞之间的关系，制造出骨胶原，可以强健血管。番茄还含有一种抗癌、抗衰老的物质——谷胱甘肽，能使体内某些种类细胞推迟衰老，减少癌病的患病概率。

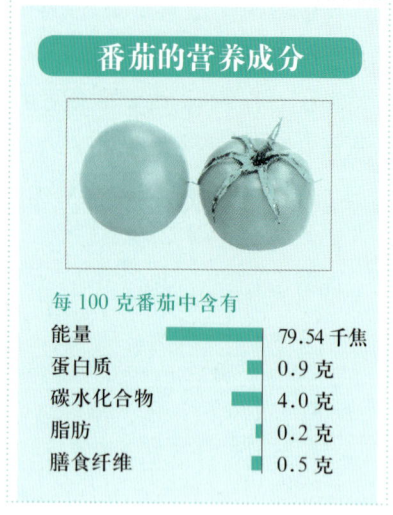

番茄的营养成分

每100克番茄中含有

- 能量　　　　79.54千焦
- 蛋白质　　　0.9克
- 碳水化合物　4.0克
- 脂肪　　　　0.2克
- 膳食纤维　　0.5克

10. 番茄有什么食疗作用？

中医认为番茄甘、酸、微寒，入肝、脾、肾经脉，可养颜美容、消除疲劳、增进食欲。

（1）番茄红素具有抗氧化、抑制突变、降低核酸损伤、预防癌症等多种功能。

（2）番茄可以促进钙、铁元素的吸收，帮助胃液消化脂肪和蛋白质。

（3）番茄所含有的维生素P可以预防毛细血管出血症，可防止血管硬化，预防高血压。

（4）番茄含有丰富的维生素A与维生素C，是极佳的养颜美容蔬菜。

（5）番茄有清热生津之功效。患有口疮时，可含些番茄汁，使其接触疮面，每次数分钟，每日数次，效果显著。

（6）番茄红色部分含有的番茄红素，与β-胡萝卜素的类胡萝卜素系相同，也具有防癌的效果。常食番茄有利儿童大脑发育，增强智力。

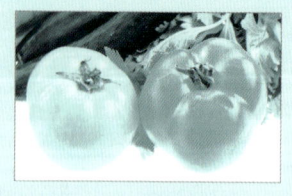

番茄的食疗作用

◆生津止渴、健胃消食、清热解毒、凉血平肝、补血养血

◆高血压、动脉硬化、宿醉、便秘、整肠等病症患者宜食

11. 番茄的食疗品有哪些？

一般而言，番茄的用途大致可以分为生吃、煮食和加工用三种。生吃、煮食的番茄品种特性为果皮薄、水分多、味道酸甜适中；用于加工的品种则果皮厚、水分少，适用于做果酱、果汁和蜜饯等加工食品。但不管是哪一种，都能让人在令人难忘的鲜甜滋味中获取营养和健康。

下面列举几例相关的食疗品：

【补气人参茄红面】

原料：面条100克，番茄1个，火腿肠1根，人参须5克、麦门冬15克、五味子2克，高汤、盐、香油各适量，胡椒粉1小匙。

制法：（1）将三种药材放入纱布袋中用线扎紧，番茄洗净、切片，火腿肠切丝。

（2）锅内放高汤和药材袋同煮15分钟，放入番茄煮3分钟关火。

（3）锅内加清水煮开后，放入面条，煮熟后将面条捞进面碗中，加入调味料和药膳高汤，再放些火腿丝即成。

【番茄烧豆腐】

原料：豆腐300克，番茄2个，盐、酱油、鸡精、糖、葱各适量。

制法：（1）豆腐切块，番茄在开水中烫一下去皮，切片，葱洗净切碎。

（2）将适量的油倒入锅中，烧热，先放入番茄翻炒数下。

（3）番茄将成泥状时，放入豆腐翻炒数下，加入盐、酱油、鸡精翻炒均匀，撒上葱花即可。

【番茄炒豆角】

原料：番茄2个，豆角300克，蒜4瓣，葱1棵、姜、盐、酱油、食用油、味精各适量。

制法：（1）蒜、姜剁成末、葱切葱花、番茄切块、豆角切段。

（2）将适量的油倒入锅中，放入葱姜蒜爆香。

（3）将番茄和豆角倒入锅中，烹入盐、酱油、五香粉，翻炒至熟。

番茄的食疗品

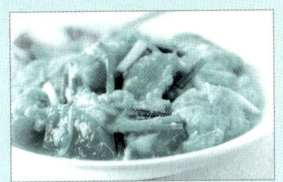

番茄炒蛋

【材料】鸡蛋3个、番茄1个、小葱1根、鸡精、白砂糖、盐各适量

【做法】（1）葱洗净，切3厘米长的条；番茄洗净，切丁。（2）鸡蛋打开放入碗中，打匀，放入少许的盐。（3）锅内放入适量的油，等油热了的时候，倒入鸡蛋液炒至半熟。（4）加入番茄丁及二大匙水炒至水分收干，即可装盘

偏方

唇炎

两个新鲜番茄洗净后榨汁，把番茄汁含在口中，两分钟后吐出，重复三次后用清水漱口，每日早晚各1次，约3天

12. 番茄有什么食用宜忌?

科学家经过长期研究，发现人们常食的蔬菜中，比如番茄、洋山芋、茄子和花菜等都含有数量不等的尼古丁。尤其是这些蔬菜如果未加烹饪而生吃，则进入人体的尼古丁数量会更多，由此而受到的伤害，会接近于烟雾弥漫中的被动吸烟。生活中，人们习惯生吃或凉拌番茄。其实，番茄生吃，不仅营养受损，还相当于吸烟，使尼古丁混进了人体，那是不可取的。

发热、食欲不振、习惯性牙龈出血者宜食；贫血、头晕、心悸、高血压、急慢性肝炎、急慢性肾炎者宜食；夜盲症和近视眼患者宜食。

不宜空腹食用，易引起胃肠胀满、疼痛；番茄性寒，脾胃虚寒的人也不宜多食；不宜与黄瓜搭配食用；不能与虾蟹类同食，会生成砒霜，有剧毒；忌与石榴同食。

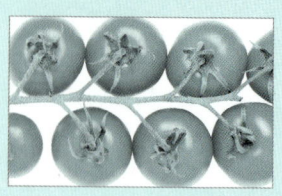

番茄的食用宜忌

◆发热、食欲不振、习惯性牙龈出血者宜食
◆贫血、高血压、急慢性肝炎、急慢性肾炎者宜食
◆不宜空腹食用，易引起胃肠胀满、疼痛
◆忌与虾类、石榴同食

13. 黄花菜的营养成分有哪些?

黄花菜又名金针菜，古时称忘忧草、疗愁花、鹿剑、宜男等，是干制蔬菜。系多年生草本植物，是百合科萱草属的黄花菜、北黄花菜、小黄花菜三个植物种及它们之间的杂交种花蕾的干制品。

黄花菜含有丰富的优质蛋白质，提供了人体必需的 18 种氨基酸，其中以精氨酸、赖氨酸含量最为丰富。黄花菜营养丰富，据现代科学分析，黄花菜含有大量营养物质，其中蛋白质、糖类、钙、铁和维生素 B_1 的含量在蔬菜中名列前茅，尤其维生素 A 的含量比胡萝卜还多 2 倍，有利水消肿、消炎解毒、止痛的作用。

黄花菜含有丰富的卵磷脂，有很好的健脑作用和抗衰老功效，对注意力不集中、记忆力减退、脑动脉阻塞等症状有特殊疗效，故人们称之为"健脑菜"。

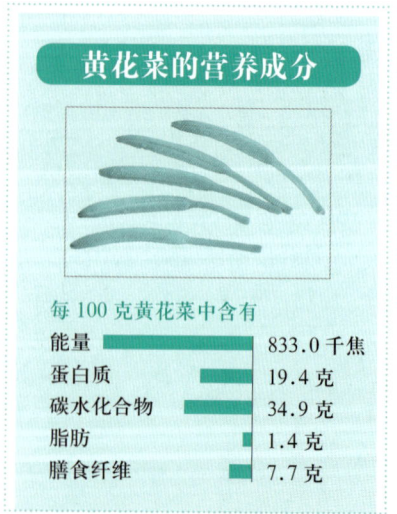

黄花菜的营养成分

每 100 克黄花菜中含有

能量	833.0 千焦
蛋白质	19.4 克
碳水化合物	34.9 克
脂肪	1.4 克
膳食纤维	7.7 克

14. 黄花菜有什么食疗作用?

中医认为,黄花菜性味甘、凉,清热解毒、止血、止渴生津、利尿通乳、解酒毒。主治口干热燥、大便带血、小便不利、吐血、鼻出血、便秘等。

现代医学研究证明,黄花菜有以下食疗作用:

(1)养血。金针菜还能显著降低血清胆固醇的含量,因此有利于高血压患者的康复,是高血压病人的保健蔬菜。

(2)降低胆固醇的含量。黄花菜可以清除动脉内的沉积物,有利于高血压患者的康复,是高血压患者的保健蔬菜。

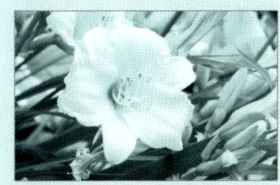

黄花菜的食疗作用

◆养血平肝,利尿消肿
◆健脑、抗衰老、血压、抑制癌细胞、止血、安神

(3)防癌抗癌。黄花菜能有效抑制癌细胞的生长,另外,丰富的粗纤维能促进大便的排泄,是肠道癌病患者和便秘者的保健食品。

(4)安神。金针菜为营养食品,由于含的维生素 B_1 较多,能刺激胃肠蠕动,促使食物排泄,增加食欲,因而具有安神的作用。

15. 黄花菜有什么食用宜忌?

黄花菜一般人群均可食用,尤其适合孕妇、中老年人、过度劳累者食用。

黄花菜常与黑木耳等斋菜配搭同烹,也可与蛋、鸡、肉等做汤吃或炒食,营养丰富。但鲜黄花菜中含有一种"秋水仙碱"的物质,它本身虽无毒,可是经过肠胃道的吸收,在体内氧化为"二秋水仙碱",则具有较大的毒性。所以在食用鲜品时,每次不要多吃。由于鲜黄花菜的有毒成分在高温60℃时可减弱或消失,因此食用时,应先将鲜黄花菜用开水焯过,再用清水浸泡2个小时以上,捞出用水洗净后再进行炒食,这样秋水仙碱就能破坏掉,食用鲜黄花菜就安全了。

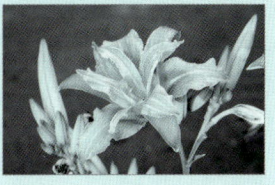

黄花菜的食用宜忌

◆黄花菜含粗纤维较多,患肠胃病的人应慎食
◆黄花菜不宜鲜食,最好在蒸煮晒干后存放,再食用

食用干品时,消费者最好在食用前用清水或温水进行多次浸泡后再食用,这样可以去掉残留的有害物,如二氧化硫等。此外,有支气管哮喘方面的患者和腹泻患者当忌食黄花菜。

16. 黄花菜的食疗品有哪些？

黄花菜可炒食，也可做汤食用。

【金针木耳肉片】

原料：猪肉400克，木耳30克，黄花菜100克，芹菜梗1根，葱、蒜、花椒、熟芝麻、盐、酱油、料酒、五香粉、鸡精、食用油、淀粉各适量。

制法：

（1）葱、蒜均切末；木耳、黄花菜泡发，稍切一下；芹菜梗切成段。

（2）猪肉切片，放盐、料酒、酱油腌渍20分钟，再裹上一层湿淀粉。

（3）将适量的油倒入锅中，烧热后放入肉片滑炒至熟，盛出待用。

（4）锅底续油烧热，将花椒倒入锅中爆香后，放木耳、黄花菜、芹菜梗煸炒，烹入盐、酱油、五香粉，炒至芹菜断生。

（5）放入肉片、鸡精炒匀，将菜盛出，撒上葱、蒜、熟芝麻即可。

【红烧黄花菜】

原料：黄花菜400克，香菇、冬笋适量，盐、鸡精、糖、姜、淀粉各适量。

制法：（1）香菇泡发并切片，冬笋削皮切片，姜切丝，淀粉勾兑成汁。

（2）黄花菜择洗干净，从根部往尖端处一一梳理后均匀地涂上芡汁。

（3）将适量的油倒入锅中烧热，放黄花菜煎炸，并不时地用筷子翻动，直至黄花菜炸开成丝，捞出控油。

（4）锅底留油继续加热，倒入鲜汤，加入盐、糖、姜丝烧开，下入香菇、冬笋，改小火炖几分钟，倒入芡汁及少许鸡精，收汁。

（5）将香菇、笋片放在盘中间，然后用炸好金针翅覆盖，淋上浓汁即可。

【黑木耳炒黄花菜】

原料：黑木耳20克，黄花菜80克，盐、鸡精、酱油、葱、淀粉各适量。

制法：（1）木耳放入温水中泡发，洗净、撕片；黄花菜用冷水泡发，洗净、沥干。

（2）锅中放油烧热，放入葱花煸香，入木耳、黄花菜煸炒，加水、盐、鸡精、酱油煸炒至菜熟入味，即可勾芡出锅。

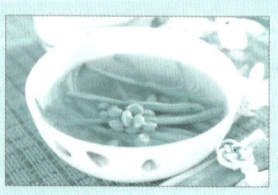

黄花菜的食疗品

黄豆黄花菜

【材料】黄豆50克，黄花菜25克

【做法】（1）先将黄豆浸泡一昼夜，黄花菜洗净。（2）将黄豆、黄花菜放锅中，加适量水共煮至熟即可

偏方

腰痛、耳鸣

黄花菜根蒸肉饼或煮猪腰吃

肺热咳嗽、腮腺炎、咽喉肿痛

黄花菜根端膨大处25克，水煎服。注意：每日服用1剂，分3次服完，连服3天

17. 青椒的营养成分有哪些?

青椒又叫甜椒、菜椒，是一年生或多年生草本植物。青椒由原产中南美洲热带地区的辣椒演化而来，经长期栽培进化和人工选择，使果实体积增大、果肉变厚、辣味消失。中国于100多年前引入，现在全国各地普遍栽培。

青椒果肉厚而脆嫩，维生素C含量高，一般来说，其维生素C的含量是番茄的3.5倍，在蔬菜中居首。但青椒热量极低，却能供应各类维生素及矿物质。

青椒中含有丰富的维生素，其中维生素C的含量为番茄的四倍。维生素C是生成骨胶原的材料，具有消除疲劳的重要功效。而且青椒中还含有能促进维生素C吸收的维生素P，因此就算加热，维生素C也不易流失，可说是相当有效的成分。它所含的维生素P还能强健毛细血管，预防动脉硬化与胃溃疡等疾病的发生。

青椒的营养成分

每100克青椒中含有
能量	92.1千焦
蛋白质	1.0克
碳水化合物	5.4克
脂肪	0.2克
膳食纤维	1.4克

18. 青椒有什么食疗作用?

青椒的味道可能不太容易被每个人接受，但它的瘦身价值却不容忽视。青椒位列20种公认的减肥蔬菜之中，青椒对减少皮肤皱纹、维持皮肤弹性和保持皮肤丰润都有一定效果，尤其对35岁以上的女性朋友，美容效果会更好。

若想拥有一头乌亮的头发，可饮用青椒汁。青椒汁含丰富的矽，这是头发及指甲所需的养分。

青椒的绿色部分来自于叶绿素，叶绿素能防止肠内吸收多余的胆固醇，能积极地将胆固醇排出体外，从而达到净化血液的作用。

青椒还含有丰富的维生素K，可以防治坏血病，对牙龈出血、贫血、血管脆弱有积极的治疗意义。宜与牛羊肉、鱼类同食，可除去肉类膻腥味。

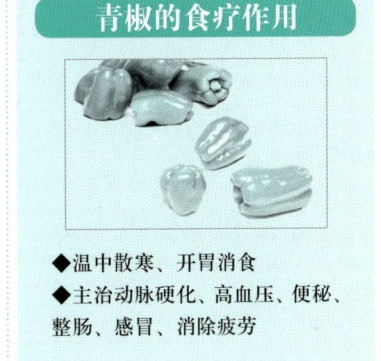

青椒的食疗作用
◆温中散寒、开胃消食
◆主治动脉硬化、高血压、便秘、整肠、感冒、消除疲劳

19. 青椒的食疗品有哪些？

青椒为了保持其本身的口感和颜色，一般只适合热炒和凉拌，最不适合做汤和馅。如：

【青椒拌海蜇】

原料：海蜇300克，青椒2个，盐、鸡精、酱、醋、香油各适量。

制法：（1）海蜇皮放清水中浸泡数小时，捞出洗净切丝，再入沸水中焯一下，立刻捞出过凉水，沥干。

（2）青椒去籽去蒂并洗净切丝，与海蜇丝一同放入小盆中，加入调味料拌匀即可。

【青椒炒猪肝】

原料：猪肝300克，青椒、红椒若干个，盐、鸡精、酱油、料酒、醋、葱、姜、花椒各适量。

制法：（1）青椒去籽去蒂并切丝，葱、姜洗净切碎，淀粉勾兑成汁。

（2）猪肝洗净切片放入碗中，加入淀粉拌匀。

（3）炒锅加油烧热，放入花椒爆香，捞出花椒，放入猪肝炒散，加少许盐翻炒数下，铲出。

（4）锅底留余油继续加热，下入葱、姜爆香，放入辣椒丝，同时加入盐、酱油、料酒翻炒半分钟，倒入芡汁、炒好的猪肝炒匀，淋入醋和香油即可食用。

【一品辣椒】

原料：青椒若干个，鸡蛋5个，盐、剁椒、酱油、淀粉、花椒各适量。

制法：（1）青椒去籽去蒂并切碎，淀粉勾兑成汁。

（2）将适量的油倒入锅中，烧热，放入花椒爆香，捞出花椒，放入青椒末及少许盐翻炒数下，断生时倒入薄芡，收汁后铲出。

（3）鸡蛋用针扎眼，将蛋清流入一个碗中，余下蛋黄打在另一碗中。

（4）锅底留油少许继续加热，倒入蛋清及少许盐，炒散装盘。

（5）再次加油，倒入蛋黄及少许盐翻炒至熟，盛出。

（6）在碗底放入剁椒，依次是青椒、蛋黄、蛋清，放蒸笼中蒸2分钟，取出倒扣在盘中即可。

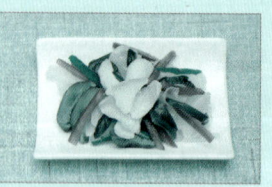

青红椒炒百合

【材料】豌豆荚15克，新鲜香菇、银耳、青椒、红椒各10克，低钠盐0.5克，太白粉4克，百合30克。

【做法】（1）将材料洗净，百合剥片，银耳泡软，入滚水滚烫，捞起沥干。香菇切条，入滚水滚烫捞起沥干备用。（2）起油锅，放百合炒至透明，加香菇、银耳拌炒，加盐、豌豆、红椒快炒，放太白粉水勾薄芡即可食用。

05 菌类藻类

这类蔬菜含有独特的营养物质，是一种低脂肪、高蛋白、富含维生素和矿物质，并具有消炎、防癌功效的食疗佳品，并且大多数菌类蔬菜都含有维生素 D、维生素 B_{12} 和一些微量元素。

菌藻类食物中的有效成分可增强 T 淋巴细胞功能，从而提高机体抵御各种疾病的免疫力；菌藻类食物中含有人体难以消化的粗纤维、半粗纤维和木质素，可保持肠内水分平衡，还可吸收余下的胆固醇、糖分，将其排出体外，对预防便秘、肠癌、动脉硬化、糖尿病等都十分有利。

01. 黑木耳的营养成分有哪些？

黑木耳又称耳子、木蛾、树鸡、云耳、黑菜，是生长在朽木上的一种食用菌，因其颜色淡褐、形似人耳而得名。黑木耳营养丰富，有"素中之荤""菌中之花"的美誉，其营养价值可与动物性食物相媲美，与菇类并称"最佳菌类"。多年来人们积累了保存木耳的有效方法，把它干制后长年保存。

黑木耳的营养价值较高，富含蛋白质、脂肪、碳水化合物、粗纤维，还含有 B 族维生素、胡萝卜素、烟酸等多种维生素和无机盐。

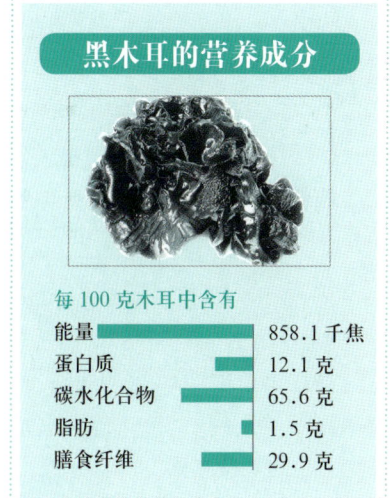

黑木耳的营养成分

每 100 克木耳中含有

能量	858.1 千焦
蛋白质	12.1 克
碳水化合物	65.6 克
脂肪	1.5 克
膳食纤维	29.9 克

尤其值得一提的是，黑木耳的含铁量极高，为各种食物含铁量之冠。因此，黑木耳是一种非常好的天然补血蔬菜。

另外，黑木耳还含有大量的钙，每百克中含钙量高达 375 毫克，是鲫鱼的 7 倍。所以，黑木耳也是一种理想的补钙食品。

02. 黑木耳的食疗品有哪些？

黑木耳食用方法很有讲究，一般炒食不易被人体消化吸收。最理想的吃法是黑木耳粥，即：黑木耳洗净，用温水泡发24小时，去除杂质；先用旺火煮沸，再改用文火耐心烧煮4小时左右；黑木耳发酥，汤变浓，用筷子或汤匙舀起时，汤呈线状流下为佳，然后加入适量大枣，待大枣煮熟后，冷却食用，最好不放糖。

黑木耳的食疗品还有：

【核桃仁拌黑木耳】

原料：水发黑木耳200克，核桃仁50克，红、青椒各25克，盐、糖、醋、香油、红油、姜、蒜各适量。

制法：（1）黑木耳去杂洗净，撕成小块；把红、青椒分别切丝，姜、蒜切末。

（2）把黑木耳、辣椒丝在开水中焯水，捞出晾凉；把核桃碾碎用小火炒香。

（3）将原料放在碗中拌匀即可。

【木耳豆腐汤】

原料：水发黑木耳150克，豆腐100克，盐、鸡汤、香油各适量。

制法：黑木耳洗净，撕成小朵，豆腐切片，入鸡汤中加少量盐炖约半小时，淋入香油即可。

【酸汤酥肉】

原料：猪肉400克，鸡蛋1个，番茄半个，黑木耳50克，料酒、盐、淀粉、鸡精、葱、糖、香菜、白胡椒粉许。

制法：（1）把猪肉洗净，切成条状，放入盐、鸡精、花椒粉、少许料酒拌匀，腌一个小时左右，再加鸡蛋、淀粉拌匀。

（2）把锅内的油烧到六七成热，用筷子夹少许拌好的肉，划散、炸熟。

（3）把番茄洗净、去皮、切丁，黑木耳泡发洗净，撕成小朵。

（4）炒锅放少许油，放葱、姜片炒出香味，放番茄、盐，炒成泥，加鸡精、糖、黑木耳，煮开后放入炸好的酥肉，稍煮2分钟，撒入白胡椒粉和香菜即可。

黑木耳的食疗品

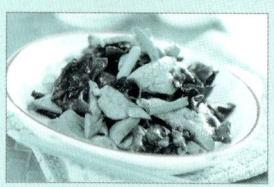

木耳炒鸡肝

【材料】鸡肝150克，黑木耳80克，姜丝、黄酒、盐、味精各适量

【做法】（1）将鸡肝洗净，切片；黑木耳用温水泡发，洗净，切成丝。（2）旺火起锅下油，先放姜丝爆香，再放鸡肝片炒匀，随后放黑木耳丝、黄酒和精盐，翻炒5分钟。（3）加少许水，盖上锅盖，稍焖片刻，下味精调匀即可

偏方

驻颜祛斑

黑木耳30克，大枣20个，将黑木耳洗净，大枣去核，加水适量，煮半个小时左右，每日早、晚餐后服用

痔疮

黑木耳30克，洗净，加水少许，文火煮成羹，服食

贫血

黑木耳20克、大枣20个、冰糖适量，将黑木耳用温水泡发洗净，放入小碗中，加水、大枣和冰糖，再将碗放置蒸锅中蒸1小时左右，吃木耳、大枣，喝汤，每日2次

03. 冬虫夏草的食疗品有哪些?

冬虫夏草主要是药用,在食疗品中一般只作为配料炖汤食。如:

【冬虫夏草炖老鸭】

原料:冬虫夏草15克,鸭半只,盐适量。

制法:(1)将冬虫夏草泡在清水中,去杂质;半只鸭剁成块,再用开水烫过去血水。

(2)炖锅加水,把鸭块连同冬虫夏草一起放入锅中炖煮,先用大火煮沸,再转为小火炖半小时,加盐调味即成。

食疗作用:此药膳有滋阴养血、益精补肺及增强免疫功能等效果。

【虫草鹌鹑】

原料:冬虫夏草10克,鹌鹑8只,姜、葱白、胡椒粉、盐、鸡汤各适量。

制法:(1)将冬虫夏草去杂质,用酒浸泡,洗净;葱切断;姜切片。

(2)鹌鹑宰杀后,沥净血,用比较热的水烫透,去毛,从背部刨开去内脏及爪,再入沸水内略焯一下,捞出。

(3)将冬虫夏草平均装入8只鹌鹑腹内,并用线缠紧放入盅子内,鸡汤用盐和胡椒粉调好味,灌入盅子内,用湿绵纸封口,上笼蒸40分钟即成。

食疗作用:此药膳补气益血,健肺壮肾。

【虫草木耳炖乌龟】

原料:冬虫夏草40克,大枣2个,乌龟1只,瘦猪肉120克,白木耳20克,山药、枸杞各15克,盐、姜各适量。

制法:(1)乌龟放入盆中,加入热水,使其排净尿液,剖洗干净。

(2)山药和枸杞用清水浸透,洗干净。

(3)白木耳用清水浸透,使之发开,洗干净。

(4)生姜、大枣分别用清水洗净,姜切片;大枣去核。

(5)瘦肉与以上材料全部放入炖盅内,加适量水,盖上炖盅盖,放入锅内,隔水炖4小时左右,以少许细盐调味。

食疗作用:此药具有健脾开胃、滋养肝肾、去瘀散结的作用。

虫草海马汤

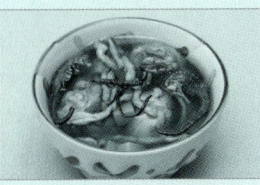

【材料】冬虫夏草2克,海马4只,新鲜大鲍鱼1个,鸡肉500克,猪瘦肉200克,金华火腿30克,生姜2片,花雕酒3克,食盐2克,鸡精粉2克,味精3克,浓缩鸡汁2克。

【做法】(1)将海马洗净,用瓦煲煸去异味;鸡肉洗净剁成块;猪瘦肉切成大粒;金华火腿切成粒。(2)将切好的材料过水去掉杂质,放入炖盅,放入锅中隔水炖4小时后,放入调味料调味即成。

【功效】此汤能健脾补肾、益气壮阳。凡有病久体虚、肢冷自汗、阳痿遗精、腰膝酸痛、心悸气短、失眠多梦、盗汗等症状的人,均可服食此汤进行治疗。

04. 海带的营养成分有哪些？

海带别名昆布，是一种大型褐藻（低等植物），形状如带，故此得名。自古以来，海带就有"长寿菜""海上之蔬""含碘冠军""长生不老药"的美誉。是一种保健长寿食品。

海带有一个突出的特点，就是它属于强碱性食物。近年来，人们食物菜单中的动物性食物增长幅度较大，而绝大多数动物性食品均属于酸性食物（只有奶类和血品属微碱性），体液呈酸性会使血液黏度增高。

经常吃些海带，搞好食物的酸碱搭配，达到酸碱平衡，保持体液的微碱性（pH7.35～7.45），对于健康有很大好处。

从营养学的观点来看，海带真是特别罕有的神奇食品。它几乎不含脂肪与热量，维生素含量也微乎其微。但它却含有丰富的矿物质（无机物），如碘、钙、钠、镁、钾、磷、硫、铁、锌等，以及维生素 B_1、维生素 B_2、硒等人体不可缺少的营养成分。

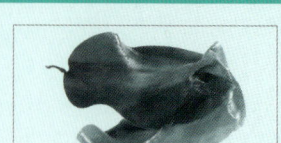

海带的营养成分

含有丰富的矿物质；含有维生素 B_1、维生素 B_2、硒等

05. 海带有什么食疗作用？

（1）海带有降血压、降血脂、加快胆固醇的代谢和排出、降低血清胆固醇、预防动脉硬化的作用。

（2）海带中含有大量的碘，碘可以刺激垂体使女性体内雌激素水平降低，恢复卵巢的正常功能，纠正内分泌失调，消除乳腺增生的隐患。

（3）常吃海带，对头发的生长、润泽、乌黑、光亮都具有特殊的功效。海带汁可以美容养颜。用海带熬成的汤汁泡澡可以润泽肌肤，使皮肤清爽细滑、光洁美丽。

（4）海带表面一层"白霜"，即甘露醇。它是一种作用很强的利尿剂，对降低颅内压、眼内压、减轻浮肿、脑水肿很有效。海带富含抗癌明星——硒，具有防癌的作用。

（5）海带胶质能促使体内的放射性物质随同大便排出体外，减少放射性疾病的发生率；还能选择性滤除锶、镉等致癌重金属，降低发生肿瘤的危险性。

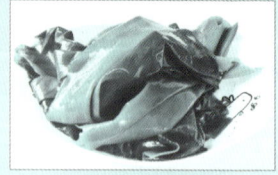

海带的食疗作用

◆防治心血管疾病
◆调节内分泌
◆防治癌症
◆消肿止痛
◆美容乌发

06. 海带的食疗品有哪些？

海带是韩国最普遍的食物之一，韩国人从过生日、坐月子到吃早餐，顿顿都少不了它。海带在韩国常见的吃法是加醋凉拌，或者放点蒜末做成韩式海带汤。

【凉拌三丝】

原料：海带200克，胡萝卜半个，青椒1个，盐、鸡精、醋、白糖各适量。

制法：（1）海带泡发洗净切丝，青椒去籽去蒂切丝，胡萝卜洗净切丝。

（2）烧开半锅水，分别将海带丝、胡萝卜丝在沸水中焯一下，然后在凉水中过一下，捞出沥干。

（3）将青椒和焯过的海带丝、胡萝卜丝放在一个大碗里，加入盐、醋、糖、香油等拌匀即可。

【炒海带丝】

原料：泡发海带丝300克，红尖椒4个，蒜、葱、糖、五香粉各适量。

制法：（1）葱斜切丝，红尖椒去籽蒂，切碎，蒜剁成末，海带丝稍切一下。

（2）将适量的油倒入锅中，烧热，放入葱丝、红尖椒、蒜末爆香。

（3）将海带丝倒入锅中，烹入糖、盐、五香粉，加少量水，翻炒至熟。

【藕片海带大骨汤】

原料：大骨1根，鲜藕1节，枸杞、海带各适量，姜片、盐、醋各适量。

制法：（1）大骨剁段，放汤锅中煮至沸腾。

（2）鲜藕去皮切片，倒入汤锅中，同时将姜片和醋倒入锅中，小火炖煮100分钟。

（3）将海带和枸杞倒入锅中，再煮半个小时，加盐略煮。

【豆腐海带汤】

原料：豆腐100克，海带、菠菜各适量，葱、盐、香油、味精、胡椒粉各适量。

制法：（1）豆腐切丁，海带入水泡发，切成丝，菠菜稍切一下。

（2）烧开半锅水，将豆腐、海带、葱花放入锅中，煮至沸腾，入菠菜、盐、味精、胡椒粉、香油，搅匀即可。

素高汤

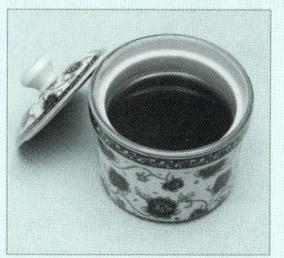

【材料】干海带50克，香菇50克，高丽菜200克，胡萝卜、白萝卜各300克，黄豆芽100克，玉米200克，醋适量

【做法】（1）将干海带、香菇等蔬菜材料都洗净，沥干水分，备用。（2）将洗净的干海带，用水浸泡1小时。锅洗净、上火，倒入两升水，将水煮滚，加入所有材料。（3）用小火煮一个半小时，再将材料取出即成

【功效】美容排毒，抗氧化，消脂通便

07. 海带有什么食用宜忌？

（1）因海带含有褐藻胶物质，在食用时不易煮软，应该将海带上锅蒸一下。蒸前海带不要着水，把干海带直接放在屉上蒸，视海带的老嫩程度决定蒸的时间。一般在半小时左右，蒸后的海带柔韧无比。

（2）由于现在全球水质的污染，海带中很可能含有有毒物质——砷，所以烹制前应先用清水浸泡两个小时，中间换一两次水。同时，应注意浸泡水量不宜过多，一般每500克海带用水量不宜超过2500毫升，每500克盐海带不宜超过用水量1500克。为了使海带柔软，可以在浸海带时加点醋。

（3）海带性寒，脾胃虚寒者不宜食用，甲亢病人不宜食用。

（4）吃海带后不宜马上喝茶或吃酸涩的水果。

（5）孕妇和乳母不要多吃海带。这是因为海带中的碘可随血液循环进入胎儿体内，引起胎儿甲状腺功能障碍。

海带的食用宜忌

◆ 脾胃虚寒蕴湿者忌服
◆ 海带有降压作用，低血压者慎用
◆ 海带不易煮软，应将其上锅蒸软
◆ 食用前先将海带入清水浸泡两个小时，中间换一两次水，用水量不可过多
◆ 脾胃虚寒者、甲亢病人不宜食用
◆ 吃海带后不宜马上喝茶或吃酸涩的水果
◆ 孕妇和乳母不要多吃海带

08. 紫菜有什么食疗作用？

紫菜是一种大形红藻，属低等植物、海藻类蔬菜，以叶状体作蔬菜食用。微量元素含量丰富，素有"微量元素的宝库"之称。

紫菜生长于浅海潮间带的岩石上，最常见品种有：圆紫菜、坛紫菜、长紫菜、甘紫菜。

紫菜营养丰富，所含的蛋白质与大豆差不多，是大米的6倍；维生素A约为牛奶的67倍；维生素B_2比香菇多9倍；维生素C为卷心菜的70倍。另外，所含的脂肪比海带多8倍，蛋白质比鲜蘑多9倍，所含磷质也居藻类之首。

紫菜中含有大量硒，每100克紫菜中，含量高达8.43微克，紫菜中碘的含量也较高。

（1）紫菜中的甘露醇，是一种很强的利尿剂，有消水肿的作用，有利于保护肝脏。

（2）紫菜富含硒，有利于预防大肠癌。

（3）紫菜对改善记忆力有益，也可减缓人体衰老。

（4）紫菜中含有较多的碘，可使头发乌黑秀美。

紫菜的食疗作用

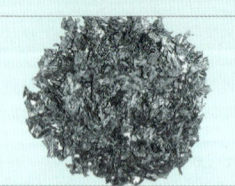

◆ 有明显降低血清胆固醇的作用
◆ 提高机体的免疫力，有抗癌作用
◆ 治疗妇幼贫血，帮助坚固骨骼、牙齿

09. 紫菜的食疗品有哪些？

紫菜质嫩味鲜，易溶于水，适于做汤。紫菜做汤，先将汤烧沸，下配料或调料，最后才撕入紫菜并立即起锅，以免紫菜烧煮时间过长后会损失营养成分。紫菜还可以与其他菜品搭配，做成凉拌菜等。其食疗品如：

【虾米紫菜汤】

原料：紫菜10克，虾米15克，葱末5克，绍酒10克，盐、味精、鸡汤各适量。

制法：（1）紫菜撕成小块，虾米加绍酒和水浸软。

（2）锅里加鸡汤，加虾米、紫菜、盐烧沸，撇去汤面浮沫，加入味精调匀，淋入熟油，撒上葱末，倒入大汤碗里。

【紫菜拌豆腐】

原料：内酯豆腐1盒，水发紫菜30克，松花蛋1个，香菜茸15克，糖5克，味精2克，红辣油15克，香油15克。

制法：（1）水发紫菜剁成细茸，加少许凉开水化开，另用小碗将葱茸、香菜茸沸水烫一下备用。松花蛋去壳，切成绿豆大小的粒，豆腐切成大片，用沸水浇一下待凉用。

（2）将豆腐片排在鱼盘里，撒葱茸、香菜茸、松花蛋，放入酱油、糖、味精、红辣油、香麻油即可。

【蚕豆紫菜汤】

原料：蚕豆100克，紫菜100克，盐、味精、香油各适量。

制法：（1）将蚕豆去壳去皮，紫菜撕碎。

（2）汤锅加水适量，将蚕豆放入煮熟，加紫菜、盐、味精适量，搅拌均匀，淋上香油即可。

【紫菜鸡蛋汤】

原料：鸡蛋3个，紫菜适量，盐、小葱、香油各适量。

制法：（1）紫菜泡发洗净，沥干备用，小葱洗净切碎，鸡蛋打入碗中并加少许盐搅匀。

（2）锅中加水，倒入蛋液，大火煮1分钟，加入紫菜、盐、出锅时撒上小葱，淋入香油即可。

蔬菜鲜饭团

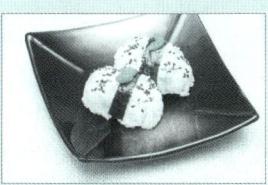

【材料】黄芪10克、党参10克、枸杞6粒。黑芝麻5克、昆布30克、白米1杯、紫菜1张、细粒冰糖1大匙、沙拉酱1大匙。

【做法】（1）将黄芪、枸杞分别洗净，用棉布袋包起，熬煮出汤汁；再放入昆布，过滤出汤汁备用。（2）白米洗净，取备好的汤汁1杯浸泡30分钟后一起放入电饭锅，煮成白饭，趁热拌入冰糖溶化，将白饭做成饭团备用。（3）将小片的紫菜贴在饭团上，撒上枸杞即可

【功效】本药膳能补血明目、祛风润肠、益肝养发、抗衰老、增强免疫力的功效。黄芪和党参都是很好的补中益气的药材，和滋阴的黑芝麻、昆布搭配，适合身体虚弱、头晕耳鸣、高血压、高血脂、贫血的人食用

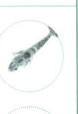

第三章 合理食肉，促生强健体魄

五畜是指什么？五畜在食疗中起到什么作用？

古代的五畜是指牛、犬、猪、羊、鸡。现代的五畜是分布于水、陆、空中最广阔的物种，包括畜、禽、鱼、蛋、奶之类的动物性食物。

五畜的主要营养是肉类食物中丰富的氨基酸、蛋白质和脂肪。《素问·脏气法时论》说「五畜为益」。「益」即增补之意，可补充增进主食的不足。中医认为，五畜的主要作用是滋养人体精血，增补五谷主食营养的不足。所以，适当食用动物性食品，能使人的体格强壮，体能充沛，但要防止过剩，不能超过人体需要量。

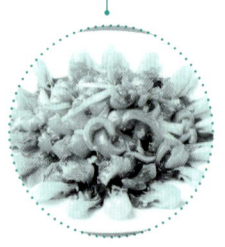

DI-SAN ZHANG

本章看点

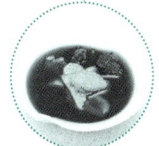

- 猪肉有什么食疗作用？ / 124

  中医认为，猪肉性寒，入肾膀胱经，能滋阴润燥，固精益髓。提供血红素和促进铁吸收的半胱氨酸，能改善缺铁性贫血。

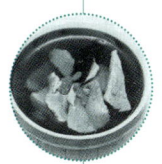

- 牛肉有什么食疗作用？ / 129

  牛肉是优良的高蛋白食品，每100克黄牛肉中约含蛋白质20克，含脂肪10.2克，含碳水化合物2.6克。牛肉中含有多种维生素，还含有钾、铁、锌、镁等矿物质。

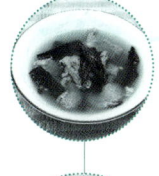

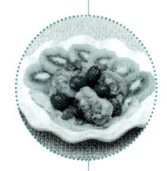

01 家畜类

畜肉的蛋白质含量一般为10%～20%，其氨基酸组成与人体需要较为接近，营养价值较高。牛羊肉蛋白质含量约为20%，高于猪肉的平均值。畜肉中猪肉的脂肪含量最高，羊肉次之，牛肉最低。但牛羊肉的脂肪组成以饱和脂肪酸为主，其中主要是棕榈酸和硬脂酸。另外，畜类瘦肉的脂肪含量差别较大。畜类肝脏除富含蛋白质和脂类外，维生素A、B族维生素和铁的含量也很高。畜肉中都含有较高水平的胆固醇，应控制摄入量，避免对身体造成损害。

01. 荤素如何搭配？

我们都知道，饮食要荤素搭配，更利于健康。因为动物性蛋白和植物性蛋白混合食用可以提高彼此的吸收率，所以在制作和食用过程中，要将畜肉与豆制品、蔬菜等搭配，以维持人体的酸碱平衡。

那么，荤素该如何搭配呢？其实，上帝在造人时，就用牙齿给了我们提示。根据人的牙齿中虎牙与槽牙的比例，4颗虎牙同20颗槽牙的比例是1∶5，吃肉与吃素的比例就出来了。

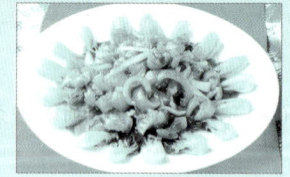

荤素的合理搭配

肉类、蔬菜、豆制品等都要吃，且荤素的搭配比例应为1∶5

肉吃多了，体内就会呈酸性，从而引发一系列疾病，如缺钙、长疖肿、流脓、痤疮、咽喉反复感染肿痛等。尤其是孩子，吃肉多不仅会虚胖，还影响智力，而且在情绪上，也容易出现烦躁、焦虑、多动、易激惹、好攻击、性欲亢进等问题。不过，只吃素也不好，会影响孩子的发育。可见，只有正确的荤素搭配食用，才能使人更健康。

02. 猪肉有什么食疗作用？

猪肉纤维较为细软，结缔组织较少，肌肉组织中含有较多的肌间脂肪，因此，经过烹调加工后肉味特别鲜美。

在畜肉中，猪肉的蛋白质含量最低，脂肪含量最高。含有丰富的维生素B_1及人体必需的脂肪酸。瘦猪肉含蛋白质较高,每100克可含高达29克的蛋白质,脂肪含量也高达6克。经煮炖后,它的脂肪含量还会降低。

食疗入药的猪肉都是指瘦肉。中医认为,猪肉性寒,入肾膀胱经,能滋阴润燥,固精益髓。

猪肉性味甘咸,滋阴润燥,可提供血红素(有机铁)和促进铁吸收的半胱氨酸,能改善缺铁性贫血。猪排滋阴,猪肚则补虚损、健脾胃。

猪排可以改善更年期女性出现的潮热、盗汗、心烦、失眠、口渴饮水不解的症状。比如,将猪排连同黄柏、知母一同蒸熟,烹入少许盐和醋,多吃脊髓,少吃肉,可以起到滋补阴液的效果。

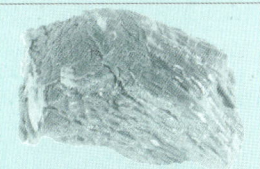

猪肉的食疗作用

补虚强身,滋阴润燥、丰泽肌肤适合病后体弱、产后血虚、面黄羸瘦者补充营养之用

03. 猪肉有什么食用宜忌?

(1)猪肉经长时间炖煮后,脂肪会减少30%~50%,不饱和脂肪酸增加,而胆固醇含量会大大降低。

(2)猪肉不宜在猪刚被屠杀后煮食,食用前不宜用热水浸泡,在烧煮过程中忌加冷水,不宜多食煎炸咸肉,不宜多食加硝酸盐腌渍的猪肉,忌食用猪油渣。

(3)不要吃涮猪肉,人吃了半生不熟、带有旋毛虫的猪肉,就会感染上旋毛虫病,导致发烧、流鼻涕。也不要吃烧焦的肉。

(4)儿童不宜多食猪肉,老人不宜多食瘦肉。

(5)不宜食用未摘除甲状腺的猪肉。猪肉在未剔除肾上腺和病变的淋巴结时不宜食用,人食用后很容易感染疾病。

(6)猪肉中的脂肪和胆固醇含量要比其他肉类高。因此,肥胖和血脂较高者不宜多食,服降压药和降血脂药时也不宜多食。

(7)食用猪肉后不宜大量饮茶。

猪身上的三样东西不宜吃

◆肾上腺。位于猪的肾脏前上方,即们常说的"小腰子"。食用后便会使人出现血压升高、恶心欲吐、头晕头痛、心悸乏力、四肢及口舌发麻、肌肉震颤等症状

◆甲状腺。位于猪气管喉头的前下部,俗称"粒子肉"。人吃了含有甲状腺的肉后,会出现心悸气短、心率失常、头痛耳鸣、烦躁不安、多汗、厌食、恶心、呕吐、腹痛、腹泻等不良

◆淋巴结。为灰白色或淡黄色如豆子至枣大小的"疙瘩",分布于猪的全身,俗称"花子肉"。当猪发生疾病时,淋巴结常常是病变转移最明显的地方。吃猪肉若不摘除淋巴结,会食入大量的病菌,而使人发生中毒或患传染病

04. 猪肉的食疗品有哪些？

猪肉可炒可炖，其食疗品有：

【板栗猪肉饭】

原料：瘦肉500克，板栗300克，粳米500克，料酒、盐、调料各适量。

制法：（1）瘦肉洗净后切成小块，板栗去壳。

（2）起油锅，把猪肉、板栗入锅煸炒，并加料酒等调料，烧煮至半熟。

（3）粳米洗净，放入电饭煲中，蒸10分钟，打开盖加入炒锅中的食材，至米熟即可。

食疗作用：此饭具有补肾壮腰的功能，适用于肾虚腰痛患者。

【山药炒肉片】

原料：山药500克，猪瘦肉300克，盐、鸡精、酱油、料酒、葱、姜各适量。

制法：（1）山药去皮洗净并切片，猪肉洗净切片，葱、姜洗净切碎

（2）将适量的油倒入锅中，烧热，放入猪肉煸炒，然后投入葱花、姜末翻炒，待锅中水将干时，加入盐、鸡精、料酒，继续翻炒至肉熟。

（3）加入山药煸炒，直至山药入味，放入少许味精翻炒均匀，即可装盘。

食疗作用：此膳宜佐餐食用，适用于肺燥型久咳、少痰的慢性气管炎患者。

【猪肉水饺】

原料：面粉700克，猪肉500克，葱、花椒粉、姜汁、酱油、盐、味精、香油各适量。

制法：（1）将适量温水倒入面粉中，和成面团，醒20分钟后，将面团放置案板上揉匀，搓成长条，切剂，用擀面杖擀成圆皮。

（2）葱、猪肉剁碎，放入小盆中，加花椒粉、姜汁、酱油、盐、味精、香油，使劲搅拌上劲，即成馅料。

（3）将馅料包入擀好的面皮中，捏住口，包成饺子。

（4）烧开半锅水，将包好的饺子倒入锅中，水沸后倒入一勺凉水，如此三次，即可将饺子盛出食用。

食疗作用：本品适用于病后体弱、产后血虚、营养不良者。

猪肉的食疗品

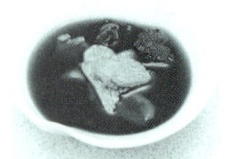

黄精炖猪肉

【材料】黄精5克，瘦猪肉200克，葱、姜、及盐、料酒适量

【做法】（1）将黄精、瘦猪肉洗净，分别切成长3厘米、宽5厘米的小块。（2）放入锅内，加水适量，放入葱、姜、食盐、料酒（3）隔水炖蒸，待瘦肉熟后加入少许味精即可

【功效】黄精炖猪肉，具有养脾阴、益心肺、润心肺、补中益气的功效，适用于阴虚体质、平时因调养不当或心脾阴血不足导致的食少失眠等病症；常用其作为保健食品来治疗肺结核、肺痨咳血、病后体虚等病症

05. 如何清洗猪肉？

生猪肉沾上了脏物，用水冲洗时油腻腻的，越洗越脏，很多人就会用开水冲洗，其实这种做法是不对的。

猪肉的肌肉组织和脂肪组织内，含有大量的蛋白质。猪肉蛋白质可分为肌溶蛋白和肌凝蛋白两种，肌溶蛋白的凝固点是 15～60℃，极易溶于水。

当猪肉置于热水中浸泡的时候，大量的肌溶蛋白就溶于水面排出体外。同时，在肌溶蛋白里含有机酸、谷氨酸和谷氨酸钠盐等各种成分，这些物质被浸出后，就影响了猪肉的味道。

因此，新鲜猪肉不要用热水浸泡、冲洗。那么，到底该如何清洗猪肉呢？其方法有三：

（1）用干净的布擦净，然后用冷水快速冲洗干净，也不可久泡。

（2）可以用淘米水洗两遍，再用清水洗，脏物就很容易除去。

（3）拿一团和好的面，在有脏物的猪肉上来回滚动，很快就能将脏物粘下。

巧洗猪肺、猪心、猪肠

巧洗猪肺

用白酒 50 毫升，从肺管里慢慢倒入，然后拍打两肺，让液体渗入到肺的各个支气管里，半小时后，再灌入清水拍洗，即可除尽腥味

妙洗猪心

将猪心放在面粉中"滚"一下，放置 1 小时后清洗，再烹炒，其味美纯正

巧洗猪肠

（1）用少量的醋、微量的盐兑水制成混合液，将猪肠放入浸泡片刻，再放入淘米水中泡一会儿（在淘米水中放几片橘片更好），然后在清水中轻轻搓洗两遍即可。

（2）先用清水冲去污物，再用酒、醋、葱、姜的混合物搓洗，然后放入清水锅中煮沸，取出后再用清水冲，这样就可以洗得很干净了

06. 肥猪肉可以食用吗？

很多人尤其是女性，对肥猪肉是敬而远之，肥胖者对肥肉的厌恶感更甚。肥肉、猪油虽然含有大量的胆固醇，是高血压、高血脂、动脉粥样硬化、冠心病等病人的禁忌食物，但只要进行科学的烹调和正确的食用，同样对人体有益。

猪油长时间用文火炖煮，饱和脂肪酸含量会大幅下降。按比例地搭配食用猪油和植物油，或者两者交替食用，不但无须考虑猪油中的高胆固醇，而且还可以互相补充两者的不足，对身体大有裨益。

另外，肥肉中还含有多种对人体有用的营养物质，若长期不食猪油、肥肉，使人体长期处于低胆固醇血症的状态，反而可能发生患绝对性高脂血症，同样会导致动脉硬化，还容易招致感染、贫血、癌症与营养不良等疾病。

巧洗肥猪肉

◆肥猪肉，即猪板油，如果脏了，很不容易洗干净。如果将猪板油放进 30～40℃的温水中，然后用干净的包装纸慢慢地擦洗，那样就容易多了

◆烹制肥猪肉时，加入适量用清水搅成糊状的豆腐乳或少许啤酒，既可除腻又可增味

07. 猪肉与哪些食物相克？

猪肉是人们食用最多的肉类，但是很多人由于不懂得食物相宜相克原理，而给健康带来了不利。

（1）猪肉与牛肉相克。从食物药性来看，猪肉酸冷、微寒，有滋腻阴寒之性，而牛肉则气味甘温，能补脾胃、壮腰脚，有安中益气之功。二者一温一寒，一补中脾胃，一冷腻虚人。性味有所抵触，故不宜同食。猪肉还与香菜相克，道理同此。

（2）猪肉与羊肝相克。从食物药性来看，羊肝气味苦寒，补肝、明目、治肝风虚热。猪肉滋腻，入胃便作湿热。从烹饪角度来讲，羊肝有膻气，与猪肉共同烹炒，则易生怪味。

（3）猪肉与大豆相克。大豆中植酸含量很高，60%～80%的磷是以植酸形式存在的。当它与猪肉同食时，会与蛋白质和矿物质形成复合物，而阻碍吸收。另外，豆中的营养与肉中的钙、铁、锌等矿物质结合，也会影响人体对这些元素的吸收。

猪腰子去腥臊三法

◆把猪腰表面的薄膜去除后，从中间剖为两半，腰子内的腰臊味就可以去除

◆取约15粒花椒放入锅内，待水烧沸后，放入腰花，等水再次一沸，即可捞出，沥去水，就可加工各式菜肴了。经这样处理过的猪腰，成菜后味道鲜美，毫无异味

◆将腰子剥去薄膜，剖开，剔除污物筋络，切成所需的片或花状，用清水漂洗一遍，捞出沥干，按500克猪腰用50毫升白酒的比例拌匀揉搓，然后用水漂洗两三遍，最后再用开水烫一遍即可

08. 烹制猪骨汤有什么宜忌？

（1）熬骨头汤宜用冷水，并用小火慢慢熬，这样可以延长蛋白质的凝固时间，使骨肉中的新鲜物质充分渗到汤中，汤才好喝。

（2）不宜中途加生水。在烧煮时，骨头中的蛋白质和脂肪逐渐解聚而溶出，于是，骨头汤便越烧越浓，油脂如膏，骨酥可嚼。如在煨烧中途加生水，会使蛋白质、脂肪迅速凝固变性，不再解聚；同时骨头也不易烧酥，骨髓内的蛋白质、脂肪无法大量溶出，从而影响了汤味的鲜美。

（3）熬制时间不宜太长。骨头中的钙质不易分解，如长时间熬制，会破坏骨头中的蛋白质成分，熬出的汤中脂肪含量增加，反而对人体不利。

（4）放调料要适时适量。做汤不宜早放盐和酱油，因为盐水有渗透作用，最容易渗入原料，使其内部水分渗出，加剧蛋白质凝固，因而影响汤味鲜美。

咸肉如何退盐？

◆买回咸肉后，人们习惯用清水漂洗，以为这样就能使咸肉中所含的盐分溶解在清水中。其实，用清水漂洗并不能达到退盐的目的

◆正确的方法是用盐水漂洗，即把咸肉放在浓度低于咸肉所含盐分的水中漂洗几次，咸肉中的盐分就会逐渐溶解在盐水中，最后再以淡盐水清洗一下，就可以烹制了

09. 牛肉为什么受到所有人喜爱？

牛是草食反刍类动物，有黄牛、水牛、奶牛、肉牛、青藏高原野牦牛等几种。牛肉瘦肉多、脂肪少，是高蛋白质、低脂肪的优质肉类食品；所含的必需氨基酸较多，所以牛肉营养价值高；此外，牛肉味道十分鲜美。所以牛肉非常受人喜爱，享有"肉中骄子"之美誉，是中国人的第二大肉类食品。

在中国唐朝人们就有爱吃牛肉的习惯。当时，长安城富有的商人和贵族们都非常喜欢吃牛肉。

唐宋时期，为了满足皇室的需要，政府设立了一个牛羊司，大量饲养牛羊，以供皇室的需求。不仅皇室贵族、富有的商人，就连普通的老百姓也非常喜欢吃牛肉，街道沿途各店都有卖牛肉的，颇为壮观。

在国外，很多国家的人也都喜欢吃牛肉。尤其是"腓力牛排""纽约牛排""神户牛排"，成为人们争相品尝的佳肴。

牛肉的营养成分

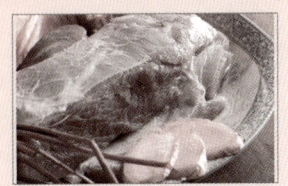

高蛋白、低脂肪；富含比猪肉更接近人体需要的氨基酸

10. 牛肉有什么食疗作用？

牛肉是优良的高蛋白食品，每 100 克黄牛肉中约含蛋白质 20 克（比猪肉多 3.3%，比羊肉多 10%），含脂肪 10.2 克，含碳水化合物 2.6 克。牛肉中含有多种维生素，还含有钾、铁、锌、镁等矿物质。

牛肉：补中益气、滋养脾胃、强健筋骨、化痰息风、止渴止涎，适宜于中气下陷、气短体虚、筋骨酸软、贫血久病及面黄目眩之人食用。牛肉加大枣炖服，则有助肌肉生长和促伤口愈合之功效。

牛血：牛血是一种富有营养的食品，现已成为餐桌上的重要菜肴，主治血痢、便血、脾胃虚弱、血虚经闭等症。

牛黄：中医记载，牛黄味苦、甘、凉。主治热病神昏、谵语、癫痫发狂、小儿惊风抽搐、牙痛、喉肿、口舌生疮、痈疽、疔毒，是一项有广泛开发前景的药物。

牛肝：牛肝有较高的药用价值，《本草经疏》记载，牛肝苦甘，气和平，食用后能养血、补肝、明目。

牛肉的食疗作用

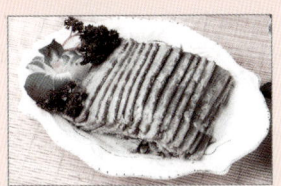

◆ 益脾胃、强筋骨
◆ 止咳化痰、益气补中
◆ 用于治疗气短体虚，筋骨酸软、营养不良、贫血等病症

11. 牛肉的食疗品有哪些？

牛肉食疗品如有：

【牛肉菜饭】

原料：牛肉150克，香米500克，姜汁、酱油、花生油、小葱各适量。

制法：(1)将牛肉剁成肉沫，加入姜汁、酱油、花生油、小葱调匀。

(2)大米淘洗干净，用水煮至八成熟，捞出沥干。

(3)将大米与牛肉馅充分搅拌，放入笼屉内蒸1小时即可。

食疗作用：此饭健脾开胃，补虚生血。

【五加皮烧牛肉】

原料：牛肉500克，五加皮、杜仲各15克，胡萝卜、橄榄菜各适量，葱1根，生粉半小匙，米酒、酱油、姜、香油少许。

制法：(1)葱切段，姜剁末，胡萝卜切片。

(2)牛肉切片，加入姜末、米酒、酱油、香油、生粉搅拌均匀，腌渍20分钟。

(3)橄榄菜切成大段，锅内加水烧开，放一些盐和米酒，将橄榄菜烫一下，捞起平铺在盘上。

(4)用1碗水把五加皮和杜仲一起煮成半碗药汁。

(5)炒锅加油烧热，将葱爆香，滑入腌好的牛肉，牛肉快熟时倒入药汁、胡萝卜片炒熟，即可盛入橄榄菜盘上。

食疗作用：

本品可强筋壮骨，适合贫血久病、气短体虚、寒湿腰痛者。

【山楂牛肉蛊】

原料：牛肉200克，胡萝卜200克，山楂4个，红花6克，大枣10个，熟地6克，上汤、绍酒、葱、姜、盐各适量。

制法：(1)把山楂洗净，去核；大枣去核；熟地切片；红花洗净去杂质。

(2)牛肉洗净，用沸水焯一下，切成稍大的方块；姜拍松，葱切段。

(3)砂锅中加3碗水，放入牛肉、绍酒、葱、姜，用中火煮20分钟，再加1碗上汤，煮沸后加胡萝卜、山楂、红花、熟地、盐，用文火炖1个小时即成。

食疗作用：此品可补气血，去瘀阻，改善血瘀体质。

牛肉的食疗品

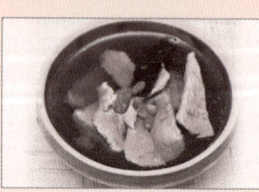

杜仲煮牛肉

【材料】杜仲20克、枸杞15克。瘦牛腿肉500克，绍兴酒2汤匙，姜片、葱段少许，鸡汤2大碗，盐适量

【做法】(1) 牛肉洗净，放在热水中稍烫一下，去除血水，备用。(2) 将杜仲和枸杞稍洗一下，然后和牛肉一起放入锅中，加适量水。(3) 开大火煮沸后，再转小火将牛肉煮至熟烂，起锅前拣去杜仲、姜片和葱段，调味即可

【功效】本药膳以补肝肾、强筋骨、降血压见长，适用于治疗肾虚腰痛、高血压等病症

12. 牛肉有什么食用宜忌？

（1）内热盛者禁忌食用，服氨茶碱时禁忌食用。

（2）不宜食用反复剩热或冷藏加温的牛肉食品，不宜食用熏、烤、腌渍品，不宜食用未摘除甲状腺的牛肉，对于来自疯牛病疫区或来路不明的牛肉不宜多吃。

（3）不宜使用炒其他肉食后未清洗的炒菜锅炒食牛肉。

（4）牛肉与猪肉、白酒、韭菜、薤（小蒜）、生姜同食易致牙龈炎症。

（5）牛肉与栗子不宜同食，不宜与牛膝、仙茅同用。

（6）吃牛肝时，忌鲍鱼、鲇鱼，且不宜与富含维生素C的食物同食。

（7）牛黄是牛的胆囊结石，是一种珍贵的中药，现在可以人工合成。牛黄解毒片的作用是清热解毒。食用过多或无病时食用会引起中毒，甚至危及生命。成人服用牛黄解毒片时，小片每日不得超过9片，大片不得超过6片，切忌过量或长期服用。

牛肉的选购与鉴别

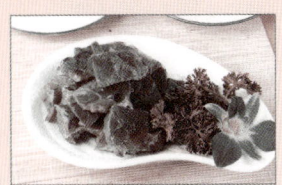

◆新鲜的黄牛肉呈棕色或暗红色，剖面有光泽，结缔组织为白色，脂肪为黄色，肌肉间无脂肪杂质

◆新鲜的水牛肉呈深棕红色，纤维粗糙而松弛，脂肪较干燥

◆新鲜的牦牛肉质较嫩，微有酸味

13. 烹调牛肉时有什么窍门？

（1）要使用热水直接加热，不要用冷水。热水可以使牛肉表面蛋白质迅速凝固，防止肉中氨基酸外浸，保持肉味鲜美；旺火烧开后，揭开锅盖炖20分钟去异味，然后盖上锅盖改用微火，使汤面上浮油保持温度，起到焖的作用。

（2）烧煮过程中，盐要迟放，水要一次加足，如果发现水少，应加入开水。

（3）将少许茶叶用纱布包好，放入锅内与牛肉一起炖煮，这样可以使肉熟得快，味道清香。

（4）加些酒或醋（1千克牛肉放2～3汤匙酒或1～2汤匙醋）炖牛肉，也可使肉软烂。

（5）在肉锅中放几个山楂或几片萝卜，既可使肉熟得快，也可除异味。

（6）土豆配牛肉营养价值高，并有健脾胃的作用。牛肉粗糙，有时会刺激胃黏膜，土豆与牛肉同煮，不但味道好，且土豆含有丰富的叶酸，能起到保护胃黏膜的作用。

牛肉炒制须知

宜用啤酒

为了使牛肉鲜嫩快熟，炒前先用啤酒将面粉调稀，淋在牛肉片上，拌匀后腌30分钟，啤酒中的酶能使牛肉中的一些蛋白质分解，可增加牛肉的鲜嫩程度

不宜用碱

◆炒牛肉加碱，牛肉中的氨基酸就会与碱发生反应，使蛋白质沉淀变性，牛肉虽易煮熟，但牛肉的营养素却遭受了很大破坏

◆其次是脂肪发生水解，降低利用率。而维生素B_1、维生素B_2和烟酸以及钙、磷等矿物质，也会因碱性作用而影响人体对其的吸收和利用

14. 羊肉的营养成分有哪些？

羊是人们熟悉的家畜之一，在我国已有5000余年的饲养历史。羊天性耐寒，在我国主要产于较寒冷的高原地区，如青海、西藏、内蒙古地区，其中又以内蒙古地区羊的品种为最佳。

内蒙古地区昼夜温差较大；水草茂盛，特别适合羊的生长。

羊肉是人们主要食用肉类之一，也是冬季进补佳品。羊肉的肉质细嫩，味道鲜美，含有丰富的营养，较猪肉和牛肉的脂肪、胆固醇含量都要少。冬季食用羊肉，可收到进补和防寒的双重效果。

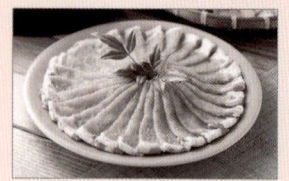

羊肉的营养成分

蛋白质、脂肪、维生素、矿物质

羊肉含有丰富的蛋白质、脂肪，同时还含有维生素B_1、维生素B_2及矿物质钙、磷、铁、钾、碘等，营养十分全面、丰富。羊的脂肪溶点为47℃，而人的体温为37℃，所以吃了羊肉后脂肪也不会被身体吸收，不会发胖。

羊羯子的骨髓更是上品，能强筋骨，治腰膝酸软、筋骨痛等症。

15. 羊肉有什么食疗作用？

羊全身是宝，羊肉、羊血、羊骨、羊肝等都可用于多种疾病的治疗，具有较高的药用价值。

（1）羊肉：寒冬常吃羊肉，可促进血液循环，增强御寒能力。羊肉还可增加消化酶功能，保护胃壁，帮助消化。羊肉还有补肾壮阳的作用，适合男士经常食用。

（2）羊血：羊血性味咸平，有止血、祛淤之功效，可用于产后出血晕、外伤出血、跌打损伤等症的治疗。

（3）羊肝：羊肝性味甘凉，有益血、补肝之功效。

（4）羊骨：羊骨中含有磷酸钙、碳酸钙、骨胶原的等成分，可用于治疗再生不良性贫血、筋骨疼痛、淋痛、久泻、久痢等病症。

（5）羊胆：羊胆性味苦寒，在肺结核的治疗中，长期服用抗肺痨药物无效者在使用羊胆治疗时往往能显示出特殊的疗效。

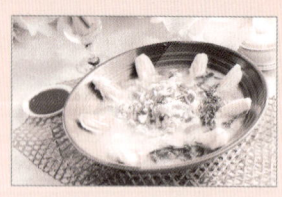

羊肉的选购与鉴别

◆新鲜的绵羊肉，肉质较坚实，颜色红润，纤维组织较细，略有些脂肪夹杂其间，膻味较少

◆新鲜的山羊肉，肉色比绵羊的肉质厚略白，皮下脂肪和肌肉间脂肪少，膻味较重

◆贮存羊肉一般以现购现烹为宜，暂时吃不了的，可放少许盐腌渍2天，即可保存10天左右

16. 羊肉的食疗品有哪些？

羊肉无论清炖还是红烧、烤制或做馅心食用，味皆鲜香。

【羊肉馅饼】

原料：羊肉500克，面粉750克，白菜1200克，葱、姜、盐、花椒、大茴香、黄豆酱、花生油、香油各适量。

制法：(1)将大茴香和花椒放入开水中，煮开凉凉即成花椒水。

(2)葱、姜切末；白菜切碎，挤去水分；羊肉切碎，用黄豆酱、葱末、姜末、花椒水、盐和麻油拌匀。

(3)将面粉加350克温水和面，然后醒半小时，搓条、切剂、擀皮。

(4)在皮上放适量的馅料，包拢，再压扁制成馅饼生坯。

(5)开火，在平底锅内倒油，烧至七成热，放饼，煎至两面金黄即可。

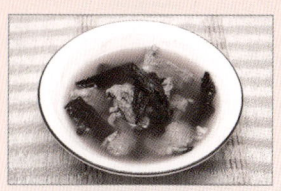

黑豆菖蒲羊肉汤

【材料】羊肉500克，黑豆50克，杜仲15克，生姜、菖蒲各10克

【做法】先将剖开洗净的羊肾用开水浸泡三分钟待用。煮黑豆、杜仲、菖蒲30分钟，然后加入羊肾，文火炖熟

【功效】除风寒湿痹，开心窍，补肾

【葱爆羊肉】

原料：羊肉300克，洋葱半个，葱、姜、蒜、盐、醋、鸡精、料酒、酱油、香油、香菜、淀粉各适量。

制法：(1)羊肉洗净切片，与淀粉、盐、鸡精等搅拌均匀备用。

(2)洋葱洗净切丝，葱、姜洗净切碎，蒜切瓣，香菜择洗干净切段，淀粉勾兑成汁。

(3)炒锅加油烧热，下入羊肉爆炒，炒熟后盛出。

(4)炒锅继续加热，放入葱花、姜末、洋葱丝爆香，然后放入炒熟的羊肉，并加盐、料酒等翻炒均匀，将熟时淋入芡汁并翻炒均匀，待收汁后淋入香油、撒上香菜即可。

【羊肉水饺】

原料：面粉700克，羊肉500克，胡萝卜1根，葱1棵，姜汁、花椒粉、酱油、鸡精、盐、料酒、香油各适量。

制法：(1)如常法制作饺子皮。

(2)羊肉剁成肉馅；胡萝卜剁成小丁；葱切末；将羊肉、胡萝卜、葱放入小盆中，放调料搅拌上劲，即成馅料。

(3)将馅料包入擀好的面皮中，捏住口，包成饺子。

(4)烧开半锅水，倒入饺子，水沸后倒入一勺凉水，如此三次，即可将饺子盛出。

17. 羊肉有什么食用宜忌?

（1）羊肉具有温补作用，最好在冬天食用。夏秋季节气候热燥，不宜吃羊肉。

（2）羊肉性温热，常吃容易上火。因此，吃羊肉时要搭配凉性和甘平性的蔬菜，能起到清凉、解毒、去火的作用。

（3）吃羊肉时最好搭配豆腐，这样不仅能补充多种微量元素，豆腐中的石膏还有清热泻火、除烦、止渴的作用。

（4）羊肉和萝卜共食，则能充分发挥萝卜性凉、消积滞、化痰热的作用。

（5）吃羊肉时不宜同时吃醋，不宜同时吃番瓜，以防发生黄疸和脚气病；不宜马上饮茶，否则可导致排便不畅或大便秘结。

（6）羊肉属大热之品，凡有发热、牙痛、口舌生疮、咳吐黄痰等上火症状者都不宜食用。患有肝病、高血压、急性肠炎或其他感染性疾病患者，过多食用会促使病情加重。每餐以50克为宜。

选购羊肉最好根据烹饪需要

◆炒羊肉时，宜选择外脊、里脊、外脊里侧、磨裆、三岔、肉腱子等部位肉

◆烧羊肉时，宜选购脖颈、肋条、三岔、肉腱子、羊尾等部位肉

◆焖羊肉时，宜选择脖颈、腱子肉等

◆涮羊肉时，宜选择磨裆、三岔等部位肉，这部分的羊肉肥瘦适中，鲜嫩无比

◆扒羊肉时，宜选择腰窝肉

◆熘羊肉时，宜选购胸口、外脊等部位肉

18. 烹调羊肉主要有哪几种方法?

（1）最营养的吃法是炖羊肉。

煮过肉的汤，营养程度非常高，是滋补身体的佳品。而且，羊肉经过炖制以后，更加熟烂、鲜嫩，易于消化。

（2）烤羊肉串最好选用鲜羊肉。

烤羊肉串味道鲜美，应注意的是，烤的时候最好选用鲜羊肉，不要用冷冻的，这样营养流失少，而且容易消化。

（3）涮羊肉的时间不宜太短。

涮羊肉能够较好地保存羊肉中的活性营养成分，但应注意选用的肉片越新鲜越好，要切得薄一些，在沸腾的锅内烫1分钟左右，肉的颜色由鲜红变成灰白才可以吃。时间不宜太短，否则不能完全杀死肉片中的细菌和寄生虫虫卵。

（4）炸羊肉的热量高，营养损失大。

炸羊肉香鲜、可口，但营养成分损失较大，含热量较高，油炸食品还容易产生致癌物质，最好少吃。

处理冷冻羊肉4步骤

步骤1：冲洗
用净水冲洗一次，去掉表面浮土，再用净布擦干

步骤2：化冻
放在室内慢慢化冻，如反复翻动羊肉位置，可缩短化冻时间。注意千万不要用热水泡，更不要用火烤

步骤3：整理
待肉化至似冻不冻（俗称麻冻）时，选出适于爆、炒的部位，如前后腿中的瘦嫩部分，根据自己所需加工成片或丝，其余部位可做别用

步骤4：浸泡
将加工好的羊肉放入净水中浸泡，待其完全化透后捞出，控去多余水分，但不要挤干

02 家禽类

禽类蛋白质含量为 16% ~ 20%，其中鸡肉和鹌鹑肉的蛋白质含量较高，鸭肉相对较低；心、肝、肾等内脏器官的蛋白质含量略低于肉，禽肉蛋白质的氨基酸组成与人体需要接近，利用率较高。禽肉脂肪含量差别较大，火鸡肉和鹌鹑肉的脂肪含量在 3% 左右，鸡肉在 9% ~ 14% 之间，鸭和鹅达 20% 左右。不饱和脂肪酸中以单不饱和脂肪酸为主，多不饱和脂肪酸比例较低。可为人体提供多种维生素及人体必需的矿物质，其中以动物内脏所含的维生素最为丰富。

01. 鸡肉有什么食疗作用？

中医认为，鸡肉全身都可入药，具有很高的医药价值。

（1）鸡肉具有温中益气、补精填髓、益五脏、补虚损的功效。是虚劳瘦弱、头晕心悸、月经不调、产后乳少、尿频、遗精、耳鸣、泄泻等患者的食疗佳品。

冬季是感冒流行的季节，对健康人而言，多喝些鸡汤可提高自身免疫力，将流感病毒拒之门外；对于那些已被流感病毒感染的患者而言，多喝点鸡汤有助于缓解感冒引起的鼻塞、咳嗽等症状。美国的最新研究表明，鸡汤能帮助人赶走流感，因为它可以将病毒排出体外。

（2）鸡肝具有补肝、养血、明目的作用，适合视力下降、夜盲、贫血患者食用。

（3）鸡心可补心镇静，适合心悸、虚烦患者食用。

（4）鸡胆具有清热、解毒的作用，对胆囊炎、百日咳患者有效。

鸡肉的食疗作用

鸡肉含蛋白质高达 23.3%，脂肪含量只有 1.2%，比各种畜、禽肉低得多。所以适当吃些鸡肉，不但可增强体质促进健康，也不会使人发胖。

蒸食小公鸡可治肾虚

将啼叫的小公鸡（成年公鸡不能用），按常规宰杀洗净切成鸡块，放油锅内略炒数分钟。再往锅内加入 500 毫升米醋（不要加白开水）在火上炖焖，以鸡肉炖烂而不剩醋为宜

02. 鸡肉的食疗品有哪些？

鸡肉的食用方法很多，蒸煮、烧汤、腌渍、风干均各具风味，鸡肉最有营养的吃法就是熬汤。

【丁香多味鸡腿】

原料：鸡腿 2 只，党参、白术各 15 克，丁香、陈皮各 10 克，姜 3 片。

制法：（1）将鸡腿洗净，在开水中余烫，以除去血水。

（2）将药材洗净，陈皮用温水泡发。

（3）把药材摆放在锅底，鸡腿放在药材上，再放姜片，加水淹至姜片，开大火煮沸后，用小火煮1小时即可食用。

食疗作用：此品健胃补肾，适用于肾阳不足所造成的阳萎、腰酸、怕冷，还能增加肠胃功能，促进消化，治疗肠胃虚寒所致的腹部冷痛、呕吐或拉肚子。

【银杏鸡丁饭】

原料：鸡肉200克，银杏1把，鸡蛋1个，米3杯，淀粉、葱、食用油各适量

制法：（1）银杏放入微波炉中，高火30秒，取出，剥去硬壳。

（2）鸡肉切丁，加蛋清、盐和淀粉拌匀上浆。

（3）炒锅烧热，放入食用油烧至六成热，放入葱花爆香，滑入鸡丁划散，放入白果炒匀，加少许高汤、盐，大火烧开。

（4）米放入电饭煲蒸10分钟，打开盖，放入半熟的银杏鸡丁，继续蒸至米熟即可。

食疗作用：此饭适合气虚者食用，但高热患者忌食。

【西洋参炖土鸡】

原料：土鸡1只，西洋参15克。

制法：（1）鸡清理、清洗干净，除去内脏，整只鸡入沸水中焯去血污。

（2）将西洋参放入鸡肚子里，用针线将肚子缝上。

（3）砂锅中加适量水，大火烧开后转小火炖至鸡肉熟透，汤汁剩下2/3即可关火食用。

食疗作用：此品补虚益气，提高免疫力，适合高血压、眩晕、咽痛口干者、糖尿病初发病者。

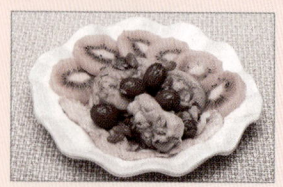

大枣当归鸡腿

【材料】大枣5克，当归2克，鸡腿100克，猕猴桃80克，油适量

【做法】（1）将大枣、当归洗净，用米酒浸泡3小时备用。（2）鸡腿用酱油抹匀，放置5分钟，入油锅中炸至两面呈金黄色；取出，切块。（3）鸡腿块放入锅中，倒入浸有大枣和当归的米酒，转中火煮15分钟，取出装盘，猕猴桃洗净、削皮、切片，装盘即可

【功效】本菜品可以补血安神，可帮助脑力工作者补充脑力，帮助工作紧张的都市人缓解沉重的压力，舒缓紧张的情绪

03. 鸭肉有什么食疗作用？

鸭，又名家凫，别称"扁嘴娘"，是我国农村普遍饲养的主要家禽之一。鸭喜合群，胆怯。母鸭好叫，公鸭则嘶哑，无飞翔力，善游泳，主食谷类、蔬菜、鱼、虫等。

鸭肉的营养价值很高，蛋白质含量为16%～25%，比畜肉中的蛋白质含量高得多。鸭肉还是含B族维生素和维生素E比较多的肉类。鸭肉脂肪含量适中，而且分布较均匀。此外，鸭肉还含有0.8%～1.5%的无机物和较高的铁、铜、锌等微量元素。

鸭肉的食疗作用有：

（1）体内有热、虚弱、食少、大便干燥和水肿的人，食鸭肉最有益。

（2）鸭肉不仅脂肪含量低，所含脂肪的化学结构与猪肉也不同，更接近橄榄油，主要是不饱和脂肪酸，能起到保护心脏的作用。

（3）鸭血味咸，有补血、解毒的功效，主要治疗劳伤吐血、痢疾。

鸭肉的食疗作用

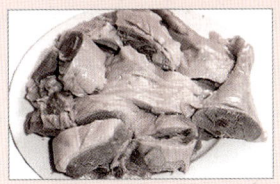

消毒热、利小便、退疮肿、消胀满

主治体虚乏力、食欲不振、大便干燥及水肿等症

04. 鸭肉有什么食用宜忌？

（1）鸭肉一般人均可食用，尤其适合上火、体虚、盗汗、遗精、糖尿病、肺结核等人食用。

（2）烹制鸭肉汤时，加入少量盐，汤会更加鲜美。

（3）鸭肉宜与海带同食，对心血管疾病有更好的疗效。

（4）鸭肉多食滞气，滑肠，凡为阳虚脾弱、外感未清、痞胀脚气、便泻肠风者皆忌之。

（5）鸭肉不宜与鳖肉同食，同食会令人阴盛阳虚、水肿泄泻。

（6）鸡、鸭、鹅等禽类屁股上端长尾羽的部位，学名"腔上囊"，是淋巴腺集中的地方。因淋巴腺中的巨噬细胞可吞食病菌和病毒，即使是致癌物质也能吞食，但不能分解，故禽"尖翅"是个藏污纳垢的"仓库"，绝对不能吃。

（7）腰痛、寒性痛经、肥胖、慢性肠炎、动脉硬化者应尽量少食或不食。

鉴别注水鸭

拍肌肉
注水的鸭肉特别有弹性，一拍就会听到"啵啵啵"的声音

看翅膀
翻起鸭的翅膀仔细地看，若发现上面有红针点，周围呈乌黑色，则是注了水

掐皮层
在鸭的皮层下用手指一掐，能明显地感到打滑，一定是注过水的

抠胸腔
有的人将水用注射器注入鸭胸腔的油膜和网状内膜里，只要用手指在上面稍微一抠，注过水的鸡、鸭肉网膜一破，水便会流淌出来

用手摸
没有注过水的鸡鸭，摸起来比较平滑。皮下注过水的鸡鸭高低不平，摸起来像长有肿块

05. 鸭肉的食疗品有哪些？

鸭肉用白切、烧卤、火锅等烹制方法皆可，亦可剥皮后切成薄片净炒或涮鸭肉。

【青头鸭粥】

原料：青头雄鸭1只，粳米适量，葱白3根。

制法：鸭去毛及内脏，洗净切碎，煮至熟烂后，加入粳米和葱白，用小文煮至粥稠肉烂。

食疗作用：适合营养不良性水肿、心脏性水肿及肾性水肿患者食用。如果作为祛水利肿的药物食用，每日早晚温食，七天为一疗程。

【黄精炖鸭】

原料：鸭子1只，黄精10克。

制法：鸭宰杀后去内脏洗净，加黄精入锅清炖，待肉烂熟，即可随意吃肉喝汤，或佐餐食用。

食疗作用：对老年肺结核病及肺气肿患者有辅助治疗作用。

【养心鸭子】

原料：鸭1只，肉末、黄花菜适量，盐、料酒、葱、姜、冬虫夏草、黄芪、枸杞各适量。

制法：(1)鸭宰杀并清理干净，放入开水中焯去血污，捞出沥干。

(2)黄花菜泡发洗净切碎，葱洗净切段，姜洗净切片，加肉末、盐、料酒拌匀，塞入鸭肚子。

(3)砂锅中放入清汤烧开，加入冬虫夏草、黄芪、枸杞、葱、姜、盐及鸭子，用小火炖至鸭肉酥烂即可。

食疗作用：此膳最适合老人冬季进补，益气利尿，增强体质。

【麻油鸭】

材料：鸭1只，青、红椒各1个，盐、酱油、醋、糖、葱、蒜、料酒等各适量。

制法：(1)鸭宰杀清理干净，放入沸水中焯去血污，捞出用调料腌渍半小时，然后放入蒸笼中蒸熟。

(2)油锅置上烧至七成熟，放入鸭肉煎炸至透，捞出去骨切片，码入盘中。

(3)淋入蒸汁及少许热油，放入少许盐拌匀即可。

冬瓜火腿煲老鸭

【材料】烤鸭600克，冬瓜200克，五花肉150克，油菜心70克，大葱、姜、香菜等各适量

【做法】(1) 将烤鸭剁大块，猪肉洗净切块。(2) 将冬瓜挖出瓜球，菜心洗净焯过。(3) 取砂锅，放入烤鸭、猪肉、瓜球、葱、姜、料酒及清汤，慢火炖1小时，加入精盐、味精、胡椒粉，调好味，放入菜心，撒上香菜末即成

06. 鹅肉的食疗品有哪些？

鹅肉可鸡肉的食用方法相同，可炒可炖。鹅肉松软鲜嫩、清香不腻，与萝卜、冬瓜等炖煮，可制成"秋冬养阴"的滋补佳品。鹅肉还有很多种吃法，比如：

【深井烧鹅】

原料：鹅1只，盐、鸡精、酱油、料酒、白糖、红色素、米醋、五香粉、葱、姜各适量。

制法：（1）鹅宰杀，葱尾部取出内脏及肺、气管，冲洗干净，在其颈背开小孔。

（2）葱、姜洗净切丝后，同其他调料拌匀，从其尾部塞入肚子。

（3）在小孔处吹起，然后均匀地在其全身浇上开水，然后将鹅头朝下挂在烤箱上。

（4）将色素、米醋及白糖用热水调匀后，均匀地淋在鹅身上。

（5）烤箱插电，用慢火将鹅身焙至干爽，然后改大火烘烤，直至鹅皮变脆，取出斩件装盘即可。

【剁椒鹅丝】

原料：鹅胸肉300克，青、红椒各1个，泡椒小半碗，葱、盐、酱油、味精、辣椒油、香油、熟芝麻各适量。

制法：（1）青红椒切丝；泡椒剁碎；葱切丝。

（2）烧开半锅水，将鹅胸肉倒入锅中煮熟后，捞出切丝，摆入盘中，同时将葱丝、青红椒丝一同摆入。

（3）取一只碗，将泡椒、盐、酱油、味精、辣椒油、香油拌匀，淋入盘中。

【卤香鹅翅】

原料：鹅翅若干个，盐、鸡精、料酒、酱油、花椒、桂皮、大料、葱、姜各适量。

制法：（1）鹅翅洗净，剁去翅头。葱、姜洗净切碎，与其他调料放入纱布包扎紧。

（2）烧开半锅水，放入鹅翅和纱布包，小火卤1个小时。

（3）起油锅，放入葱、姜爆香后捞出，熄火，放入蒜末，将热油淋到鹅翅上即可。

松茸鹅肉块

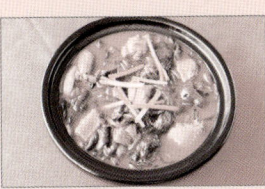

【材料】光雁鹅1000克，水发松茸250克，熟冬笋50克，白菜心150克，鲜汤2000毫升，姜、葱段、盐、味精、米醋、料酒、白糖、胡椒粉各适量

【做法】将鹅收拾干净，入沸水锅中焯透捞出，剁大块，用清水洗干净，捞出。洗净白菜心，切成块，入沸水锅中略汆，捞出。冬笋切成块。姜洗净去皮后拍松。将大砂锅1只置于小火上，倒入鲜汤，放入葱、姜、松茸、雁鹅肉块，加料酒、米醋、盐、白糖、冬笋及白菜心，水烧沸后，撇去浮沫，下味精，盖上盖，炖至雁鹅肉酥烂，揭开盖，撇去汤面上的油，撒入胡椒粉，即可端砂锅上桌食用

【功效】补气健脾，滋养强壮

第三章 合理食肉，促生强健体魄

07. 鲤鱼有什么食疗作用？

鲤鱼除食用外，还可用于治疗多种疾病，有开胃、健脾、利尿、消肿等功效。

（1）鲤鱼味甘、性平，有利水、消肿、下气、通乳、止咳、安胎、消除黄疸、镇惊的作用，适用于水肿、咳嗽、气喘、胎动不安、小儿惊风、癫痫等病症。

（2）鲤鱼有利尿消肿、益气健脾、通脉下乳之功效，主治浮肿、乳汁不通、胎气不长等症。食欲低下、工作劳累和情绪低落者都适合吃鲤鱼。

（3）男性应以吃雄性鲤鱼为宜，有健脾益肾、止咳平喘之功效，对黑发、悦颜也有较好功效。

（4）由于鲤鱼的视网膜上含有大量的维生素A，因此，鲤鱼眼睛明目的效果特别好。

（5）鲤鱼与川贝末少许煮汤服用，治咳嗽气喘。

（6）鲤鱼与冬瓜、葱白煮汤服食，治肾炎水肿。

（7）鲤鱼血，能治疗口眼歪斜；鲤鱼胆汁，可治疗化脓性中耳炎和赤眼病。

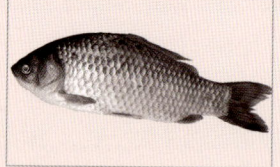

鲤鱼的食疗作用

◆可散血、止血
◆主治吐血、崩中、带下、痔漏等症

08. 鲤鱼有什么食用宜忌？

（1）脊上两筋及黑血不可食用。

（2）服用中药天门冬时不宜食用。

（3）不宜久食反复剩热或反复冻藏加温之品。

（4）不宜食用烧焦鱼肉。

（5）鲤鱼不宜与红小豆同食。红小豆甘酸咸冷，具有下水肿、利小便、解热毒、散恶血之功效；鲤鱼亦能利水消肿。若二者同煮，利水消肿之功效会增强。肾炎水肿患者，可用鲤鱼红小豆汤进行食疗，但正常人不可服用，以免影响身体健康。

（6）鲤鱼忌与咸菜同食。鲤鱼肉中含有丰富的蛋白质；咸菜在腌渍过程中，其含氮物质部分转变为亚硝酸盐。当咸菜与鲤鱼混合在一起烧煮的时候，鲤鱼蛋白质中的胺就会与亚硝酸盐产生反应，生成一种叫亚硝胺的致癌物质，这种致癌物质在进入人体后，可引起消化道癌肿。

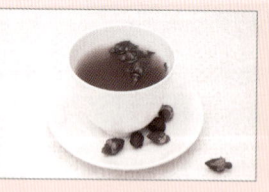

鲤鱼胆泡茶

◆将500～750克活鲤鱼开膛破肚，取出苦胆用水洗净，浸泡在刚沏好的花茶或绿茶水中，以便去掉腥味和消毒。待茶水稍凉，用茶水吞下苦胆
◆每天饭后吞吃1个苦胆，连食6天为一疗程。可有效治疗糖尿病

09. 鲤鱼的食疗品有哪些?

【红烧鲤鱼】

原料：鲤鱼1条，熟鸡肉、蘑菇、笋各少许，葱、姜、蒜、盐、酱油、料酒、淀粉、香油各适量。

制法：(1)鱼弄干净，鸡肉切片，蘑菇撕片，葱、姜、蒜洗净切段或切片，淀粉勾兑成汁。

(2)在鱼身上背上划几刀，撒盐、料酒腌渍至少20分钟。

(3)油锅置上烧至七成热，放鱼炸至颜色转黄，捞出备用。

(4)锅留底油，爆香姜片、蒜片、葱段，倒入鸡肉、笋、蘑菇翻炒约1分钟，加开水，放鱼、酱油、盐烧煮3分钟，反面再烧煮3分钟，然后将鱼捞出来装盘。

(5)用锅中的汤汁勾芡，淋入鱼盘即可食用。

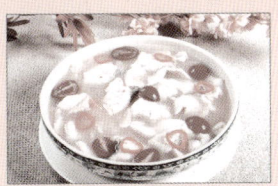

鲤鱼冬瓜汤

【材料】鲤鱼1条（约400克），冬瓜500克，盐少许，葱白约20克

【做法】(1) 鲤鱼去腮、鳞和内脏，冬瓜切成小块状，葱白洗净。

(2) 全部食材放入锅内，加适量水，煮至鱼烂汤稠，加少许盐，趁热食

【功效】行水消肿

【三酱鱼】

原料：鲤鱼1条、郫县豆瓣酱、甜面酱、芝麻酱、葱白、姜、盐、味精、猪油、料酒、香油、大料、白糖各适量。

制法：(1)将鲤鱼洗净，在鱼身上切刀花，用姜片、葱段、料酒、盐腌渍半个小时。

(2)葱白一半切段，一半切丁。姜一半切片，一半切末。豆瓣酱切碎。

(3)锅中放油加热，将腌好的鱼放入炸至浅黄色捞出。

(4)锅留底油，爆炒葱段、姜片、大料，下豆瓣酱、甜面酱、芝麻酱炒至出红油加料酒和水，把鱼放入，加盐、白糖煮沸后改中火烧到汁收稠，撒入姜末、葱末，把鱼铲出装盘。

【清炖鲤鱼汤】

原料：鲤鱼1条，清水豆腐250克，花生油、盐、料酒各适量。

制法：(1)鲤鱼宰杀干净，去除内脏；豆腐切成大块。

(2)锅中油烧热后，放入鲤鱼，煎至两面金黄，加入适量开水，大火煮沸后，放入豆腐块、盐、料酒，煮至鱼肉、豆腐熟即可。

10. 草鱼的食疗品有哪些？

【黄芪甘草鱼汤】

原料：草鱼1条，黄芪50克，甘草15克，盐、料酒、葱、姜、胡椒粉各适量。

制法：（1）草鱼宰杀清洗干净，鱼肉切片，用料酒、盐、胡椒粉淹10分钟。

（2）黄芪、甘草洗净，葱洗净切段，姜洗净切丝。

（3）水锅置上烧热，放入黄芪、甘草和葱、姜，小火煮半小时，加入鱼片、盐煮2分钟即可。

食疗作用：此汤养心安神，益气生血，增强体质。经常感冒的人可以经常食用此汤。

【草鱼焙面】

原料：草鱼中段，粉丝1包，麻油少许，葱末、姜末、蒜末、辣椒末、虾米末各2大匙，酱油2大匙，糖4大匙，醋6大匙，料酒、盐、胡椒粉、太白粉各适量。

制法：（1）草鱼由腹部切开成两半，每片再斜切成6片，再用少许酒和盐腌10分钟。

（2）粉丝先入冷水中泡软，用开水烫熟，沥干后拌入少许麻油及盐，垫于盘底。

（3）锅中水烧开，放入葱、姜、酒及鱼片，盖上锅盖、熄火，焖烫4分钟，取出置于粉丝上。

（4）起油锅，用3大匙油爆香葱、姜、蒜、辣椒及虾米末，烹入少许料酒，再放入调味料烧开，淋在鱼片上即成。

【青椒鱼丝】

原料：青椒若干，草鱼肉400克，蛋清1个，盐、鸡精、淀粉、胡椒粉、香油、料酒、葱、姜各适量。

制法：（1）青椒去籽去蒂切丝，葱、姜洗净切碎，淀粉勾兑成汁。

（2）鱼肉切丝，并用蛋清、盐、淀粉等拌匀。

（3）炒锅中油烧热，投入鱼丝炒散，炒至九成熟时，铲出控干油。

（4）炒锅继续加热，倒入青椒翻炒几下，加入盐、料酒、鸡精翻炒，至七分熟时倒入炒好的鱼丝，翻炒均匀即可装盘。

糖醋鱼块

【材料】草鱼1条，鸡蛋1个，料酒3汤匙，干淀粉2汤匙，番茄酱2汤匙，姜丝、绵白糖、米醋3汤匙，盐1茶匙，湿淀粉1汤匙

【做法】（1）草鱼宰杀清洗干净，斜刀片成薄块。调入料酒腌渍20分钟。鸡蛋磕入碗中，加入干淀粉，搅打成蛋糊。（2）锅中入油，烧热，将鱼片均匀地裹上蛋糊，入油炸至金黄色捞出，沥去油分，摆入盘中。（3）锅内留少许油，放入姜丝煸炒几下，依次加入醋、绵白糖、番茄酱、盐和40毫升清水，搅动几下，再调入湿淀粉，用铲子沿一个方向搅动，调成糖醋汁。（4）将调好的糖醋汁迅速淋在炸好的鱼片上即可

11. 鳙鱼的食疗品有哪些？

【党参鳙鱼汤】

原料：鳙鱼1000克，党参20克，草果3克，陈皮、桂皮、黄酒、葱段、姜片、盐、植物油、鸡汤各适量。

制法：（1）将党参、草果、陈皮、桂皮、姜片洗净，装入纱布袋，扎紧口。

（2）将鳙鱼宰杀洗净，除去鳞、腮和内脏。

（3）锅中油烧热后，放入鳙鱼稍煎，倒入鸡汤，加入沙布袋，放入葱段、黄酒、盐，煮至鱼肉熟烂，挑出葱、纱布袋，即可。

食疗作用：此汤可用于治疗胃溃疡、十二指肠溃疡、慢性胃炎等症。

> **黄花菜鱼头汤**
>
> 【材料】鳙鱼头100克，大枣15克，黄花菜15克，白芷8克，苍耳子6克，白术8克。生姜、盐各适量
>
> 【做法】（1）鱼头洗净，锅内放油，烧热后把鱼头两面稍煎一下，盛出。（2）将鱼头、大枣（去核）、黄花菜等放入砂锅中，加500毫升水，以文火炖煮2小时，再加调味料即可

【剁椒鱼头】

原料：鳙鱼头1个，剁椒1小碗，豆豉、料酒、葱、姜、蒜、盐、鸡精各适量。

制法：（1）鱼头洗净劈开，葱洗净切成葱花，姜切块，蒜洗净剁成蒜蓉。

（2）鱼头放碗中，拌入剁椒、姜末、盐、豆豉、料酒腌20分钟，上笼蒸10分钟，将蒜茸、葱花铺在热鱼头上。

（3）将适量的油倒入锅中，烧热，然后将热油浇在鱼头上即可。

食疗作用：本品具有健脾开胃、益智补脑、补虚养身的功效。

【浑婆鱼头】

原料：鳙鱼头1个，魔芋200克，郫县豆瓣、泡红辣椒、姜、蒜、葱、花椒、淀粉、料酒、盐各适量。

制法：（1）鱼头洗净，切成块，用盐、料酒、姜片、葱段腌渍15分钟。

（2）姜一半切片，一半切末；蒜切末；葱切段。

（3）魔芋切成薄片，焯一下备用。

（4）锅中加水烧沸，下鱼头，煮熟捞出。

（5）锅中放油，烧至五成热，下豆瓣、泡红辣椒、姜蒜米、花椒炒香，加鲜汤，把鱼头、魔芋放入，加盐煮沸即可。

食疗作用：本品具有健脾补气、温中暖胃的功效，适用于脾胃虚弱、食欲不振、瘦弱乏力等病症。

第三章 合理食肉，促生强健体魄

12. 鲫鱼的营养成分有哪些？

鲫鱼又名鲋鱼，属淡水鱼系，体型侧扁，背脊隆起，鲫鱼长20多厘米，是鱼类中的小不点，但生命力强，在江、河、湖中广泛分布。

鲫鱼是我国重要的食用鱼类之一，肉质细嫩，味道鲜美，富含营养，故在民间有"冬鲫夏鲇"的说法。在我国古医籍《本草经疏》中，也如此赞扬鲫鱼："诸鱼中惟此可常食。"

鲫鱼是富含蛋白质的淡水鱼，自古以来有"鲫鱼脑壳四两参"的说法，鲫鱼的蛋白质含量为17.1%，脂肪仅为2.7%。在鲫鱼蛋白质组成中，谷氨酸、天冬氨酸含量都很高。

鲫鱼中锌的含量很高，缺锌会引起食欲减退、性功能障碍等，由于锌的重要作用，有人把锌誉为"生命的火花"。

鲫鱼中维生素B_1、烟酸、钙、磷、铁等的含量也相当丰富，每百克鲫鱼肉中含维生素B_1 6.6毫克，烟酸2.4毫克，钙54毫克，磷203毫克，铁2.5毫克。

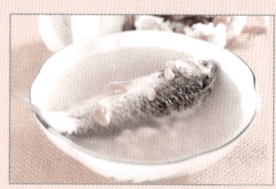

鲫鱼的营养成分

蛋白质、氨基酸、锌等矿物质

13. 鲫鱼有什么食疗作用？

鲫鱼不仅富含营养，而且还具有很高的食疗价值。《唐本草》说鲫鱼："合莼作羹，主胃弱不下食。"《医林纂要》中说："鲫鱼性和缓，能行水而不燥，能补脾而不清，所以可贵耳。"

（1）自古以来鲫鱼就是产妇的催乳补品，吃鲫鱼可以让妇女乳汁充盈。用鲜活鲫鱼与猪蹄同煨，连汤食用，可更好地治疗产妇少乳。

（2）鲫鱼油有利于增强心血管功能，降低血液粘度，促进血液循环，是肝炎、肾炎、心脏病等患者的理想食品。

（3）鲫鱼具有健脾利湿、和中开胃的功效，可治疗脾胃虚弱、胃肠溃疡等病症。

（4）鲫鱼不宜与麦冬、芥菜、冬瓜同食，否则容易引起脱水。

（5）腹水患者用鲜鲫鱼与红小豆共煮汤服食用效果显著。

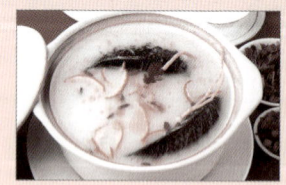

鲫鱼补血妙方

鲫鱼猪血粥
【材料】鲫鱼1条，猪血150克，大米100克，白胡椒15克
【做法】取猪血洗净、切方丁，鲫鱼去鳞、内脏后洗净切段，大米100克淘洗干净，白胡椒洗净，共煮粥，常服可治贫血、头痛。
注意：粥内不放盐

14. 鲫鱼的食疗品有哪些？

鲫鱼的食用方法很多，主要是清蒸、红烧、炖汤。其食疗品有：

【家常河鲫鱼】

原料：活鲫鱼1尾，猪肉片50克，鲜竹笋片25克，水发香菇片15克，姜片、料酒、醋、酱油、糖、豆瓣酱、葱段、蒜片、水淀粉各适量。

制法：（1）活鲫鱼宰杀洗净后，在两面鱼背上切一字刀。

（2）炒锅置旺火上烧热，下熟清油烧热，鲫鱼抹酱油后置半刻，投入热油锅中煎黄，倒出沥油。

（3）锅留底油，放入笋片、肉片、香菇片、葱段、蒜片、豆瓣酱炒红后，将鱼回锅，加料酒、酱油、糖，水以淹没鱼为准，烧沸改用中火烧5分钟左右至熟，用旺火收浓汁，均匀淋入水淀粉，淋上熟植物油，并将鱼翻身后滴醋数滴，即可。

【冷锅鱼】

原料：鲫鱼1条，芹菜100克，郫县豆瓣、泡辣椒、泡姜、榨菜、蒜、葱、豆豉酱、酱油、花椒、干尖椒、盐、糖、鸡精、油、骨头汤各适量。

制法：（1）将鱼洗净，切块，用料酒、盐、蛋清将鱼腌渍半个小时。

（2）锅中放油加热，下豆瓣酱炒香，加泡辣椒、泡姜、榨菜、蒜末、葱段、干尖椒、花椒炒香。

（3）锅中倒水，加盐、糖、酱油搅拌煮沸，放入鱼块，鱼块将熟时，加鸡精，放入芹菜煮熟即可。

【参杞鲫鱼汤】

原料：鲫鱼2条，人参、枸杞适量，香菜、橘皮、盐、香油各适量。

制法：（1）香菜切段；橘皮洗净切丝；鲫鱼剖洗干净。

（2）将鲫鱼、人参和适量的水倒入锅中，大火煮开，转小火，放入枸杞、橘皮，小火炖煮2小时。

（3）关火，放盐和香油调味，撒上香菜，即可。

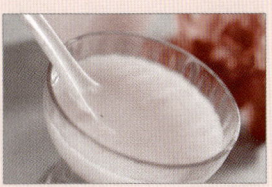

鲫鱼糯米粥

【材料】鲫鱼500克，糯米100克

【做法】（1）将鱼宰杀，去内脏，洗净。（2）鲫鱼与糯米同入锅内，加水煮粥至熟即可

用法：每周2次

【功效】鲫鱼味甘性温，可利水消肿，益气健脾，通脉下乳。若与红小豆同煮，可治体虚浮肿、腹水等症；若是产妇乳少者，可取新鲜活鲫鱼一条，猪蹄2只，煮汤食之。此粥具有升提血压的功效

15. 青鱼有什么食疗作用？

青鱼属淡水鱼系，又叫黑鲩、青鲩、螺蛳青。

青鱼是一种高蛋白、低脂肪的食物，其蛋白质含量为20.1%，脂肪含量为4.2%。在氨基酸组成中，富含谷氨酸、天冬氨酸等呈鲜味成分，故吃起来味道鲜美。

（1）青鱼性平味甘，具有补气养胃、益气化湿、养肝明目、祛风解烦等功效。主治脚气湿痹、烦闷、疟疾、血淋等症。

（2）青鱼富含锌元素和硒元素，能帮助维护细胞的正常复制，强化免疫功能，有延缓衰老、抑制肿瘤的作用。

（3）吃青鱼能够预防记忆力衰退。

（4）肝硬化病人忌食。肝硬化患者体内难以产生凝血因子，容易引起出血，如果再食用青鱼，会使病情急剧恶化，犹如雪上加霜。

青鱼的食疗作用

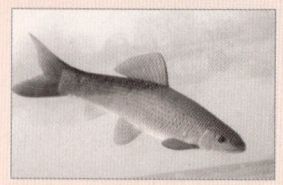

◆用于治疗水肿、肝炎、肾炎
◆可改善脾胃虚弱，气血不足，营养不良等症
◆可降血压、降胆固醇

16. 青鱼的食疗品有哪些？

【软溜青鱼段】

原料：青鱼中段500克，上浆虾仁50克，上浆猪肉片（约1厘米）50克，熟香肠半根，青豌豆15克，葱、姜、绍酒、盐、味精、水淀粉各适量。

制法：（1）鱼块去大骨，每块上切3刀直刀纹。

（2）锅中加水，放葱丝、姜片烧沸，加绍酒，青鱼块皮朝上放入，煮5分钟至熟，捞出沥去水装大鱼盘里。

（3）锅里留半碗鱼汤，放入虾仁、肉片滑散，加入青豌豆、香肠片、盐，再沸时放水淀粉、味精、熟植物油推匀，舀出浇在鱼段上。

【青鱼皮蛋汤】

原料：皮蛋2个，青鱼1条，香菜、盐、香油、料酒各适量。

制法：（1）皮蛋切瓣；青鱼切片；香菜切段。

（2）锅里加水煮沸，下入鱼、皮蛋、料酒，转小火，炖煮1小时，即可关火。

（3）撒上香菜、盐、香油拌匀即可。

红烧青鱼段

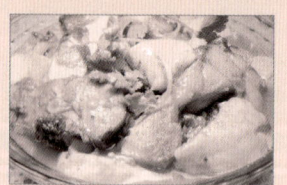

【材料】青鱼块300克，葱段、姜末、酱油、料酒、剁椒、味精、白糖各适量

【做法】（1）锅置旺火上烧热，放少量油，油热下青鱼块稍煎。（2）加葱段、姜末、酱油、料酒糖稍烧一会儿。（3）加沸水一勺，加点剁椒转小火将鱼烧熟。（4）用旺火收浓汤汁，撒上葱段，加入味精即可。

17. 鲈鱼的食疗品有哪些？

鲈鱼有多种烹饪方法，常见的有红烧、清蒸或做羹、汤，其味鲜美。

【麒麟鲈鱼】

原料：鲈鱼1条（约1000克），香菇6个，火腿300克，笋片150克，葱段、姜片、盐、酒、胡椒粉、味精、香油各适量。

制法：（1）鲈鱼切下头、尾，从中段，背部剖开成2大片，每片斜切成6小片，然后用盐、酒、胡椒粉、味精腌一下，香菇泡软对切成12片。

（2）鱼头、尾排开置于盘中，鱼肉、香菇、火腿、笋片各取1片组成一组，共12组，排好后，放入蒸笼中蒸8分钟，再放入盐、味精、水、香油，最后用淀粉勾芡，淋在蒸好的鱼面上即可。

【红烧鲈鱼】

原料：鲈鱼1条，葱、姜、油、盐、淀粉、酱油、白糖、胡椒粉各适量。

制法：（1）将鲈鱼洗净，在鱼身上横切刀花，用酱油、盐、胡椒粉将鲈鱼腌渍半个小时。

（2）姜切片；葱切段。

（3）锅内放油烧至六成热，下鲈鱼煎至金黄色捞起待用。

（4）锅内留少许油，爆香葱、姜，加盐、酱油、糖和少许水翻炒，将鱼放入炒熟铲出。

（5）将锅内的汤勾芡熬成汁，浇在鱼上即可。

【清蒸鲈鱼】

原料：鲈鱼1条，盐、鸡精、酱油、料酒、胡椒粉、葱、姜各适量。

制法：（1）姜洗净切成丝。

（2）鲈鱼择洗干净，用刀在其身上划几下，撒上盐腌至入味。

（3）葱、姜洗净并切碎，与盐、鸡精、酱油、胡椒粉、料酒等一起调匀，做成调味料。

（4）取出一稍大的容器，先放入姜丝，再放上鱼，浇上调味料，再撒入少许姜丝，放在蒸笼里蒸15分钟即熟。

（5）鱼盘取出淋上清蒸汁和香油，撒上葱花即可。

锡纸海鲈鱼

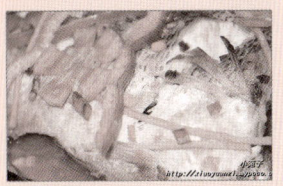

【材料】海鲈鱼、生抽、黄酒、盐、白胡椒粉、柠檬汁、葱姜丝、干豆豉、洋葱、彩椒、香菇、蚝油。各适量

【做法】（1）鲈鱼洗净擦干，在鱼身上斜着下刀，切刀口的目的是让鱼在腌渍时比较容易入味。（2）调制腌汁，生抽、黄酒、盐、白胡椒粉少许，再挤入柠檬汁7～8滴。（3）将酱汁均匀的涂抹在鱼身上，在鱼身斜切的刀口处塞入几粒干豆豉，在口味上增加一些豉香，在鱼肚中塞入一些葱姜丝，盖好。（4）覆保鲜膜，腌渍3小时以上。（5）把腌好的鱼放在锡纸上，用手沾沙拉油抹遍鱼身，将洋葱，彩椒，泡发香菇切丝，加蚝油搅拌均匀，并将拌好的蔬菜丝撒在鱼身上。用锡纸将鱼身包裹严，入烤箱中层上下火200℃ 20分钟左右即可

第三章 合理食肉，促生强健体魄

18. 鳜鱼的食疗品有哪些？

鳜鱼刺少肉厚，肉细、嫩、鲜。清蒸、糖醋，或做松鼠鳜鱼皆可；干烧鳜鱼又是其中最佳。

【家常焖鳜鱼】

原料：鳜鱼1尾，熟猪油、蒜片、葱丝、姜片、醋、花椒水、料酒、胡椒粉、水淀粉、香油、汤、精盐、面酱各适量。

制法：（1）将鳜鱼宰杀，洗净，在鱼身两侧划月牙形刀纹，撒上精盐、胡椒粉，腌20分钟。

（2）炒锅中放猪油，油烧至四成热，放入腌好的鱼，两面略煎取出，不要等上色。

（3）锅内留油，下葱、姜、蒜煸香，放入面酱、汤、花椒水、料酒和鱼，用小火煨熟，用水、淀粉勾芡，加入醋，淋入香油，盛盘即成。

鳜鱼的食疗品

酸汤鳜鱼

【材料】鳜鱼1条，蛋清1个，葱、姜、蒜、泡椒、小米辣椒等各适量

【做法】（1）将鳜鱼鱼肉切片，留头尾，用盐、淀粉、蛋清腌渍大约5分钟；葱姜蒜切碎。（2）油烧至七成热，将鱼头、鱼尾放入炸至金黄色，捞出备用。（3）在锅内倒入清水，将姜、蒜、泡椒、番茄、小米辣椒及鱼头、鱼尾倒入，用大火熬至乳白色，加入盐、味精，熬好后捞出待用。（4）将腌好的鱼片放入汤中煮片刻，煮好后带汤浇在鱼头、鱼尾上即可

【松鼠鳜鱼】

原料：鳜鱼1条，香菇2朵，淀粉、番茄酱、糖、醋、绍酒、盐、蒜、笋丁、豌豆、虾仁、麻油各适量。

制法：（1）将鱼清洗干净，在鱼身身上切刀花，用绍酒、盐将鱼腌渍20分钟。

（2）用鲜汤、糖、醋、绍酒、盐、淀粉拌成调味汁。

（3）锅中放油加热，先将鱼肉翻卷，支起鱼尾，放入油锅使其成型后，将鱼全部放入炸至金黄色捞出。

（4）锅留底油，放葱段炒香加蒜末、笋丁、香菇丁、豌豆炒熟，下调味汁烧浓，和虾仁拌匀，淋上麻油，浇在鱼身上即可。

【松子鱼米】

原料：鳜鱼300克，松子30克，盐、料酒、蛋清、淀粉、味精、胡椒粉、油、糖、姜各适量。

制法：（1）将鱼清洗干净，取鱼肉切成绿豆大小的鱼米。

（2）将鱼米用盐、料酒、蛋清、淀粉腌渍。

（3）锅中放油加热，将松子放入炸至熟盛出，再将鱼米放入滑开捞出。

（4）锅中留少许油，煸炒姜，放鱼米和松子，加盐、糖、胡椒粉、味精翻炒，勾芡搅匀即可。

19. 带鱼的营养成分有哪些？

带鱼，一般人称为牙带鱼、刀鱼、鞭鱼，特点是鱼身特长，约 70 厘米，呈带状，俗称白带鱼、油带鱼。它在中国大陆的黄海、东海、渤海一直到南海都有分布，数量甚多，和大、小黄鱼及乌贼并称为中国的四大海产。

带鱼性情非常凶猛，它对生活在周围海洋中的其他生物总是不分青红皂白地胡乱吞食、撕咬，一直吃到"大腹便便"方肯罢休。

带鱼和带鱼之间还经常出现自相残食的现象。每当带鱼饥饿的时候，不管是父母、兄弟一概不认，强者吃弱者，实力差不多的就相互搏斗，直到两败俱伤或一伤一方才罢休。真可谓"六亲不认"。

带鱼营养丰富，每百克鱼肉中含脂肪 16.88 克，蛋白质含量 14 克，磷 1.11 克，另外，还含有钙、铁、维生素 A、碘等多种营养成分。

带鱼中的脂肪含量要高于一般鱼类，但多为不饱和脂肪酸，鱼鳞对降低胆固醇有良好的作用。

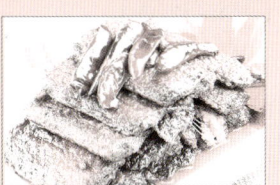

带鱼的营养成分

脂肪、不饱和脂肪酸、蛋白质、磷等矿物质、维生素

20. 带鱼有什么食疗作用？

（1）带鱼可以补五脏、祛风、杀虫，对脾胃虚弱、消化不良、皮肤干燥者尤为适宜；还可用作迁延性肝炎、慢性肝炎的食疗。

（2）带鱼具有强心补肾、舒筋活血、消炎化痰、清脑止泻、消除疲劳、提精养神之功能，可治疗和防止多种疾病，可谓"天下一绝"。

（3）孕妇吃带鱼有利于胎儿脑组织发育，少儿多吃带鱼有益于提高智力，老人多吃带鱼则可以延缓大脑萎缩、预防老年痴呆发病。女性多吃带鱼，能促进肌肤光滑润泽，长发乌发，面容更加靓丽。

（4）带鱼鳞中含有多种不饱和脂肪酸，可治疗毛发脱落、皮肤发炎等症。

（5）慢性肝炎患者，不妨多吃带鱼。把带鱼蒸熟后取上层的油食用，可以改善肝炎带来的不适症状。

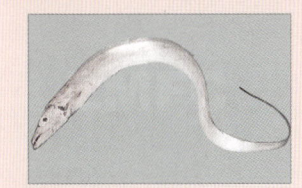

带鱼食疗作用

◆ 补脾益气、暖胃养肝、补气养血、健美泽肤
◆ 主治血虚头晕，气短乏力，食少羸瘦等

第三章 合理食肉，促生强健体魄

21. 带鱼的食疗品有哪些？

带鱼的烹调方法很多，以清蒸、红烧、油煎、糖醋最受欢迎。

【家常焖带鱼】

原料：鲜带鱼1条（约重750克），猪大油、醋、面酱、精盐、味精、花椒、大料、葱段、姜片、香菜段、香油各适量。

制法：（1）将带鱼剖腹去掉内脏、杂物，洗净，剁去鱼头及尾尖、鱼鳍，切成长约5厘米的段，撒上精盐、醋，腌渍半小时以上。

（2）将锅洗净，加入少许猪大油，烧至四五成热时，投入葱段、姜片、花椒、大料，炸出香味，放入面酱炒散，烹入醋，注入清水，倒入带鱼段，用旺火烧沸；撇去浮沫，改用小火焖约20分钟。

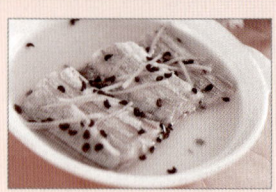

女贞子蒸带鱼

【材料】带鱼1条、女贞子20克，姜10克
【做法】（1）将带鱼洗净，去内脏及头鳃，切成段，放入盘中，入蒸锅蒸熟；姜切丝备用。（2）下女贞子，加水再蒸20分钟，下入姜丝即可
【用法】可佐餐用
【功效】凉血止血

（3）待汤汁浓稠后，加味精调味，撒入香菜段，淋入香油拌匀，即可盛入盘中。

【红烧带鱼】

原料：带鱼400克，洋葱半个，青椒1个，盐、老抽、料酒、香油、淀粉、味精、葱、姜、蒜各适量。

制法：（1）将带鱼清洗干净后切段，葱切段，姜、蒜切片；洋葱、青椒切丁用盐腌渍。

（2）在锅中放油烧至六成热，将带鱼放入炸至金黄色，捞出沥油。

（3）锅内留少许油烧至四成热，放入葱、姜、蒜炒出香味。

（4）放入洋葱、青椒翻炒，加入老抽、盐、料酒并加水煮沸，放入炸好的带鱼段，烧5分钟左右，加味精、香油，勾芡铲匀，即可出锅。

【香煎带鱼】

原料：带鱼400克，白酒2勺，花椒、盐、淀粉各适量。

制法：（1）将带鱼清洗干净，切成菱形段，撒上盐、花椒、白酒拌匀，加上保鲜膜，放入冰箱腌渍1小时。

（2）平底锅放入适量油，烧至五成热，将带鱼裹上一层干淀粉，放入锅内。煎至两面金黄即可。

22. 螃蟹有什么食疗作用？

螃蟹属甲壳类动物，别名鳌毛蟹、梭子蟹、青蟹等。螃蟹的品种大体分为两种：一是海蟹，二是河蟹。河蟹又分辽河水系、黄河水系、长江水系三种。

螃蟹肉质鲜美肥嫩，营养价值很高，含有丰富的蛋白质、维生素A及钙、磷、铁、维生素B_1、维生素B_2、烟碱酸、抗坏血酸等。

其食疗作用有：

（1）据《本草纲目》记载，蟹肉味咸性寒，有舒筋益气、理胃消食、通经络、散诸热、清热、滋阴之功，可治疗跌打损伤、筋伤骨折、过敏性皮炎。

（2）蟹肉对于高血压、动脉硬化、脑血栓、高血脂及各种癌症有较好的疗效。同时，又是儿童天然滋补品，经常食用可以补充儿童身体必需的各种微量元素。

（3）近年发现，螃蟹有抗结核作用，食后对结核病的康复大有补益。

（4）蟹壳煅灰，调以蜂蜜，外敷可治黄蜂蜇伤或其他无名肿毒。

挑选螃蟹的方法

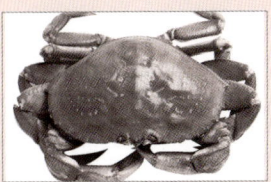

◆螃蟹可分河蟹和海蟹两种。河湖蟹肉质细嫩、味较鲜美。新鲜的海蟹壳呈青灰色，蟹螯和蟹腿完整，腿关节有弹性，蟹的两端壳尖无损伤

◆螃蟹分雄蟹（尖脐）和雌蟹（圆脐）。雌蟹黄多肥美，雄蟹油多肉多

◆河湖蟹要买活的，买活力强的，死蟹不可食用。新鲜、活力强的螃蟹的特点：蟹壳呈青绿色、有光泽，蟹螯夹力大，腿毛顺、腿完整、饱满（硬实而不空），爬得快，连续吐沫有声音

23. 螃蟹为什么宜蒸不宜煮？

"自古从来蟹肉香"，螃蟹不但味道奇美，而且营养丰富，是一种高蛋白、低脂肪的健康补品。螃蟹宜蒸不宜煮，这是因为：

（1）螃蟹不宜用水煮熟，水煮可使蟹中腥味物质和可溶性营养成分大量扩散到水中，失去蟹的鲜嫩风味和营养价值。

生活在海底的海蟹，以小虾和其他海洋微生物等为食，鳃中存有不少污泥、杂质、寄生虫等，如用水煮，这些污染物会随水进入腹腔，影响风味和卫生。

（2）螃蟹以采用汽蒸为佳。因为汽蒸比水煮温度高，因而熟得快，可缩短烹制时间，最大限度地保持鲜蟹本味，食之口感鲜美，营养成分丰富。

同时，采用汽蒸还可杀死蟹体内的寄生虫，确保肉质洁净，含水分少，色泽红润明亮，蟹体形态完整。

巧除蟹腥味

◆螃蟹肉很鲜美，但食蟹肉后，双手会留下令人不快的腥气味。这时用喝剩的茶渣或茶水洗手便可除去腥味

◆在手掌心中滴少许白酒，两手摩擦几下，再用清水冲洗，也可除去腥味

24. 螃蟹有什么食用宜忌?

（1）蟹体内常有沙门氏菌，食用时要彻底加热杀死，否则易导致急性胃肠炎或食物中毒，甚至危及人的生命。千万不能吃死（或垂死）蟹、生蟹及凉蟹。

（2）蟹的许多部位不能吃。一是鳃，在蟹体两侧，形如眉毛，呈条状排列；二是胃，位于蟹谷前半部，紧连蟹黄，形如三角形小包；三是心，位于蟹黄或蟹油中间，紧连胃，呈六角形，不易识别；四是肠，位于蟹脐中间，呈条状。这四样东西多带有大量细菌、病毒、污物，必须剔除。

与螃蟹相克的食物

冰水、冰激凌等冷饮
泥鳅
梨、柿　香瓜　茶水

（3）蟹肉性寒，不宜多食，某些病人不宜食用：

——患有伤风、发热、胃痛以及腹泻的病人吃蟹会使病情加剧。

——患慢性胃炎、十二指肠溃疡、胆囊炎、胆结石症、肝炎活动期的人，最好不吃蟹，以免使病情加重。

——蟹黄中胆固醇含量高，患有冠心病、高血压、动脉硬化、高血脂的人应少吃或不吃蟹黄，否则会加重病情。

——体质过敏的人，吃蟹后容易引起恶心、呕吐、风疹。

——脾胃虚寒者尤应少食，以免腹痛腹泻。

（4）螃蟹不能和某些食物共食：

——不能与冷饮同食。蟹若与冷饮如冰水、冰激凌等同食，寒凉之物会使肠胃温度降低，而导致腹泻。

——不能与梨、柿同食，否则会出现呕吐、腹痛、腹泻等食物中毒现象。

——不能与花生仁同食。花生仁性味甘平，脂肪含量高达45%，油腻之物遇冷利之物易致腹泻，肠胃虚弱之人尤应忌之。

——与泥鳅不能同食。

——与香瓜不能同食。香瓜即甜瓜，性味甘寒而滑利，能除热通便，与螃蟹同食有损于肠胃，易致腹泻。

——不宜与茶水同食。吃蟹时和吃蟹后1小时内忌饮茶水，否则可能引起腹痛、腹泻。

25. 螃蟹的食疗品有哪些?

蟹的吃法有多种,主要是清蒸。蟹性寒,姜可驱寒、醋可解腥,且可杀菌,所以吃蟹应蘸姜醋汁或稀释一倍的醋,杀菌效果最好。

【清蒸大闸蟹】

原料:螃蟹若干,葱、姜、白糖、醋、盐、料酒、香油各适量。

制法:(1)河蟹刷洗干净,放在水中养几个小时,使其排净污垢,然后用线或细绳绑好蟹钳、蟹脚。

(2)葱、姜洗净切碎,所有调料加入小碟中,准备好吃螃蟹的工具,如小木锤等。

(3)将绑好的螃蟹放入蒸笼里,周围放几片姜,螃蟹蒸熟取出,与碟子里的蘸料一起食用。

私房蟹粥

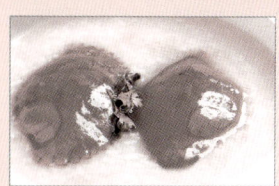

【材料】粳米半碗,蟹2只,酱油、香油各适量

【做法】(1)粳米入水浸泡1小时;蟹处理干净,斩去四脚。(2)将处理好的蟹放入碗中,淋上料酒、酱油,上屉蒸熟。取出脱壳。(3)粳米和水倒入锅中,煮至粳米烂熟,将汤盛出,摆上蟹肉,即可上桌。

【蟹虾炒水晶】

原料:蟹3只,虾仁100克,鸡蛋1个,肉末适量,青豆、黄豆、盐、鸡精、料酒、胡椒粉、白糖、葱、姜、淀粉各适量。

制法:(1)螃蟹清洗干净,取出蟹黄和蟹肉,蟹黄切成小粒。

(2)葱、姜捣碎取汁;淀粉勾兑成汁。

(3)虾仁和肉末做成虾茸,用葱姜汁、盐、鸡精、白糖、胡椒粉、蛋清等拌匀,放入蟹肉拌匀,做成蟹虾料。

(4)碗底抹油,将上述混合物放入碗中,一同放入蒸笼中蒸熟。

(5)炒锅加油烧热,放入青豆、黄豆翻炒数下,加入鸡汤、盐、味精,倒入芡汁烧开,将浓汁浇在蟹黄虾上即可。

【炒螃蟹】

原料:小螃蟹500克,葱头、姜丝、蒜泥、盐、鸡精、白糖、酱油、胡椒粉、香油、料酒、淀粉各适量。

制法:(1)螃蟹去盖、去腮、切块。

(2)炒锅加油烧至六成热时,爆炒姜丝、蒜泥、葱头,待出香味时,下蟹块炒匀,然后依次加料酒、水、盐、白糖、酱油、味精,继续烧煮,至锅内水分快干时加香油、胡椒粉炒匀,最后用湿淀粉勾芡即可。

26. 虾有什么食疗作用？

虾，又名"长须公""虎头公""曲身小子"等，按出产来源不同，分为海水虾和淡水虾两种。海虾又叫红虾，包括龙虾、对虾等，其中以对虾的味道最美，为食中上味、海产名品。

虾含有大量的蛋白质；还富含脂肪、碳水化合物、谷氨酸、糖类、维生素 B_1、维生素 B_2、烟酸等。此外，虾的含钙量居众食品之首，还含有磷、铁等矿物质及微量元素硒。

其食疗作用有：

（1）虾的补益作用大，久病体虚、气短乏力、不思饮食者，可将其作为滋补食品。

（2）虾可治阳痿体倦、腰疼、腿软、筋骨疼痛、失眠不寐、产后乳少、丹毒、痈疽、臁疮等症。

（3）虾中含有的微量元素硒，能有效预防癌症。

（4）虾皮中含钙量很高。据报道，孕妇常吃虾皮，可预防缺钙抽搐症及胎儿缺钙症等。

虾的食疗作用

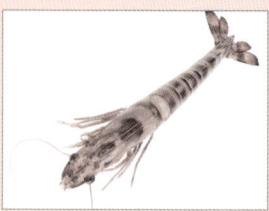

◆ 补肾壮阳、通乳抗毒、化瘀解毒、开胃化痰
◆ 主治肾虚阳痿、乳汁不通、筋骨疼痛、身体虚弱等

27. 烹制虾类有什么窍门？

（1）炒鲜虾之前，可用浸泡桂皮的沸水冲烫一下，这样炒出来的虾，味道更鲜美。

（2）烫虾时应注意，只要虾壳变红即可捞出，以免虾肉煮得太烂，失去爽脆性。

（3）做蒜蓉或芝士虾时，不妨从虾背把壳剪开，这样使虾更易进味，但不要剥壳。

（4）煮白灼虾的时候，可在开水中放入柠檬片，这样可使虾肉更香，味更美而且无腥味。

（5）龙虾下锅时要用大火，如用慢火煮，口感则会变差。

（6）干虾要经过浸发才可除去异味，因此第一次浸的水异味很重，不能用来烹煮，第二次浸的水才可用来烹煮。

（7）将虾仁放入碗内，每250克虾仁加入精盐、食用碱粉1~1.5克，用手轻轻抓搓一会儿后用清水浸泡，然后再用清水洗干净。这样炒出的虾仁透明如水晶，爽嫩而可口。

巧氽鲜虾妙储存

将鲜虾放入冰箱贮存前，先用开水氽一下，这样即使存放时间稍长些，也依旧保持着虾原有的色、味、质。处理后能使虾体内的游离生态、蛋白质、显色物质滞留在细胞内，成为不易变味的固态氨基酸分子，这样可使红色固定，鲜味持久

28. 虾的食疗品有哪些?

虾的吃法多样，可制成多种美味佳肴，如葱花虾、辣椒虾、炒虾仁、清蒸虾、盐水虾、虾馅馄饨或水饺。利用小虾或软壳虾，调以韭菜、面粉制成的油炸虾饼，是令人垂涎的美味佳肴。

【米酒炒大虾】

原料：对虾300克，米酒适量，生姜3克，盐适量。

制法：将对虾去沙线洗净，放入米酒中浸泡15分钟后取出。炒锅加油，爆香姜片，入大虾，大火炒熟，加盐调味，或依个人爱好将调味品装入小碟蘸食。

【柠檬泡椒虾】

原料：虾400克，胡萝卜适量，青红椒若干个，柠檬1个，盐、鸡精、姜、葱、白糖、醋、泡椒各适量。

制法：（1）葱洗净切段，姜洗净切片，柠檬切片，胡萝卜切丝，青红椒去籽去蒂切丝，虾去头、爪、沙线。

（2）1碗沸水中放入柠檬片、姜片、盐、糖、醋调味，加盖焖至水凉。

（3）锅中加水放入姜片、葱段、料酒煮沸，加入虾煮至完全变色，立即取出虾仁用凉水冲凉，沥干。

（4）虾仁、胡萝卜丝、青红椒用焖凉的调味水拌匀即可。

【油焖虾】

原料：虾500克，盐、鸡精、白糖、醋、料酒、葱、姜各适量。

制法：（1）虾去头、足、沙线；葱、姜切丝。

（2）虾入炒锅中煎炸至两面均呈金黄色，捞出。

（3）锅底留油，放入葱、姜爆香，加盐、白糖、醋、料酒及适量清汤烧沸，放入炸熟的虾，改小火焖10分钟，加入鸡精炒匀即可。

【盐水虾】

原料：虾500克，盐、黄酒、葱、姜各适量。

制法：（1）虾去头、足及沙线；葱、姜洗净切丝。

（2）烧开半锅水，放入葱、姜、盐烧沸，放入虾、黄酒烧熟，拣去葱、姜即可食用。

洛神水果沙拉

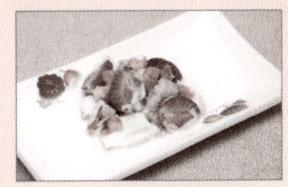

【材料】洛神花10克。虾仁、透抽、奇异果各70克，蟹肉棒15克、洋香瓜80克、优酪1大匙、沙拉酱2/3大匙。

【做法】（1）洛神花洗净，加水一起熬煮至水剩下约50毫升时，熄火待凉，取20毫升汤汁和调味料拌匀即为调味酱。（2）将海鲜类的虾仁等洗净，切成块，分别氽烫。（3）奇异果、洋香瓜分别去皮后，切成小丁，和步骤（2）的材料一起入盘，淋上调味酱即可

【功效】各种水果含有丰富的维生素C、维生素A以及矿物质，还有大量的水分和纤维质，可促进健康、增强免疫力

29. 鸡蛋有什么食疗作用?

(1) 健脑利智：蛋黄中的卵磷脂、三酰甘油、胆固醇和卵黄素，对神经系统和大脑发育有很大的作用。

(2) 保护肝脏：鸡蛋中的蛋白质可促进肝细胞的再生，对肝脏组织损伤有修复作用。

(3) 预防癌症：鸡蛋中含有15%的维生素B_2，维生素B_2可以分解和氧化人体内的致癌物质。鸡蛋中含有的微量元素，如硒、锌等，也都具有防癌作用。

(4) 延缓衰老：鸡蛋含有人体几乎所有需要的营养物质，故被称作"理想的营养库"。鸡蛋加工成咸蛋后，其含钼量会增加至鲜蛋的10倍，特别适宜于骨质疏松的中老年人食用。

(5) 消肿止痛：被烫伤时，可拿鸡蛋内膜敷于伤面，三五日即可愈合；工作劳累或运动过度导致肌肉疼痛，擦一点蛋清，症状也会有所缓解。

(6) 维持生长发育：鸡蛋含丰富的蛋白质，是制造激素及酵素的重要物质。

妙用鸡蛋治心血管疾病

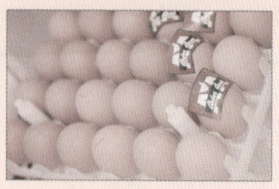

◆鸡蛋含有卵磷脂，它能使人体胆固醇和脂肪保持悬浮状态，避免它们在血管壁沉积，并能通过血管壁被组织充分利用，从而降低血脂水平

◆炒食鸡蛋时稍加些醋，不仅能使鸡蛋味道更鲜美，而且还可以软化血管、降低血脂，并起到一定的降血压作用

30. 鸡蛋有什么食用宜忌?

(1) 生鸡蛋不要吃。经常吃生鸡蛋会抑制人体吸收生物素。缺乏这种营养素，可能出现皮肤湿疹、疲劳、食欲不佳、秃头等问题。

(2) 蛋要熟食。因生蛋中含有沙门氏菌，抵抗力差的人，如婴儿、老人及肠胃较弱的人，进食半生半熟或生的鸡蛋后，容易令肠胃产生不适。

(3) 长时间煮烧的鸡蛋也不能吃。鸡蛋里的铁主要存在于蛋黄中（呈亚铁离子状态），而蛋清中则含有硫离子。煮的时间一长，亚铁离子就会与硫离子发生化学反应，形成硫化亚铁褐色沉淀，从而妨碍了人体对铁的吸收。

(4) 鸡蛋的胆固醇含量高，不宜多吃。青少年每天食用量最多不要超过2个，老年人以每天1个为宜。老年人，尤其是血脂紊乱的人和肝炎病人最好不吃蛋黄，可多吃蛋清。

(5) 肾炎病人不宜吃鸡蛋。

鸡蛋治烧烫伤二妙方

◆鸡蛋清治烧烫伤。用鸡蛋清调白糖抹于患处，连抹几次，水疱就可逐渐消退，几天后能痊愈，不留伤痕

◆鸡蛋膜治烧烫伤。选用新鲜鸡蛋，用清水将蛋壳洗净，浸泡于75%酒精中消毒15分钟，然后打破鸡蛋，倒出蛋清及蛋黄，用注射器将水注入蛋壳和蛋膜之间，使其分离。此时用手指将蛋膜顺利剥出，并用清水将蛋膜上残留的蛋清漂洗干净，最后将蛋膜置于75%酒精内备用。把烧烫伤创面洗净消毒后，将蛋膜紧密贴附于创面即可

31. 鸡蛋的食疗品有哪些？

鸡蛋在吃法上也应注意科学。对老年人来说，吃鸡蛋应以煮、蒸为好，煎、炒、炸虽然好吃，但较难消化。

【田七蛋花汤】

原料：鸡蛋1个，三七根10克，大枣5个，糖、香油各适量。

制法：（1）将大枣洗净，三七根切成片，一同放在清水中煮至大枣肉烂。

（2）鸡蛋磕入碗中，加入适量糖和几滴香油，打散。

（3）将大枣和三七捞出，将鸡蛋液淋入锅中，快速搅散，即可盛出食用。

食疗作用：营养滋补，具有止血、生血功效，最适合咯血、吐血、鼻出血、便血、崩漏、外伤出血患者。

【鸡蛋萝卜丝饼】

原料：萝卜半个，鸡蛋2个，面粉1碗，精盐、鸡精各适量。

制法：（1）萝卜洗净，切成细丝，泡入清水中待用。

（2）将鸡蛋磕到小盆里，加入面粉和适量水搅拌均匀，调成糊状。

酒酿大枣蛋

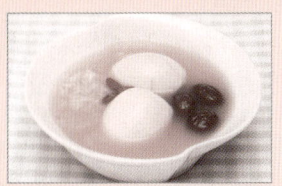

【材料】枸杞5克，大枣4克，鸡蛋55克，甜酒酿10克，砂糖10克

【做法】（1）鸡蛋放入滚水煮熟，剥去外壳；大枣、枸杞洗净，泡发，备用。（2）大枣、枸杞放入锅，加入2碗水，煮至还剩1碗水。（3）起锅前，加入甜酒酿、砂糖，搅拌均匀后，即可熄火起锅

【功效】酒酿可以促进乳腺发育，大枣可以活血，常服用此汤可以丰胸并使肌肤红润，是美容、美肤的一道好食品，此酿还具有养血安神、补气养血、健脾益胃和增强人体免疫力的功效

（3）将萝卜丝捞起沥干水分，倒入面糊中，再依个人口味放入适量的盐和鸡精搅拌均匀。

（4）开火，在锅中倒入适量的油，烧至七成热，将调制好的面糊倒入一部分，然后快速晃动平底锅，使面糊流成一张薄饼，煎至双面呈金黄色即可盛出。重复煎完为止。

食疗作用：具有开胃健脾、消滞行气的功效。

【玉米鸡蛋羹】

原料：嫩玉米300克，鸡蛋2个，清汤、黄酒、盐、白糖、菱粉各适量。

制法：（1）将玉米去壳、洗净，加糖煮熟，剥取玉米粒。

（2）将鸡蛋打入碗中，取蛋清。

（3）在汤锅的清汤内放入玉米，加入适量黄酒、盐，烧开后，用菱粉勾芡，将蛋清均匀淋在汤内即可。

食疗作用：鸡蛋胆固醇含量高，而玉米能降血脂，两者同食，既营养又不用担心胆固醇增加。

32. 鸡蛋与哪些食物相克？

（1）鲤鱼。鸡蛋不宜与鲤鱼共食，孕妇对此更应特别注意。早在《本草纲目》中就有记载："妊妇以鸡子鲤鱼同食，令儿生疮。"

（2）葱、蒜。葱、蒜性热，而鸡蛋性凉。葱、蒜与鸡蛋在性味与功能上皆不相合，故不宜同食。

（3）白糖。鸡蛋与白糖同煮，会使蛋白质中的氨基酸形成果糖基赖氨酸的结合物。这种物质不但不易被人体消化吸收，而且还会对人体产生不良影响，不利于健康。但在鸡蛋煮熟后，再加点白糖予以调味是可以的。

（4）味精。鸡蛋本身含有许多与味精成分相同的谷氨酸。炒鸡蛋的时候放入味精，不但浪费了味精，而且还会破坏和掩盖鸡蛋的原有的鲜味。

（5）橘子。鸡蛋含有丰富的蛋白质，若和含有丰富果酸的橘子等水果同时食用，果酸会使蛋白质凝固，影响蛋白质的消化和吸收，甚至产生不良反应。

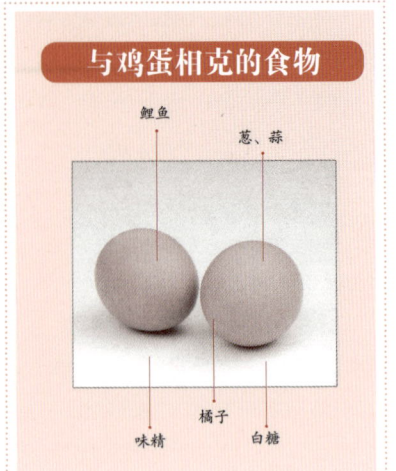

与鸡蛋相克的食物：鲤鱼、葱蒜、味精、橘子、白糖

33. 鸭蛋有什么食疗作用？

鸭蛋比鸡蛋个大，皮厚。因为鸭子是以水生动物和植物为主要食物来源，所以鸭蛋有腥味，新鲜食用时不如鸡蛋可口。

鸭蛋中主要含有蛋白质、脂肪、维生素A、B族维生素、铁和钙等。脂肪中不饱和脂肪酸含量较高，为62%，脂肪溶点低，容易为人体消化吸收。

鸭蛋的氨基酸和苏氨酸含量在所有蛋类中是最高的。

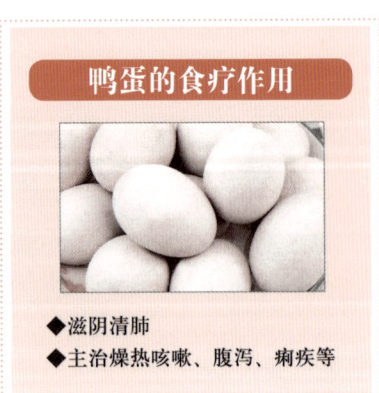

鸭蛋的食疗作用
◆滋阴清肺
◆主治燥热咳嗽、腹泻、痢疾等

鸭蛋煎、煮皆可。煮时一定要煮熟透再吃，因为有些禽体内带有沙门氏菌，其中以卵巢较为严重，所生的蛋便可带有沙门氏菌，这种污染在鸭蛋、鹅蛋中较为常见。因此我们吃鸭蛋时，应煮熟透后再食用。在制法蛋糕、面包等西点时不能使用鸭蛋，防止致病菌导致的食物中毒。

鸭蛋有养阴、清肺、止痢的功效，适合病后体虚、咽干喉痛、高血压、痢疾等人食用；鸭蛋还可以治疗牙痛，最适宜阴虚火旺者作为食疗补品。

34. 鹅蛋有什么食疗作用？

鹅蛋，呈椭圆形，个体很大，是一般鸡蛋的四五倍。

鹅蛋中的蛋白质含量和人体所需的 8 种氨基酸的含量均高于鸡蛋和鸭蛋。

每 100 克鹅蛋的可食部分为 87 克，各种营养成分含量如下：

能量 820.4 千焦、维生素 B_1 0.8 毫克、钙 34 毫克、蛋白质 11.1 克、维生素 B_2 0.3 毫克、镁 12 毫克、脂肪 15.6 克、烟酸 0.4 毫克、铁 4.1 毫克、碳水化合物 2.8 克、维生素 E 4.5 毫克、锰 0.04 毫克、维生素 A 192 毫克、胆固醇 704 毫克、锌 1.43 毫克、胡萝卜素 1.2 毫克、钾 74 毫克、磷 130 毫克、视黄醇当量 69.3 微克、钠 90.6 毫克、硒 27.24 毫克。

鹅蛋除了是防治高血压的良药之外，还有其他的食疗作用。

鹅蛋所含的蛋白质是完全蛋白质，易于消化吸收，因此可满足人体对蛋白质的需求。

鹅蛋中含有较多的磷脂，磷脂对人脑及神经组织的发育有重大作用，所以鹅蛋还有健脑的作用。

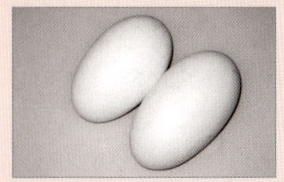

鹅蛋的食疗作用

◆补中益气、降低血压
◆可补益身体，增强抵抗力，提高记忆力

35. 鸽子蛋有什么食疗作用？

鸽子蛋又称鸽卵，性平味甘，能补肾益气。民间多以鸽蛋加龙眼肉、枸杞、冰糖蒸食。清朝王孟英还说："卵能稀痘，食品珍之。"

白鸽蛋的功效更胜于白鸽肉。据测定，白鸽蛋和白鸽肉一样，含有丰富的蛋白质、维生素和铁等成分，并且易于消化吸收，故营养价值很高。

鸽子蛋被人称为"动物人参"，富含优质蛋白质、磷脂、铁、钙和维生素 A、维生素 B_1、维生素 B_2、维生素 D 等营养成分。蛋白质和脂肪含量虽然稍低于鸡蛋，但所含的钙和铁元素均高于鸡蛋，具有改善皮肤细胞活力、增强皮肤弹性、改善血液循环、清热解毒等功效。

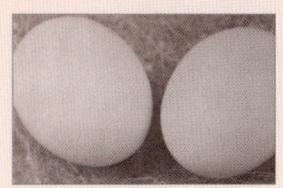

鸽子蛋的食疗作用

◆补肝肾、益精气、丰肌肤
◆主治贫血、气血不足、月经不调、肝肾虚弱等

36. 鸽子蛋的食疗品有哪些？

鸽子蛋鲜美可口，营养丰富，是儿童、老人、体虚及贫血者的理想食品。它一般与其他食材一起炖制或蒸制，具有较高的食疗价值。其食疗品如下：

【枸杞海参鸽蛋汤】

原料：枸杞25克，海参25克，鸽子蛋12个，枸杞1把，葱、姜、盐、味精、白胡椒粉、白糖、酱油各适量。

制法：（1）将海参切成条状，放在盘中待用，葱、姜切成末，枸杞入温水中浸泡。

（2）将鸽子蛋用干淀粉拌匀，放入温油锅里炸成金黄色，盛入盘中。

（3）锅留底油，煸炒葱姜末，加适量水，然后把海参放入锅里煮沸，加盐、味精、白胡椒粉和少量的糖、酱油，再把炸好的鸽蛋放进去，用大火煮20分钟。

（4）改小火，加枸杞，炖约10分钟，放入少量的水淀粉勾芡，再撒上香菜。

食疗作用：补肾养肺、养心益智、补肝明目、降血压功效明显，最适合于老年人食用。

【人参鸽蛋汤】

材料：人参6克，鸽蛋3枚。

制法：人参水煎，煮鸽蛋。

食疗作用：每次食鸽蛋1个，饮汤，每日3次，具有益气养阴的功效，适用于顿咳恢复期。

【银耳蒸鸽蛋】

原料：鸽蛋20个，银耳50克，茯苓15克，鸡汤、味精、料酒、鸡油、淀粉各少许。

制法：（1）茯苓研粉兑100毫升水，入砂锅煮20分钟，去渣取汁。

（2）银耳用温水发好洗净。

（3）鸽蛋去壳打碎放入碗内，银耳放在鸽蛋上，蒸1~2分钟取出放盘内。

（4）炒锅烧热放油，加鸡汤与茯苓液煮开后，勾芡并加入鸡油，淋在银耳上即成。

食疗作用：每周吃1~2次，具有补益脾肾、健脑增智的功效，适用于老年人、记忆力减退者及脑力劳动者。

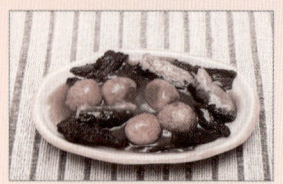

苁蓉海参鸽蛋

【材料】肉苁蓉15克，水发海参2个，鸽蛋12个，猪油50毫升，花生油、葱、蒜、胡椒粉、味精、淀粉、鸡汁各适量

【做法】（1）将海参处理，余熟；鸽蛋煮熟，去壳；肉苁蓉煎汁备用。鸽蛋沾淀粉，炸至金黄色，备用。（2）锅中放猪油，投下葱、蒜爆香，加鸡汁稍煮，再加调味料和海参，煮沸后用小火煮40分钟，再加鸽蛋、苁蓉汁，煨煮。（3）将余下的汤汁做成芡汁，淋上即成

【功效】本品是补阳滋阴的上品，对于肾虚所引起的神经衰弱、体倦、腰酸、健忘、听力减退等症状都有相当显著的疗效。本品虽药性温和，但对于肾虚、阳痿、早泄、汗虚等病症疗效显著。大便溏泄、湿热便秘者不宜食用

37. 鹌鹑蛋有什么食疗作用？

鹌鹑蛋别名鹑鸟蛋、鹤鹑蛋。鹌鹑蛋虽然体积小，但它的营养价值与鸡蛋一样高，是天然补品，在营养上有独特之处，故有"卵中佳品"与"动物中的人参"之称。

鹌鹑蛋的蛋白质、脂肪含量与鸡蛋相当，尤为突出的是，它的维生素B_2含量是鸡蛋的2.5倍，鹌鹑蛋的卵磷脂含量比鸡蛋高3～4倍。

鹌鹑蛋还含有铁、钙、磷等矿物质与维生素A、维生素B_1、维生素B_2等，以及赖氨酸、胱氨酸等多种营养物质。其食疗作用有：

（1）鹌鹑蛋是很好的补品，具有补血益气、强壮身体作用，适合贫血、病后体虚者、月经不调及营养不良等人食用。

（2）鹌鹑蛋可治疗神经衰弱、失眠多梦等症。

（3）鹌鹑蛋有健胃的作用，对慢性胃炎有一定的治疗作用。

（4）鹌鹑蛋还具有美肤、养颜的功效，是一种理想的美容食品。

鹌鹑蛋的食疗作用

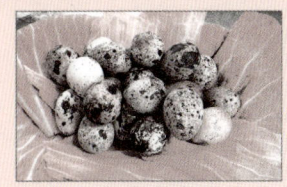

◆ 补气益血、强筋壮骨、美容护肤
◆ 是老人、儿童、妇女的理想补品

38. 鹌鹑蛋的食疗品有哪些？

鹌鹑蛋的食疗品如：

【五香鹌鹑蛋】

原料：鹌鹑蛋40个，盐、八角、花椒各适量。

制法：锅中加水，将所有原料放入锅中，水沸后再煮3～5分钟即可关火。

食疗作用：每天早晚各吃2个，经常食用，可治疗神经衰弱、失眠多梦。

【三圆薏米粥】

原料：薏米30克，龙眼20克，大枣10个，鹌鹑蛋4个，红糖25克。

制法：（1）将鹌鹑蛋煮熟剥皮。

（2）锅内加水适量，然后加入龙眼、薏米、大枣煮至薏米熟。

（3）粥熟后，加入鹌鹑蛋和红糖，即可食用。

食疗作用：每日服一次，连用60天，可治疗贫血及病后体虚。

鹌鹑蛋的食疗品

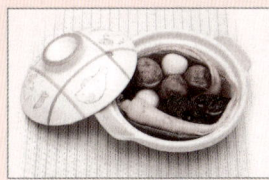

人参鹌鹑蛋

【材料】人参7克，黄精10克，鹌鹑蛋12个，精盐、白糖、麻油、味精、淀粉、高汤、酱油等各适量。

【做法】（1）将人参煨软、切段后蒸2次，收取滤液，再将黄精煎2遍，取其浓缩液与人参液调匀。（2）鹌鹑蛋煮熟去壳，一半与黄精、盐、味精腌渍15分钟；另一半用麻油炸成金黄色备用。另用小碗把高汤、白糖、酱油、味精等调成汁。（3）将鹌鹑蛋和调好的汁一起下锅翻炒，最后连同汤汁一同起锅，再加入腌渍好的另一半鹌鹑蛋即可

39. 牛奶有什么食疗作用？

（1）牛奶可以补肺养胃、生津润肠，对人体具有镇静安神作用，可作为糖尿病久病、口渴便秘、体虚、气血不足、脾胃不和者的主要滋补饮品。

（2）牛奶含有的乳清蛋白可提高人体吸收率和增强免疫能力。

（3）喝牛奶能促进睡眠安稳，泡牛奶浴可以治失眠。

（4）牛奶中的碘、锌和卵磷脂能大大提高大脑的工作效率，牛奶中的镁元素会促进心脏和神经系统的耐疲劳性。

（5）牛奶能润泽肌肤，经常饮用可使皮肤白皙、光滑及增加弹性。基于酵素的作用，牛奶还有消炎、消肿及缓和皮肤紧张的功效。

（6）对小孩子而言，常喝鲜奶有助于身体的发育，因为钙能促进骨骼发育；老人更要喝牛奶，每天饮用一杯牛奶，就可补足每天对钙质需要的80%，减少骨骼萎缩，降低骨质疏松症的发生几率，使身体柔韧度增加。

牛奶的食疗作用

◆ 抑制肿瘤、镇静安神
◆ 促进幼儿大脑发育
◆ 美容养颜、有助减肥

40. 牛奶有什么食用宜忌？

（1）儿童不要空腹喝奶，不要一次喝下大量牛奶，每次饮用量不宜超过100毫升。

（2）饮用牛奶的最佳时间是晚上入睡前，此时饮用牛奶既可以促进睡眠，又会使牛奶的防病功效得到更好发挥。

（3）鲜奶要煮沸饮用，最好现煮现喝，剩下的要放在冰箱中保存，不然营养成分便会被破坏。

（4）返流性食道炎、急性肾炎、胆囊炎、胰腺炎和患溃疡性结肠炎患者不宜喝牛奶。

（5）有些人患了过敏性鼻炎、哮喘、荨麻疹、肠道功能紊乱等过敏性疾病，喝牛奶会使症状明显加重者，应考虑不要喝牛奶。

（6）夏天饮牛奶要特别注意卫生，防止牛奶变质。

（7）胃肠手术后不宜喝牛奶。

（8）缺铁性贫血者不宜喝牛奶。牛奶虽然营养丰富，但铁的含量却很低，喝牛奶反而会使体内铁含量降低。

忌早上空腹喝牛奶

◆ 早晨空腹喝牛奶，营养效益最低。因为空腹喝下去后，牛奶会很快经胃和小肠排进大肠，结果牛奶中的各种营养来不及消化吸收就进入大肠，造成浪费。天长日久，经常进行这种调整，骨质就会脱钙，造成骨质疏松，老年人更有骨折的危险

◆ 睡前喝牛奶，就可以正好赶上午夜至清晨这段时间，牛奶中的钙可改变低血钙状态，避免从骨组织中调用钙

41. 牛奶不宜与哪些食物同食？

（1）钙粉。牛奶中含有大量酪蛋白，而酪蛋白可与钙离子结合，使牛奶发生变性凝固。并且在加热时，牛奶中的其他蛋白也会与钙发生沉淀。

（2）橘子。二者同食，会使牛奶中的蛋白质与橘子中果酸及维生素C凝固成块，影响其消化吸收，甚至导致腹胀、腹痛、腹泻等症状。

（3）巧克力。二者同食，牛奶中的钙与巧克力中的草酸就会结合成草酸钙沉淀，不利于钙的吸收。

（4）酸性饮料。牛奶是一种胶体混合物，具有两性电解质性质。凡酸性饮料，如酸梅汤、橘汁、柠檬汁等，都会使牛奶pH下降，使牛奶中蛋白质沉淀而凝结成块，不利于消化吸收。

（5）米汤。牛奶与米汤掺合后，将会导致维生素A大量损失。如果婴幼儿长期摄取维生素A不足，将会导致发育缓慢，体弱多病。

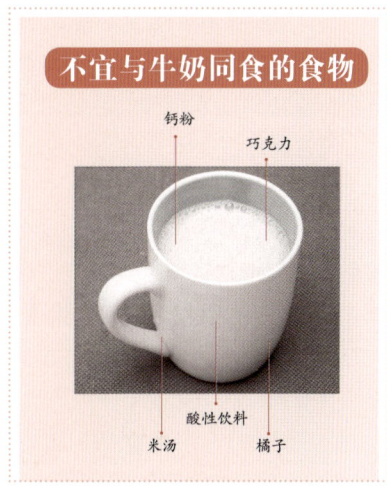

不宜与牛奶同食的食物

42. 如何选购鲜牛奶？

（1）质量鉴别。

在盛水的碗里，滴几滴生牛奶，奶汁凝固沉底者为上品，浮散的说明质量欠佳。

尝着有鲜而甜的气味是好奶，而有苦味或异味的则是坏奶。将奶煮开后，表面结有奶皮（乳脂）的是好奶，而表面呈豆腐花状的则是坏奶。

（2）鲜陈鉴别。

观察。新鲜牛奶色泽应洁白或白中微黄，不得呈深黄或其他颜色；奶液均匀，而不应在瓶底出现豆腐脑状沉淀物质。

闻嗅。新鲜牛奶应有乳香味而不应有酸味、腥味、腐臭味等异常气味。

品味。新鲜牛奶应微带甜、酸滋味融合而成的鲜美滋味，不应有苦味、涩味等异味。

不宜与牛奶同食的食物

◆鲜牛奶应该尽快把它安置在阴凉的地方，最好是放在冰箱里。牛奶放在冰箱里，瓶盖要盖好，以避免其他各种气味混入牛奶里面

◆过冷对牛奶亦有不良影响，牛奶冷冻成冰则会损坏其品质。不要让牛奶曝晒于阳光或灯光下，日光会破坏牛奶中的数种维生素，同时也会使其失去芳香

◆牛奶一经倒进杯子、茶壶等容器中，如若没喝完，应盖好盖子放回冰箱，千万不可倒回原来的瓶子

43. 酸奶有什么食疗作用？

酸奶是牛奶经过发酵制成的。和新鲜牛奶相比，酸奶不但具有新鲜牛奶的全部营养素，而且还能使蛋白质结成细微的乳块，更容易被消化吸收。其食疗作用如下：

（1）酸奶有维持肠道菌群平衡的作用，不但可使肠道内的有益细菌增加，对腐败菌等有害细菌也能起到抑制法用，能避免机体对有害物质的吸收，减少疾病，促进健康，助人长寿。

（2）酸奶能促进消化液的分泌，增加胃酸，因而能增强人的消化能力，促进食欲。

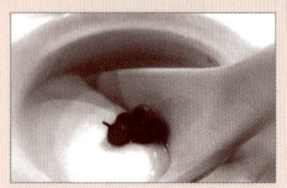

酸奶的食疗作用
◆维持肠道菌群平衡
◆促进消化液的分泌
◆降低血液中胆固醇

（3）酸奶具有降低血液中胆固醇的作用。

（4）经常喝酸奶可以防止癌症和贫血，并可改善牛皮癣和缓解儿童营养不良。所以说，酸奶是幼儿较好的乳品，尤其适用于消化能力差的幼儿。

（5）在妇女怀孕期间，酸奶除提供必要的能量外，还提供维生素、叶酸和磷酸。在妇女更年期时，还可以抑制由于缺钙引起的骨质疏松症。

44. 酸奶有什么饮用宜忌？

（1）乳酸菌中的某些菌种对龋齿的形成起着重要作用，所以，在饮用酸牛奶等乳酸菌饮料后要及时用白开水漱口。

（2）空腹时忌饮酸牛奶，空腹饮用酸牛奶，乳酸菌易被杀死，保健作用减弱；而饭后2小时内饮用酸牛奶，乳酸菌则不宜被杀死。

（3）饮用酸奶不能加热，夏季饮用宜现买现喝。

巧用酸奶去茶垢

◆在喝过的酸奶杯里加一点水，混匀后将液体倒入有茶垢的杯中，尽量让杯壁都粘到液体，静置半天，茶杯内茶垢轻轻一擦就可去除。这个方法不同于物理方法，不会产生磨损，特别适合于瓷杯。

（4）不要用酸奶代替水服药，特别是不能用酸奶送服氯霉素、红霉素、磺胺等抗生素及一些治疗腹泻的药物。

（5）胃肠道手术后的病人、腹泻或其他肠道疾患的患者不适合喝酸奶。

（6）酸奶在制作过程中会添加蔗糖作为发酵促进剂，有时还会用各种糖浆调味，所以糖尿病患者要谨慎饮用。

（7）使用抗生素者、骨质疏松患者、动脉硬化和高血压病患者、肿瘤病患者以及年老体弱者宜常喝酸奶。

45. 奶酪的营养成分有哪些?

奶酪有很多别名,如乳酪、干酪、起士或起司,是一种将奶放酸之后增加酵素或细菌制法的奶制品。原料以牛奶为主,也有山羊奶,绵羊奶或水牛奶做成的奶酪。大多奶酪呈乳白色或金黄色。奶酪原产于西亚,后来风行于整个欧洲,是一种传统的美食。

由于奶酪是由牛奶经浓缩、发酵而成的制品,所以它排除了牛奶中大量的水分,保留了其中营养价值极高的精华部分,被誉为乳品中的"黄金"。每千克奶酪制品浓缩了10千克牛奶的蛋白质、钙和磷等人体所需的营养素,独特的发酵工艺使其营养的吸收率达到了96%~98%。

就钙的含量来说,250毫升牛奶与200毫升酸奶和40克奶酪的钙的含量相当。可以说,奶酪是含钙最多的奶制品,奶酪中的脂肪和热能含量也比较多。所以说,对于孕妇、中老年人及成长发育旺盛的青少年来说,奶酪是最好的补钙食品之一。

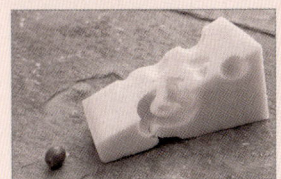

奶酪的营养成分

钙、脂肪、多种人体必需营养素

46. 奶酪有什么食疗作用?

奶酪的做法是:将鲜奶倒入筒中,经过反复搅拌之后提取奶油,再把剩下的纯奶放于热出使其发酵。当奶变酸之后,将其倒入锅中熬至成豆腐块状,然后用纱布挤出水分,放进模具中挤压成型,切成小块即成。

(1)奶酪能增进人体抵抗疾病的能力,促进代谢,增强活力,保护眼睛健康并保持肌肤健美。

(2)奶酪有利于维持人体肠道内正常菌群的稳定和平衡,防治便秘和腹泻。

(3)奶酪中的脂肪和热能都比较多,但是其胆固醇含量却比较低,对保持心血管健康也很有利。

(4)英国牙科医生认为,吃含有奶酪的食物能大大增加牙齿表层的含钙量,从而抑制龋齿发生。

(5)奶酪所含热量较高,多吃容易发胖;服用单胺氧化酶抑制剂的人应避免吃奶酪;吃奶酪前后1小时左右不要吃水果。

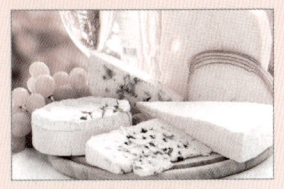

奶酪的食疗作用

◆补肺、润肠、养阴、止渴
◆虚热烦渴、肠燥便艰、肌肤枯涩、瘾疹瘙痒等症
◆增进人体抵抗力,促进代谢,增强活力等

第四章 好处不只是保健——五果食疗

五果是指什么？五果在食疗中起到什么作用？

古代的五果是指李、杏、枣、桃、栗，现在的五果是指所有的水果和坚果。

素问·藏气法时论：「五谷为养，五果为助。」「五果为助」是指水果和坚果有助于养身和健身的功效。

五果富含的维生素和矿物质是五谷和五畜无法相比的，人体如缺少这些维生素与矿物质，就会对健康带来影响，特别是维生素C在水果中的含量远比蔬菜高。缺少维生素C，人体对疾病的抵抗力会降低，也容易得败血症与骨质疏松，还会使伤口难以愈合。

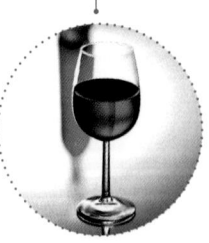

DI-SI ZHANG

本章看点

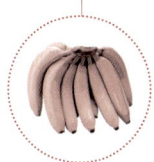

苹果有什么食疗作用？／169

苹果中的维生素C是心血管的保护神、心脏病患者的健康元素。同时，苹果还有改善呼吸系统和肺的功能，保护肺部免受污染和烟尘的影响。

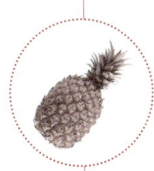

梨的营养成分有哪些？／171

梨，因其鲜嫩多汁，酸甜适口，所以又有"天然矿泉水"之称。古人用"忽如一夜春风来，千树万树梨花开"来形容梨树开花时的壮观。

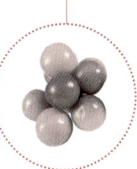

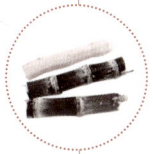

01 水果类

水果富含维生素，其中维生素C的含量尤为突出，它所含的碳水化合物较蔬菜多，同时还含有较多的无机盐和微量元素，如钙、铁、锌、钾等，但所含的蛋白质较少。干果营养十分丰富，所含的脂肪绝大部分为不饱和脂肪酸，是人体必需脂肪酸的优质来源。水果中所含的多种营养物质，对人体的生理功能都起着重要的作用。另外，水果中还含有黄酮类物质、芳香物质、柠檬酸等植物化学物质，它们具有特殊的生物活性，对健康极为有益。

01. 水果食疗有什么宜忌？

（1）心肌梗死及脑卒中病人宜多吃桃子、橘子、香蕉，不宜吃柿子、莲子等，以保持大便通畅，防止便秘。

（2）心力衰竭及水肿病人宜吃苹果等含钾较多而含水分较少的水果，不宜吃含水量较多的西瓜、椰子等。

（3）腹泻病人宜吃石榴、杨梅、苹果、葡萄等具有收敛作用的水果，不宜吃香蕉、桃子、李子等。

（4）发热病人宜吃含钾较多、水分也较多的生梨和橘子等水果。

（5）肝炎病人宜多吃橘子、鲜枣、大枣等有降压、缓解血管硬化作用的水果。

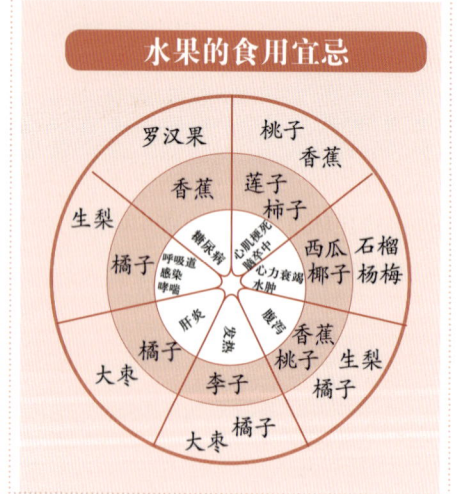

水果的食用宜忌

（6）呼吸道感染及哮喘病人宜多吃生梨、罗汉果、枇杷、橙子等有化痰、润肺、止咳作用的水果。哮喘病人忌吃大枣，因其易生痰、助热。

（7）糖尿病患者不宜吃含糖较高的香蕉、生梨、荔枝、瓜类等水果，以免加重胰腺负担。

（8）肾炎病人忌吃橘子、香蕉等含钾较多的水果，否则，会加重肾脏负担。

02. 苹果有什么食疗作用？

（1）苹果中的维生素C是心血管的保护神、心脏病患者的健康元素。同时，苹果还有改善呼吸系统和肺的功能，保护肺部免受污染和烟尘的影响。

（2）苹果有助降低血压，有健脾益胃、养心益气、润肠、解暑、醒酒等功效。

（3）新鲜的苹果既能增强记忆力，又能预防老年痴呆症，非常适合婴幼儿、老人和病人食用。

（4）苹果有双向调节作用，可同时治疗腹泻和便秘。苹果中的鞣酸、苹果酸有收敛作用，果胶有吸附细菌和毒素的作用，每天吃苹果泥，一两天就可止住轻度腹泻。苹果中的有机酸能刺激肠道，利于通行大便，因此可治疗便秘。

（5）苹果可以减轻孕妇怀孕期间的不良反应。

（6）由于苹果含铁丰富，有益补血。

（7）苹果中的细纤维可以清除牙齿间的污垢，英国牙科专家发现，每天吃苹果的儿童，很少患口腔疾病。

（8）降低胆固醇。苹果中的果胶能促进胆汁的大量分泌和胆汁酸浓度的增加，从而把多余的胆固醇排出体外，降低血液中胆固醇的含量，减少血管壁脂肪的积累。

（9）苹果中富含人体必需的微量元素锌，常吃苹果可以避免患缺锌症。

（10）治疗慢性胃炎和支气管炎。苹果中的酸能刺激胃酸分泌，增强消化功能，常吃苹果可以治疗慢性胃炎。反胃吐痰等症，可用苹果煎汤内服。喘息性支气管炎，可用大苹果1个，巴豆1粒去皮后置于苹果内，蒸熟后取出巴豆，吃果饮汁，病情轻者每晚一次，病情重者早晚各一次。

（11）苹果还可滋润、细腻皮肤。苹果中含有丰富的镁、铁、锌、锰等微量元素，可健美皮肤。

苹果香蕉梨汁

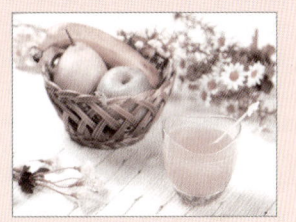

【材料】白梨1个，苹果1个，香蕉1根，冷开水500毫升，蜂蜜适量

【做法】（1）将白梨、苹果洗净，切块；香蕉剥皮后切块。（2）将白梨和苹果块倒入榨汁机中，加冷开水榨成汁。（3）将果汁倒入杯中，加入香蕉及蜂蜜。（4）把所有食材一起搅拌成汁，再加入适量冰块即可

【功效】此饮具有消除疲劳、改善便秘、排毒养颜的功效

03. 苹果有什么食用宜忌？

（1）一般人群均可食用苹果，尤适慢性胃炎、消化不良、气滞不通、便秘、慢性腹泻、高血压、高血脂及贫血等人食用。另外，肥胖及维生素缺乏者也应经常食用苹果。

（2）吃苹果时，最好先用水洗干净，削去果皮后食用。特别在当前主要以化学农药防治果树害虫的情况下，果皮中常常积累较多的农药残留毒物。

（3）苹果不宜多吃，会伤脾胃，甚至导致腹胀；吃饭前后不宜立即吃苹果，以免影响正常的进食及消化。

（4）苹果富含糖类和钾盐，冠心病、心肌梗死、肾病、糖尿病患者不宜多吃。

（5）苹果不宜与海鲜同食，因为苹果中含有鞣酸，与海鲜同食易引起腹痛、恶心、呕吐等症状。

（6）吃完苹果应漱口，以防龋齿发生。

苹果的食用宜忌

◆水洗、削皮后食用
◆吃饭前后不宜食用
◆过量食用苹果会导致腹胀
◆肥胖者宜经常食用
◆维生素缺乏者宜食用

04. 存放苹果有什么窍门？

先将中等大小、无病斑、无机械损伤的成熟苹果选出来，在3%～5%的食盐水中浸泡5分钟，然后捞出来晒干，再用柔软的白纸包好，按下述方法贮存。

（1）水缸贮存法。

先将水缸洗净晾干，然后放在阴凉处，在缸底放一个盛满干净水的罐头瓶，瓶口打开，低温时将包好的苹果层层装入缸内，装满后用一张塑料膜封闭缸口。这种存放法可贮存苹果4～5个月，好果率达90%以上。

（2）纸箱或木箱贮存法。

首先箱子应清洁无味，并在箱底和四周放上两层纸。将包好的苹果5～10个装入一个小塑料口袋中，乘早晨低温时，将装满苹果的口袋两袋对口挤放在箱子里，一层一层地将箱子装满，上面先盖2～3层纸，再盖一层塑料布，然后封盖，放在阴凉处。这种存放法一般可贮存苹果达半年以上。

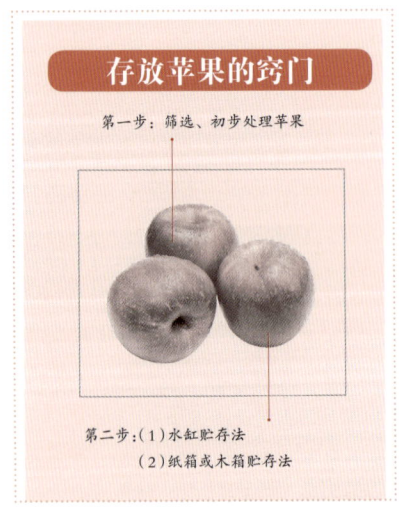

存放苹果的窍门

第一步：筛选、初步处理苹果

第二步：(1) 水缸贮存法
(2) 纸箱或木箱贮存法

05. 梨的营养成分有哪些？

梨，又称快果、玉乳、蜜父等。古人称梨为"果宗"，即"百果之宗"。因其鲜嫩多汁，酸甜适口，所以又有"天然矿泉水"之称。古人用"忽如一夜春风来，千树万树梨花开"来形容梨树开花时的壮观。

我国有白梨、沙梨、秋子梨等很多品种，产自全国大部分地区，但以华北、东北、西北及长江流域各省为主。梨以皮薄、肉白、香甜、无渣者为佳。

梨的果肉含有丰富的果糖、葡萄糖和苹果酸等有机酸，另有蛋白质、脂肪、钙、磷、铁以及胡萝卜素、维生素 B_1、维生素 B_2、烟酸、抗坏血酸等多种维生素。

新鲜的梨含水量达 83%，热量比苹果稍低，其热量主要来源是碳水化合物。梨籽含有木质素，是一种不可溶纤维，能在肠道中溶解，形成像胶质的薄膜，能在肠道中与胆固醇结合而排除。

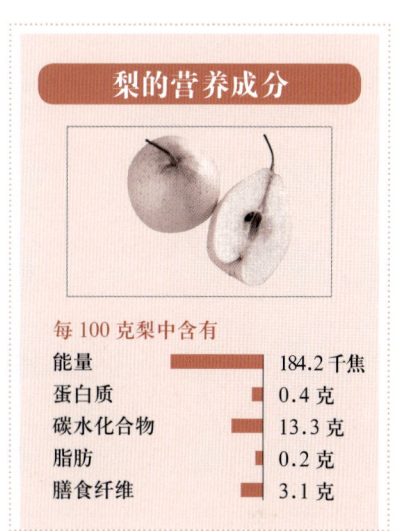

梨的营养成分

每 100 克梨中含有
- 能量　　　　184.2 千焦
- 蛋白质　　　0.4 克
- 碳水化合物　13.3 克
- 脂肪　　　　0.2 克
- 膳食纤维　　3.1 克

06. 梨有什么食疗作用？

（1）梨性味甘寒，具有清心润肺的作用，对肺结核、气管炎和上呼吸道感染的患者所出现的咽干、痒痛、音哑、痰稠等症皆有效。

（2）梨有降压、养阴、清热的功效。经常食用，对高血压、心脏病、肝炎、肝硬化患者的病状有一定的缓解作用。

（3）梨含有较多的糖类物质和多种维生素，能促进食欲，帮助消化，并有利尿通便和解热作用，可用于高热时补充水分和营养。

（4）煮熟的梨有助于肾脏排泄尿酸和预防痛风、风湿病和关节炎。

（5）梨能抑制致癌物质亚硝胺的形成，因而具有防癌抗癌的作用。

（6）梨性寒凉，一次吃太多，很可能会引发腹泻。因含糖量高，过食会引起血糖升高，加重胰腺负担，糖尿病人应少食。脾胃虚寒者、发热的人不宜吃生梨，可把梨切块煮水食用。

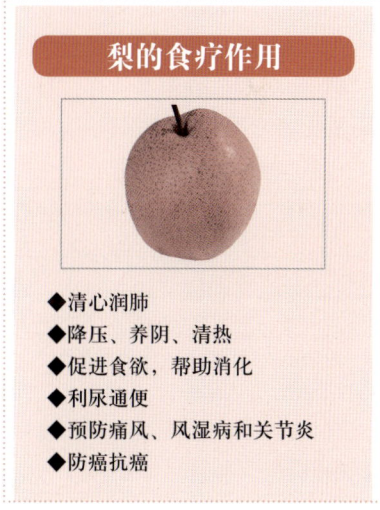

梨的食疗作用

- ◆清心润肺
- ◆降压、养阴、清热
- ◆促进食欲，帮助消化
- ◆利尿通便
- ◆预防痛风、风湿病和关节炎
- ◆防癌抗癌

07. 梨的食疗品有哪些？

以鲜食为主，亦可煮、烤、蒸、冻、泡等。为防止农药危害身体，最好洗净，削皮食用。

【止咳梨膏糖】

原料：鸭梨 1000 克，百部 50 克，制半夏、茯苓、前胡、杏仁各 30 克，款冬花 20 克，川贝母 3 克，橘红粉 30 克，香橼粉 10 克，白砂糖 500 克。

制法：(1) 鸭梨洗净切小块，和其他中药都放入锅中，加适量水煎煮。每 20 分钟取煎液一次，加水再煎，共取煎液三次。

(2) 合并煎汁，继续以小火煎熬到浓稠时，加入白砂糖调匀，待糖熔化后，加入橘红粉和香橼粉，调匀煎煮至用锅铲挑起成丝而不粘手时关火。

(3) 趁热把糖倒入涂过食用油的搪瓷盘中，压扁并切成大小适中的小块即可。

食疗作用：此糖具有清热、润燥、止咳、平喘的功效，适用于支气管炎咳嗽、痰黄、气喘等。

【蜜饯梨】

原料：梨 800 克，蜂蜜 500 克。

制法：(1) 梨洗净，去皮、核，切块。

(2) 梨放入锅中，加少量水，大火烧沸，要不断地搅锅，以防粘锅，转小火煎煮 10 分钟，加蜂蜜，拌匀再煮 10 分钟关火。

(3) 凉透，装入瓶内，密封两天即可食用。

食疗作用：蜜饯清心润肺，对肺结核、气管炎和上呼吸道感染的患者所出现的咽干、痒痛、音哑、痰稠等症皆有效；还有降压、养阴、清热的功效。

【银耳雪梨大枣汤】

原料：雪梨 1 个，大枣、银耳、冰糖各适量。

制法：(1) 雪梨去皮和核，切成小块；银耳入水泡发待用。

(2) 将雪梨块、大枣的适量的水倒入锅中，煮至沸腾。

(3) 转小火，将银耳和冰糖倒入锅中同煮，待大枣软烂，即可。

食疗作用：此汤可辅助治疗肺燥引起的咳嗽。

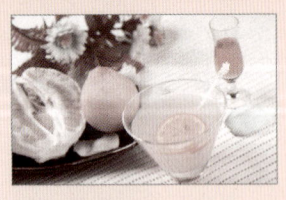

柚子雪梨汁

【材料与做法】(1) 将梨子去皮，切成块。(2) 柚子去皮，切成块。(3) 将梨子和柚子放入榨汁机内榨汁。(4) 向果汁中加 1 大匙蜂蜜，搅拌均匀即可

【功效】滋润肌肤，润肺解酒。此饮可以降低人体内的胆固醇含量，适合高血压患者饮用

08. 西瓜的营养成分有哪些？

西瓜，又叫水瓜、寒瓜、夏瓜，堪称"瓜中之王"，原产非洲，属葫芦科一年生草本植物。因是在汉代从西域引入，故称"西瓜"。

西瓜的常见品种有：

花皮瓜：个大，呈椭圆形，瓜皮颜色为浅绿和深绿相间。

黑皮瓜：俗称"黑美人"，个小，呈椭圆形，瓜皮为纯黑色。

五籽瓜：呈圆形，瓜皮为花条色。

密宝：呈圆球形，瓜皮为墨绿色，瓜瓤鲜红，肉脆多汁。

西瓜味道甘甜多汁，清爽解渴，是盛夏佳果。西瓜除不含脂肪和胆固醇外，几乎含有人体所需的各种营养成分，是一种最富有营养、最纯净、食用最安全的食品。

西瓜含水量极大，占91%～93%，是一种消夏解渴佳品，是大众化的夏令多汁瓜果。并含有蛋白质、葡萄糖、果糖、苹果酸、谷氨酸、胡萝卜素、维生素A、B族维生素、维生素C以及钙、磷、铁等多种人体所需的营养成分。

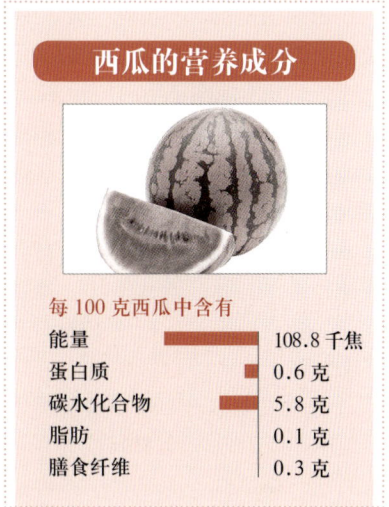

西瓜的营养成分

每100克西瓜中含有
能量	108.8千焦
蛋白质	0.6克
碳水化合物	5.8克
脂肪	0.1克
膳食纤维	0.3克

09. 西瓜有什么食疗作用？

（1）在治疗肾炎和降低血压方面，西瓜是果蔬之中的好医生。它所含的糖和盐能利尿并消除肾脏炎症。对心脑血管亦具有保护作用。

（2）吃西瓜后尿量会明显增加，这可以减少胆色素的含量，对治疗黄疸有一定作用。

（3）对于性功能障碍者来说，西瓜有助于重振雄风。美国的科研人员利用西瓜做原料，开发出一种可与西药"伟哥"比美的"天然伟哥"，目前已在美国上市。

（4）新鲜的西瓜汁和鲜嫩的瓜皮可增加皮肤弹性，减少皱纹，增加光泽。

（5）西瓜含水量多，肉质寒凉，体虚胃寒、大便滑泻，患有胃炎或溃疡病的人，不能多吃，每天200克为宜。

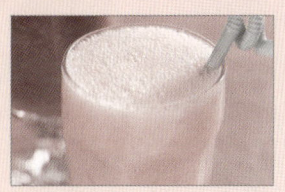

西瓜番茄汁

【材料】番茄200克，西瓜100克，橘子、柠檬各半个，蜂蜜适量

【做法】西瓜洗干净，削皮，去籽；橘子剥皮，去籽；番茄洗干净，切成大小适当的块；柠檬切片；将所有材料倒入果汁机内搅打2分钟即可

第四章 好处不只是保健——五果食疗

10. 杏的营养成分有哪些？

杏又名甜梅、叭达杏，原产我国，并广泛分布于我国各个省区（除沿海和台湾省外），其中西北、华北和东北南部等各省较多。

杏可分为肉用型、仁用型和肉仁兼用型三大类。在肉用型中，金太阳、红丰杏、大鹏王和新世纪杏是著名品种。

杏果和杏仁都含有丰富的营养物质。杏果肉黄软，香气扑鼻，酸甜多汁，是夏季的主要水果之一。"知有杏园无路入，马前惆怅满枝红"，写出了杏对路人的诱惑力。

杏的果肉中含胡萝卜素和维生素较多，其中尤以维生素C和维生素A的含量最高，此外，还含有钙、磷、铁等无机物。不含脂肪，是一种低热量的水果。

杏营养丰富，每100克杏肉中，含蛋白质0.9克，碳水化合物7.8克，维生素A78微克，维生素C4毫克，钙14毫克，磷15毫克，铁0.6毫克、胡萝卜素1.15毫克，烟酸0.6毫克，泛酸0.3毫克。

杏的营养成分

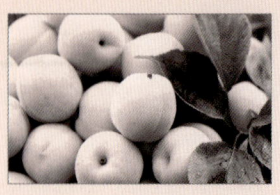

◆杏所含的成分对肺结核，痰咳，浮肿等患者有很好的疗效，经常食用大有益处。杏仁中所含的脂肪油有润肠通便作用

◆杏仁所含的苦杏仁苷，在体内慢慢分解，逐渐产生氢氰酸，对呼吸中枢起作用，使呼吸活动趋于安静而达到平喘、镇咳的功能

杏味酸甜，性温。多汁，爽口。富含多种氨基酸，维生素，胡萝卜素及矿物质。对肺燥咳嗽，胃热津伤，口渴，贫血，抗癌，止咳，止喘等都有疗效

11. 杏有什么食疗作用？

（1）未熟的杏中含黄酮类较多，有预防心脏病和减少心肌梗死的作用。

（2）常食杏脯、杏干，对心脏病患者有一定好处。

（3）苦杏仁能止咳平喘，润肠通便，可治疗肺病、咳嗽等疾病。甜杏仁和日常吃的干果大杏仁偏于滋润，有一定的补肺作用。

（4）杏含有丰富的维生素B_{17}，维生素B_{17}具有杀灭癌细胞的功效，因此经常吃杏，可有效防癌抗癌。

（5）未成熟的杏不可生吃。产妇、幼儿、病人，特别是糖尿病患者，不宜吃杏或杏制品。另外，杏虽好吃，但不可食之过多，每食最好不要超过5枚。因为其中苦杏仁苷的代谢产物会导致组织细胞窒息，严重者会抑制中枢，导致呼吸麻痹，甚至死亡。但是，加工成的杏脯、杏干，有害的物质已经挥发或溶解掉，可以放心食用。

杏的营养成分

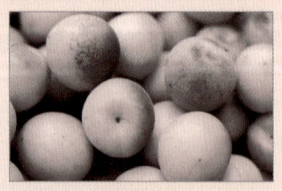

◆生杏可预防心脏病
◆滋补身体
◆抗癌
◆润肠补肺

12. 柑的营养成分有哪些？

柑又名楮果，常绿小乔木或灌木，开白色小花，果实球形稍扁，果肉多汁，味道甜酸，有的微苦，果皮粗糙，成熟后呈橙黄色，也有绿色的。果皮、叶子、种子可入药。

柑和橘子很相，都属于柑橘类，易被混淆，但柑通常比橘子大，呈圆形，皮也比橘子厚，种子大多为白色。

"柑"有时也指这种植物的果实。如芦柑、招柑、蜜柑等。有些方言中也叫柑子。柑原产我国，据《禹贡》记载，4000年前的夏朝，柑已列为贡税之物。

柑富含维生素C、蛋白质、糖等营养物质，以及维生素B_2、烟酸、无机盐、粗纤维、多种维生素和微量元素。

柑营养丰富，每100克柑中含蛋白质0.9毫克，碳水化合物12.8克，粗纤维0.4克，维生素B_2 0.03毫克，烟酸0.3毫克，抗坏血酸34毫克，钙56毫克，铁0.2毫克，磷15毫克，镁13.9毫克，胡萝卜素0.55毫克。

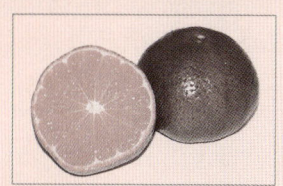

柑的营养成分
- 维生素C
- 维生素B_2
- 无机盐
- 蛋白质
- 烟酸

13. 柑有什么食疗作用？

（1）果肉及果汁中含有橙皮甙、川陈皮素和挥发油等物质，而这些物质具有祛痰止咳、消食顺气的功效。柑皮晾干后即是陈皮，柑络也可入中药。

（2）柑富含维生素C，且含有能增强维生素C作用的维生素P，可强化末梢血管组织，对高血压和肥胖病人有益。

（3）柑具有抗炎和抗过敏的作用，适合有炎症或过敏体质者食用。

（4）柑核性温，有温肾止痛、行气散结、利尿的作用，可用于治疗肾冷腰痛、小肠疝气、睾丸肿痛等病症。

（5）柑肉中含有丰富的维生素和有机盐等，具有解热生津、清咽利喉的功效，可治疗胸膈烦热、口干舌燥、咽喉肿痛等病症。

（6）柑吃多了容易上火，引起口角生疮、目赤肿毒，诱发痔疮。此外，柑性凉，胃、肠、肾、肺功能虚寒的老人不可多吃，以免诱发腹痛、腰膝酸软等症状。

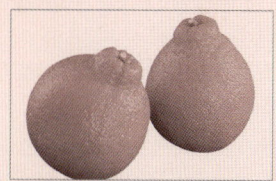

柑的食疗作用
- 祛痰止咳、消食顺气
- 降血压、减肥
- 抗炎、抗过敏
- 温肾止痛、利尿
- 解热生津、清咽利喉

14. 柚子有什么食疗作用？

（1）柚子中含有天然矿物质钾，是脑血管患者、高血压患者、肾脏病患者最佳的食疗水果。

（2）柚中含有大量的维生素C，能降低血液中的胆固醇，是现代人追求健康的理想食物。

（3）新鲜的柚子内含有作用类似于胰岛素的成分——铬，能降低血糖。

（4）柚子所含的天然叶酸，对于服用避孕药或怀孕中的妇女们，有预防贫血症状发生和促进胎儿正常发育的功效。

（5）柚子还有增强体质的功效。它能帮助身体更容易吸收钙及铁质。

（6）柚子所含的天然维生素P能强化皮肤毛细孔功能，加速复原受伤的皮肤组织；再加上柚子所含热量极低，多吃也不会变胖，女性常吃柚子可长期保持"自然美"。

（7）身体虚寒者及高血压患者不宜吃柚子，特别是葡萄柚。一般人在服药期间也不要食用柚子，以免药物"过量"。

柚子的食疗作用

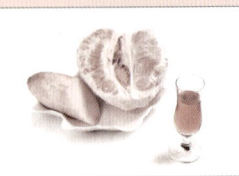

◆防治心脑血管疾病
◆降低胆固醇
◆降低血糖
◆预防孕妇贫血，促进胎儿发育
◆增强体质
◆美容、减肥

15. 桃有什么食疗作用？

人们总是把桃作为福寿祥瑞的象征，在民间素有"寿桃"和"仙桃"的美称。在果品资源中，桃以其果形美观、肉质甜美被称为"天下第一果"。人们常说鲜桃养人，主要是因桃子性味平和、营养价值高。

桃中除了含有多种维生素和果酸以及钙、磷等无机盐外，它的含铁量为苹果和梨含铁量的4～6倍。

（1）桃味甘、酸，性温，是补中益气、养阴生津的长寿果，可用于缓解大病之后的气血亏虚，面黄肌瘦，心悸气短的症状。

（2）桃的含铁量较高，能防治贫血，也是贫血性病人理想的辅助食物。

（3）桃含钾多，含钠少，适合水肿病人食用，对治疗肺病也有独特功效。

（4）桃含有机酸和纤维素，能促进消化液的分泌，增加胃肠蠕动，增进食欲，利消化。

桃的食疗作用

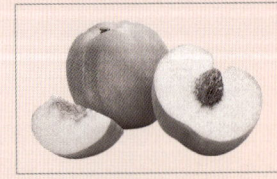

◆补中益气、养阴生津
◆防治贫血
◆治疗肺病
◆增进食欲，利消化
◆防治冠心病、高血压

16. 桃有什么食用宜忌？

（1）据古医书记载：桃的果实有微毒，不可过食。李时珍说："生桃多食，令人膨胀及生疮疖，有损无益。"

桃的营养很丰富，而且自古都说桃养人，但有些人并不能随心所欲地吃，还有些人更不能吃桃。比如：

婴幼儿不宜吃桃，桃中有大分子物质，小儿肠胃透析力弱，由此易引发消化不良或者孩子过敏；老人不宜多吃生桃，以免消化不良；体质虚弱、肠胃功能不佳的人不宜食用，会增加肠胃负担；易上火、易生疮疖的人，要少吃桃，以免"火上浇油"；过敏体质的人，要小心食用。

（2）未成熟的桃子、烂的桃子不要吃。

（3）糖尿病人应慎食。

（4）老年人直接蒸食，有补益功用。

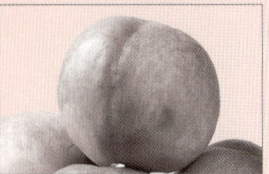

桃的食用宜忌

◆一般人群均可食用
◆适宜老年体虚、身体瘦弱者
◆适宜肠燥便秘、阳虚肾亏者
◆糖尿病患者不宜多吃
◆婴儿及孕妇应忌食
◆不可过食

17. 樱桃有什么食疗作用？

樱桃别名莺桃、含桃、荆桃等，是上市最早的一种乔木果实，号称"百果第一枝"。

樱桃其果实虽小如珍珠，但色泽红艳光洁，玲珑如玛瑙宝石一样，味道甘甜而微酸，既可鲜食，又可腌渍或作为其他菜肴食品的点缀，因而备受青睐。

其食疗作用有：

（1）樱桃含铁量位于水果之首，常食樱桃可补充体内对铁元素的需求，促进血红蛋白再生，既可防治缺铁性贫血，又可增强体质，健脑益智。

（2）鲜艳欲滴的樱桃不仅好吃，而且还和阿司匹林一样有药效。美国密歇根大学的科学家们认为：吃20粒樱桃比吃阿司匹林还有效。

（3）经常食用樱桃能养颜驻容，使皮肤红润嫩白，去皱消斑。

樱桃因含铁多，再加上含有一定量的氰苷，若食用过多会引起铁中毒或氢氧化物中毒。轻度不适可用甘蔗汁来清热解毒。

樱桃性温热，热性病及虚热咳嗽者要忌食。

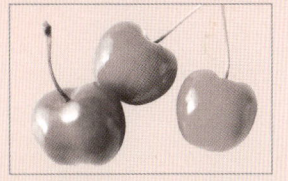

樱桃的食疗作用

◆补益大脑　　◆预防贫血
◆治伤杀虫　　◆美容养颜
◆祛湿止痛

18. 杨桃有什么食疗作用？

杨桃，又称作五棱子、五敛子、羊桃等。果皮呈蜡质，光滑鲜艳，爽甜多汁。杨桃含有微量脂肪、蛋白质，含蔗糖、果糖、葡萄糖等。此外，杨桃还含有苹果酸、柠檬酸、草酸及维生素B_2、维生素C等。

其食疗作用有：

（1）杨桃不仅含有多种营养成分，并含有大量的挥发性成分，带有一股清香。在茶余酒后吃几片杨桃，会感到口爽神怡，另有一番风味。

（2）杨桃果汁中含有大量草酸、柠檬酸、苹果酸等，能提高胃液的酸度，促进食物的消化。

（3）杨桃所含的各种营养成分，可保护肝脏，降低血糖、血脂、胆固醇，减少机体对脂肪的吸收。

（4）杨桃能消除咽喉炎症、口腔溃疡，防治风火牙痛，还能使体内的热或酒毒随小便排出体外，消除疲劳感。

杨桃性寒，凡脾胃虚寒或有腹泻的人应少食。

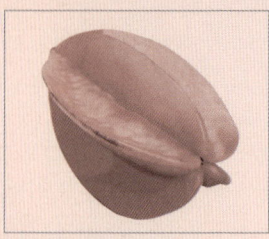

杨桃的食疗作用

◆ 使人口爽神怡
◆ 促进消化
◆ 保护肝脏
◆ 降低血糖、血脂、胆固醇
◆ 减少肌体对脂肪的吸收
◆ 解热毒、酒毒，消除疲劳

19. 猕猴桃的营养成分有哪些？

猕猴桃又名毛梨、阳桃。果皮上有淡色绒毛，翡翠色果肉，皮薄汁多，酸甜可口。猕猴桃的名字中虽有"桃"字，但在亲缘上实则与桃无关。李时珍的《本草纲目》称猕猴桃"其形如梨，其色如桃，而猕猴喜食，故有该名"。

猕猴桃拥有三大优势：一是口感好。充分成熟的猕猴桃，软糯多汁，酸甜可口。二是耐贮运。硬果采收，便于长途运销，货架寿命长。三是营养价值高。因此猕猴桃被人们誉为"水果之王"，是当之而无愧的。

猕猴桃中维生素C的含量极高，每100克新鲜猕猴桃中，维生素C含量为62毫克，不少品种高达100毫克以上，有的竟达420毫克，比苹果高十倍至十几倍，是维生素C的极佳来源，被誉为"维生素C之王"。

猕猴桃还含有B族维生素、多种氨基酸、肌醇、蛋白酶、拮抗酶、碳水化合物，以及钙、镁、钾等矿物质及良好的可溶性膳食纤维。

猕猴桃的营养成分

每100克猕猴桃中含有

能量	234.4千焦
蛋白质	0.8克
碳水化合物	14.5克
脂肪	0.6克
膳食纤维	2.6克

20. 猕猴桃有什么食疗作用?

（1）猕猴桃的维生素C和纤维的含量都十分丰富，可以加快分解脂肪的速度，避免腿部积聚过多的脂肪。维生素C还可干扰黑色素生成，并有助于消除皮肤上的雀斑。维生素C作为一种抗氧化剂，能够有效抑制烧烤类食物的硝化反应，防止癌症发生。

（2）猕猴桃中有良好的膳食纤维，它不仅能降低胆固醇，促进心脏健康，而且可以帮助消化，防止便秘，快速清除体内堆积的有害代谢物。

（3）猕猴桃富含蛋白酶，可促进蛋白质的消化，这对于动物性食物大量增加的城镇居民来说，更有助益。

（4）猕猴桃中含有的血清促进素具有稳定情绪、镇静心情的作用，对成人忧郁有很好的预防作用。另外它所含有的天然肌醇，有助于脑部活动，因此能帮助忧郁之人走出情绪低谷。

（5）猕猴桃性寒，脾胃虚寒的人应禁食。孕妇最好少吃或不吃。

21. 猕猴桃的食疗品有哪些?

猕猴桃的果实和根都有很高的食疗价值，其果实可生吃，也可煎服，其根可捣碎外敷，也可煎服。比如：

方法一：取猕猴桃干果100克，加水煎服，每日早晚分两次服用，可治食欲不振和消化不良。

方法二：取猕猴桃9个，每日分3次服，可辅助治疗尿路结石。

方法三：高热烦渴、胸腹胀闷者，每次可食用猕猴桃2~3个，每日食用3~4次。

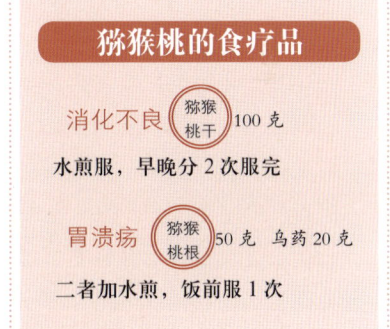

方法四：取猕猴桃30~60克洗净，捣烂，用凉开水一杯浸泡1~2小时，然后频频饮服，可治坏血病烦渴。

方法五：取猕猴桃根白皮加酒捣烂，烧热外敷，同时取根60克，加水煎服，可治跌打损伤和疖肿。

方法六：取猕猴桃根120克、大枣12个加水煎服代茶饮，可治急性肝炎。

22. 葡萄的营养成分有哪些？

葡萄又名山葫芦、善提子。原产西亚，据说是汉朝张骞出使西域时由中亚经丝绸之路带入我国的。现在我国长江流域以北均有产出，以新疆、甘肃、山西、河北、山东等地为主。目前，葡萄最大栽培区和消费区在欧洲，多被用来酿制味道醇美的葡萄酒，尤其是法国、意大利和西班牙三个国家。我国葡萄的种植史以西域最为久远，已有2000多年的历史了。

葡萄富含多种营养成分，且营养价值很高。

葡萄的含糖量达8%～10%，此外，它还含有多种维生素，如维生素A、维生素B_1、维生素B_2、维生素B_{12}、维生素C、维生素E等，含多种具有生理功能的物质，如蛋白质、脂肪、胡萝卜素、食品纤维素、卵磷脂、烟碱酸、苹果酸、柠檬酸、烟酸等，另外，葡萄还富含多种无机成分，如钙、磷、铁、钾、钠、镁、锰等，葡萄的含钾量也相当丰富。

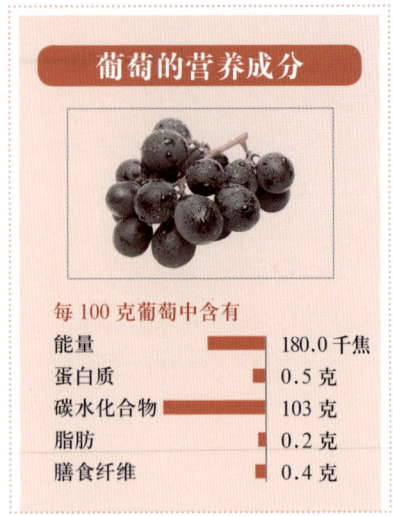

葡萄的营养成分

每100克葡萄中含有
- 能量　　　　180.0千焦
- 蛋白质　　　0.5克
- 碳水化合物　103克
- 脂肪　　　　0.2克
- 膳食纤维　　0.4克

23. 葡萄有什么食疗作用？

葡萄不但营养丰富，而且食疗价值也很高。其食疗作用有：

（1）由于葡萄中主要是含葡萄糖，且能很快被人体吸收。当人体出现低血糖时，若及时饮用葡萄汁，可很快使症状缓解。葡萄汁可以帮助器官移植手术患者减少排异反应，促使患者早日康复。

（2）葡萄能比阿司匹林更好地阻止血栓形成，并且能降低人体血清胆固醇水平，降低血小板的凝聚力，对预防心脑血管病有一定作用。

（3）葡萄中含的类黄酮是一种强力抗氧化剂，可抗衰老，并可清除体内自由基。葡萄中含有一种抗癌微量元素，可以防止健康细胞癌变，并能防止癌细胞扩散。

（4）葡萄含天然聚合苯酚，能与细菌及病毒中的蛋白质化合，使之失去传染疾病能力，对于脊髓灰质病毒及其他一些病毒有良好杀灭作用，而使人体产生抗体。

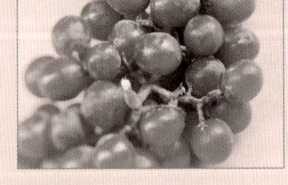

葡萄的食疗作用

◆ 消除疲劳
◆ 补气血
◆ 健脾胃
◆ 防癌

24. 葡萄有什么食用宜忌?

(1) 鲜食、干食均佳,鲜食的优良品种有:玫瑰香、牛奶、意大利与红宝石、龙眼、无核白鸡心、红地球、秋黑、巨峰等。

(2) 为防止农药残留毒害。最好先用清水洗净果实表面的污物,再用 0.1%～0.2% 的高锰酸钾溶液浸洗一次,对果实表面消毒后再食用。而且,最好把葡萄皮也吃掉,因为葡萄皮中含有很多连葡萄汁也不具备的营养成分。

(3) 葡萄营养丰富,糖多性温,多食会引起内热、便秘或腹泻、烦闷不安等症状。由于葡萄的含糖量很高,所以糖尿病人应忌食葡萄。

(4) 吃葡萄后不能立刻喝水,否则很容易发生腹泻。

(5) 葡萄不宜与水产品同食,食用葡萄后应间隔 4 小时再吃水产品为宜,以免葡萄中的鞣酸与水产品中的钙质形成难以吸收的物质,影响健康。

葡萄的食用宜忌
- ◆肺虚咳嗽、肾炎、高血压、贫血、水肿患者宜食
- ◆适宜神经衰弱患者,过度疲劳、体倦乏力者
- ◆儿童、孕妇宜多食
- ◆宜连葡萄皮一起吃掉
- ◆糖尿病患者应慎食
- ◆吃葡萄后不能马上喝水
- ◆不宜与水产品同时食用

25. 葡萄酒的营养成分有哪些?

葡萄酒是葡萄经发酵后制成的天然健康饮品。葡萄酒味道甘甜醇美、营养丰富,并能防治多种疾病。据说,葡萄酒是公元前 6000 年由美索布达米亚的居民最先酿造的,之后被传到希腊、罗马,公元前 100 年左右,扩散到世界各地。自美国独立战争时期至今,法国一直被公认是世界上最伟大的葡萄酒盛产国家。

葡萄酒通常按颜色分为红葡萄酒、白葡萄酒、玫瑰红葡萄酒等。红葡萄酒是由带皮的红葡萄发酵而成的;白葡萄酒是由不含色素的葡萄汁发酵而成的;玫瑰红葡萄酒则是由葡萄皮和葡萄汁共同发酵而成的。

不管哪种葡萄酒,都含有 200 多种对人体健康有益的营养成分,如:含有抗氧化成分和丰富的酚类化合物;含有氨基酸、有机酸等;还含有丰富的葡萄糖、果糖、维生素 C 和 B 族维生素等。

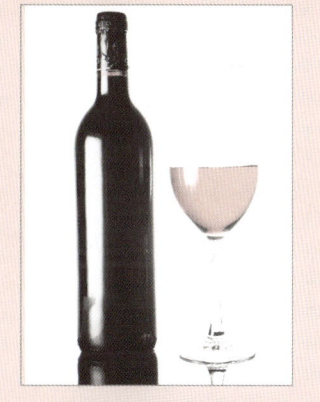

葡萄酒的营养成分
- ◆抗氧化成分 ◆酚类化合物
- ◆氨基酸、有机酸
- ◆葡萄糖、果糖
- ◆维生素 C 和 B 族维生素

26. 葡萄酒有什么食疗作用？

（1）葡萄酒中含有的抗氧化成分和丰富的酚类化合物，可防止动脉硬化和血小板凝结，保护并维持心脑血管系统的正常生理功能，可起到保护心脏、防止脑卒中的作用。

（2）红葡萄酒中含有较多的抗氧化剂，能消除或对抗氧自由基，所以具有抗老防病的作用，经常饮用还可预防老年痴呆症。

葡萄酒的食疗作用
- ◆防止动脉硬化和血小板凝结
- ◆保护心脏、防止脑卒中
- ◆抗老防病，预防老年痴呆症
- ◆降低心血管病罹患率
- ◆抑制癌细胞扩散

（3）红葡萄酒可降低心血管病及癌症罹患率，特别是对身体虚弱、患有睡眠障碍者及老年人更有好处，是一种理想的滋补药和辅助治疗药。

（4）红葡萄酒中含有丰富的单宁酸，可预防蛀牙。

（5）葡萄皮中含有白藜芦醇，可以防止正常细胞癌变，并能抑制癌细胞的扩散。

（6）糖尿病和严重溃疡病患者不宜饮葡萄酒；喝葡萄酒时忌海鲜、忌醋、忌浓香辛辣食品；喝葡萄酒时不宜加冰块或碳酸性饮料。

27. 红酒是什么酒？

品红酒是一种饮酒文化，在饮用红酒之前要先了解红酒文化与红酒历史，才能领会到红酒的高贵之处。

其实，红酒是以葡萄为原料的葡萄酒，是一种营养丰富的饮料。其实世界各地都种植葡萄，但在众多的红酒中人们钟情于"法国红酒"的原因是，法国不但是全世界酿造葡萄酒种类最多的国家，也生产了无数闻名于世的高级葡萄酒。

红酒中含有人体维持生命活动所需的三大营养素：维生素、糖及蛋白质。在酒类饮料中，它所含的矿物质亦较高，而它丰富的铁元素和维生素B_{12}能治贫血。

红酒的食疗作用
- ◆治疗贫血
- ◆防止癌症
- ◆促进消化、增加食欲
- ◆降低血脂、软化血管

专家发现，红酒含有一种可以抗癌的栎皮黄素，这种物质来自红葡萄皮，经提炼酿造后可高度浓缩于葡萄酒内，起防癌作用。

由于红酒的酸碱度跟胃液的酸碱度相同，可以促进消化、增加食欲、降低血脂、软化血管，对预防和治疗多种疾病都有作用，但是过量饮用则会引起不良反应。

28. 龙眼有什么食疗作用？

龙眼有桂圆、益智、骊珠等别称，因其种子圆黑光泽，种脐突起呈白色，看似传说中"龙"的眼睛，所以得名"龙眼"。新鲜的龙眼肉质极嫩，汁多甜蜜，美味可口，实为其他果品所不及。鲜龙眼烘成干果后即成为中药里的龙眼。

龙眼的果肉中含碳水化合物、蛋白质、脂肪、粗纤维、维生素C、烟酸和维生素K等多种营养成分，同时还含有灰分、钙、磷等微量元素。其中，烟酸和维生素K的含量很高，是其他水果少有的。

龙眼含有补血安神、健脑益智、补养心脾的功效，是健脾益智的传统食物，对失眠、心悸、神经衰弱、记忆力减退、贫血有较好的疗效。

龙眼有滋补作用，对病后需要调养及体质虚弱的人有辅助疗效，是不可多得的抗衰老食品。

龙眼对子宫癌细胞的抑制率超过90%。妇女更年期是妇科肿瘤好发的阶段，适当吃些龙眼有利健康。

龙眼的食疗作用

◆养血安神　◆益气补脑
◆补益心脾　◆滋补身心

29. 龙眼有什么食用宜忌？

（1）龙眼作为水果宜鲜食，变味的果粒不要吃。

（2）龙眼属温热食物，多食易滞气，有上火发炎症状的时候不宜食用。

（3）食用龙眼后少喝开水，以免胀肚。

（4）常流鼻血者少吃。俗语说：吃龙眼易流鼻血，而吃荔枝不会流鼻血之说。

（5）食用龙眼，以果实大，果壳柔软、外形匀称为佳。剥开龙眼，果肉与核易分离，肉质松软湿润且不粘手指的是好龙眼。且勿食壳面或蒂端有白点的龙眼，这说明龙眼已开始发霉，不可食用。将龙眼倒于桌上，好的龙眼在在平面上不易滚动，因为其糖度高，壳、肉、核紧密相连。

食用时还要注意与疯人果相鉴别。疯人果又叫龙荔，有毒。它的外壳较龙眼平滑，没有真龙眼的鳞斑状外壳，果肉粘手，不易剥离，带有苦涩的甜味。

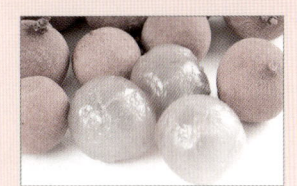

龙眼的食用宜忌

◆性热、不宜多吃
◆肠胃不佳者不宜食用
◆与疯人果鉴别

30. 龙眼的食疗品有哪些？

【龙眼粥】

原料：龙眼 100 克，糯米 100 克，白糖适量。

制法：(1) 龙眼去皮，洗净。

(2) 糯米洗净，与龙眼肉一同入锅，加水适量，大火煮沸后，转小火熬煮 1 小时，待粥汤浓稠时，加糖搅匀即可。

食疗作用：龙眼粥入口甘甜，香滑不腻，非常适合女性产后调补，孕期不宜食用。

【龙眼大枣汤】

原料：龙眼 100 克，大枣 6 个，红糖适量。

制法：龙眼去皮，与大枣一同加水煲 1 小时，加红糖调匀服用。

食疗作用：此汤可治疗阴虚引起的女性经闭症，如果贫血，可将此方中的大枣量加倍。

【龙眼莲子汤】

原料：龙眼 15 个，莲子 20 克，生姜 3 片。

制法：龙眼去壳，莲子去心，加水与生姜一同炖至莲子熟烂。

服法：每天早晚服用，连服 1 星期，可治疗由脾虚引起的泄泻等症。

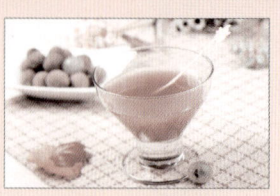

龙眼芦荟冰糖露

【材料】龙眼 80 克，芦荟 100 克，冰糖 15 克，开水 300 毫升。

【做法】(1) 将龙眼洗净，剥去外壳，取肉；芦荟洗净，去皮。

(2) 龙眼入小碗中，加沸水，加盖焖约 5 分钟，让它软化，放冷。

(3) 将准备好的材料放入果汁机中，加开水，快速搅拌，再加入适量冰糖即可

【功效】芦荟有消肿止痛、止痒的功效，可以滋润皮肤，防止皱纹产生；龙眼可补血，两者合服，有使脸色更红润的神奇效果

【龙眼枸杞炖鸽蛋】

原料：龙眼 10 克，枸杞 10 克，鸽蛋 100 克，冰糖 25 克。

制法：龙眼去壳，鸽蛋稍煮后去壳；将龙眼肉、去壳后的鸽蛋、枸杞、冰糖一同放在碗中，隔水炖熟。

食疗作用：每天早晚食一次，具有壮腰健肾、补气养血、补脑益智等功效。

【龙眼五味饮】

原料：龙眼肉 25 克，山药、五味子、酸枣仁各 15 克，当归 10 克。

制法：将五种原料收拾干净后加水煎煮 1 小时。

食疗作用：早晚各服 1 次，可治疗中老年内耳性眩晕。

【补肝益肾酒】

原料：龙眼肉 40 克，牛膝 80 克，桃仁 25 克，白酒 900 毫升。

制法：将三味中药酌情碎断后，用纱布包好，与白酒同入容器中，密封泡制 30 天左右，即可启封使用。

食疗作用：早晚 1 次，每次 20 毫升，具有补肝肾、强筋骨的功效，适宜于肝肾两虚者食用。

31. 荔枝有什么食疗作用？

荔枝是果中绝品，味道鲜美甘甜，口感软韧，是有益人体健康的水果，也是人们心目中的高级果品。荔枝含有丰富的糖分、蛋白质、多种维生素、脂肪、柠檬酸、果胶、抗坏血酸以及磷、铁等。

其食疗作用有：

（1）常食荔枝能补脑健身、开胃益脾，有促进食欲之功效。

（2）贫血、胃寒和口臭者很适合食用，尤其适合产妇、老人、体质虚弱者、病后调养者食用。

（3）荔枝含有丰富的维生素，可促进微细血管的血液循环，防止雀斑的发生，令皮肤更加光滑。

（4）荔枝干味道甘酸可口，有益补肾、养肝血的功效。歌手或需大声说话者，每日吃三四个，对声带有保健作用。

（5）荔枝对 B 型肝炎病毒表面抗原有抑制法用。还可使血糖下降，肝糖元含量降低，应用于治疗糖尿病。

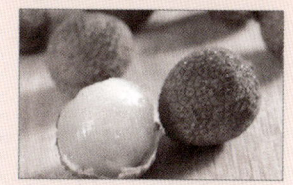

荔枝的食疗作用
- ◆补心安神　◆美容祛斑
- ◆补脾益肝　◆理气补血
- ◆治疗糖尿病

32. 荔枝有什么食用宜忌？

（1）痰湿盛者慎用，多食易引起上火。

（2）荔枝性温热助火，阴虚火旺及胃热口苦者少食。

（3）吃荔枝切勿过量，以免引起低血糖症，因为荔枝中所含果糖偏高，若过量食用会增加血液中果糖的含量而使葡萄糖含量相对降低。因此，人会出现低血糖症状，如头晕、口渴、恶心等，严重者会出现昏迷、抽搐、心律不齐等不良反应。

（4）吃荔枝容易发生过敏反应，过敏体质者应慎食。

（5）不宜一次食用过多，以每次食用5颗为宜。

（6）荔枝不宜与胡萝卜同食。胡萝卜中含有一种抗坏血酸酵酶的物质，该物质可以破坏荔枝中维生素 C，降低原有的营养价值。

（7）荔枝与动物肝脏不能同时食用。动物的肝脏富含铜、铁等离子，这些离子可使荔枝中的维生素 C 氧化，使二者的营养价值均降低。

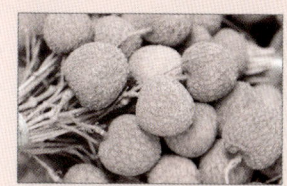

荔枝的食用宜忌
- ◆产妇、老人及病后调养者适宜食用
- ◆贫血、胃寒、身体虚弱者宜食
- ◆糖尿病患者忌食
- ◆咽喉干疼、牙龈肿痛者忌食
- ◆鼻出血者忌食

33. 荔枝的食疗品有哪些？

【荔枝冰糖盅】

原料：荔枝肉10颗，冰糖适量。

制法：荔枝和冰糖放入碗中，隔水炖服。

食疗作用：每天1次，连服7天，可治疗小儿遗尿。

【荔枝拌苦瓜】

原料：苦瓜1根，荔枝肉10个，蜂蜜适量。

苦瓜去芯切片，入水中浸泡半小时，捞出与荔枝肉同入一盘中，淋上蜂蜜即可。

食疗作用：具有解暑降火的功效，最适宜夏天食用。

【荔枝粥】

原料：荔枝6颗，山药、莲子各20克，秫米40克。

制法：荔枝去壳，莲子去心，与山药、秫米一同煮至粥熟即可。

食疗作用：此粥可治疗脾虚久泻和五更泻。

【荔枝莲枣汤】

原料：荔枝肉30克，莲子20克，大枣15克。

制法：以上三种原料加入适量水，用文火煎汤。

食疗作用：早晚各服1次，可治疗心脾两虚，食欲不振，心悸自汗等症。

【荔枝葡萄糖】

原料：荔枝干20个，葡萄干、红糖各40克。

制法：荔枝干和葡萄干加入适量的水煎汤，加红糖调味即可。

食疗作用：每日2次，可调补气血，治疗气血两虚引起的各种症状。

【荔枝炒虾仁】

原料：荔枝50克，虾仁250克，鸡蛋清30克、淀粉、葱、酱、植物油、盐、味精各适量。

制法：(1)将淀粉倒入碗中，加水调成湿淀粉。

(2)将葱、姜洗净，切成细丝；虾仁洗净，切成丁，加湿淀粉、蛋清、味精，搅拌均匀。

(3)荔枝去壳、核，将荔枝肉切成丁。

(4)用湿淀粉、味精、盐、水调制成味汁。

(5)将油倒入炒锅中，烧至六成热时，倒入虾仁滑散，放入葱丝、姜丝、荔枝略炒，加入味汁，翻炒均匀即可。

食疗作用：本品具有健脾开胃、壮腰补肾的功效。

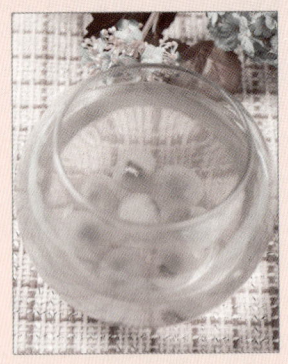

荔枝醋饮

【材料】干荔枝300克，醋500毫升

【做法】(1)将干荔枝洗净放入瓶中，倒入醋密封。(2)发酵2个月后饮用，3～4个月以上饮用风味更佳

【功效】用荔枝和醋调制而成的荔枝醋，能促进血液循环与新陈代谢、改善肝脏功能，还具有润肺补肾、帮助毒素排除、处理体内饮酒累积的氧化物、促进细胞再生、使皮肤细嫩等功效，并能有效预防肥胖、补充血液，是排毒养颜的理想选择

34. 番荔枝有什么食疗作用？

番荔枝又叫佛头果、释迦果、番梨，原产南美洲及印度。其果实呈圆形或圆锥形，果皮淡绿色，有鳞状凸起，果肉呈乳白色的浆质，柔软而稍带胶状，味甜微酸，气味芳香，入口即溶，果实中部有很多籽。好的番荔枝果肉很厚，籽核比较少，吃起来口感脆甜，味道一流，还带着特有的清香，确实是水果中的珍品。其食疗作用如下：

（1）番荔枝具有降血糖的功效，在国外常用来治疗糖尿病。

（2）番荔枝纤维含量较高，能有效地促进肠蠕动，排走积存在肠内的宿便。

（3）番荔枝是最佳的抗氧化水果，能够有效延缓肌肤衰老，美白肌肤。

（4）番荔枝富含丰富的维生素C，能有效地避免由于维生素C缺乏而引起的疾病。

（5）番荔枝虽含有各种糖类，但对血糖的影响甚微，糖尿病患者无须忌食。

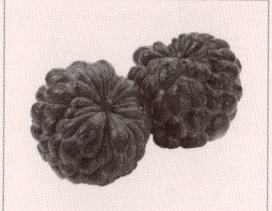

番荔枝的食疗作用
- ◆治疗糖尿病
- ◆排除肠内宿便
- ◆延缓肌肤衰老
- ◆补充维生素C

35. 菠萝有什么食疗作用？

菠萝，又叫凤梨，是热带和亚热带地区的著名水果。菠萝外形美观，汁多味甜，有特殊香味，是深受人们喜爱的水果。

菠萝果实中含有蛋白质、原糖、蔗糖、碳水化合物、有机酸、氨基酸、胡萝卜素、膳食纤维、脂肪、维生素A、B族维生素、维生素C、维生素G等。此外，还含有铁、镁、钾、钠、钙、磷等无机成分。

中医认为，菠萝性味甘平，具有健胃消食、利尿、解热、消暑、解酒、降血压、抗癌、补脾止泻、清胃解渴等功用。菠萝中所含有的盐类和酶有利尿作用，适当食用对肾炎、高血压病患者有益。

菠萝中含有一种叫"菠萝朊酶"的物质，溶解阻塞于组织中的纤维蛋白和血凝块的作用，消除炎症和水肿。

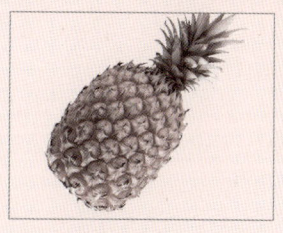

菠萝的食疗作用
- ◆促进消化　◆消肿利尿
- ◆补充钙质　◆缓解心脏病

36. 菠萝的食疗品有哪些?

【菠萝膏】

原料:菠萝1个,蜂蜜适量。

制法:(1)将菠萝去皮,切碎,加蜂蜜调均匀。

(2)烧开半锅水,加入菠萝和蜂蜜,改小火,熬成膏即可。

【菠萝山芋】

原料:菠萝100克,山芋200克,红小豆、江米各50克,白糖适量。

制法:(1)将菠萝、山芋去皮洗净切成块,红小豆淘净在水中浸泡,江米淘净。

(2)将江米、红小豆、山芋放入锅内,加适量水,用大火煮沸。

(3)将菠萝放入,加适量白糖,煮至软熟。

【果味江米饼】

原料:菠萝1个,西瓜50克,江米饼2片,果酱适量。

制法:(1)将菠萝去皮洗净,放在盐水中浸泡。

(2)将菠萝切成小块,西瓜切小块。

(3)将适量的果酱放在上面搅拌均匀。

(4)食用江米饼放在盘底,将拌好的水果沙拉倒在上面即可。

【红烧凤梨排骨】

原料:排骨500克,菠萝1个,盐、鸡精、白糖、料酒、酱油、料酒、花椒各适量。

制法:(1)葱、姜洗净切碎,菠萝清洗干净并切片。排骨剁成块,放在沸水里焯一下除去血污。

(2)炒锅加油,放入白糖,用小火慢慢将糖炒化。

(3)当锅内出现棕红色泡沫时,倒入排骨炒匀,然后放花椒、姜、葱翻炒至有香味时加入菠萝块,加酱油和料酒上色,并加入清水改小火熬,直至汤汁变浓。

【菠萝苹果生姜汁】

原料:1/3个菠萝,1/2个苹果,1厘米长的生姜根。

制法:(1)菠萝去皮,切成可榨汁的薄片。

(2)生姜去皮,洗净。

(3)苹果洗净,切成小块。

(4)先将生姜榨制成汁,再将菠萝和苹果榨成汁,然后将所榨的汁混合并搅拌均匀即可。

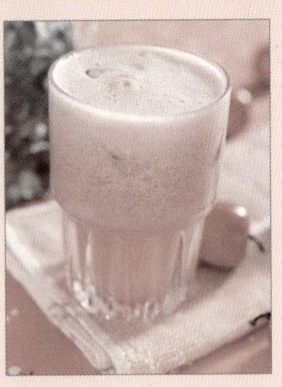

菠萝的食疗品

菠萝果菜汁

【材料】柠檬30克,茭白60克,西芹50克,菠萝100克,冰块少许

【做法】(1)柠檬连皮切成三块;西芹的茎和菠萝果肉切块;茭白洗净。(2)将柠檬、菠萝、茭白及西芹的茎榨汁,西芹的叶折弯后榨成汁。(3)果汁倒入杯中,加适量冰块即可

【功效】消除疲劳,改善便秘症

37. 菠萝有什么食用宜忌?

（1）吃菠萝时先把菠萝去皮切成片，然后放在淡盐水里浸泡30分钟，再用凉开水漫洗，去掉咸味后就可以食用。

（2）溃疡病、肾脏病、凝血功能障碍者忌食，发烧及患有湿疹疥疮的人不宜多吃。

（3）家里装修后，很多人把菠萝放在室内吸附异味，所用的菠萝不能再供食用。

（4）有的人吃菠萝可发生过敏反应，因此，凡有菠萝过敏的人应该绝对忌食菠萝。

（5）有胃寒、虚咳者，不宜生食或生饮菠萝汁，可煎煮后食用。

（6）菠萝忌与鸡蛋同食，以免影响蛋白质的消化吸收，不利于健康。

（7）菠萝忌与萝卜同食，以免诱发甲状腺肿大。

（8）菠萝忌与牛奶同食。菠萝中含丰富的果酸，牛奶中含有大量的蛋白质。若二者同时食用，菠萝中的果酸会使牛奶中的蛋白质凝固，影响蛋白质消化吸收。

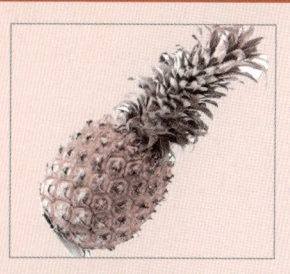

菠萝的食疗作用

◆适宜吃过大餐后食用
◆适宜消化不良者
◆不宜与萝卜、蛋奶同时食用
◆服用铁制剂时不宜食用菠萝

38. 香蕉有什么食疗作用?

香蕉古称甘蕉，味道香甜，是人们喜爱的水果之一，盛产于热带、亚热带地区。

香蕉营养高、热量低，其营养成分有：蛋白质、糖、碳水化合物、色胺酸、脂肪、维生素A、维生素B_6、维生素C、维生素E、维生素F、胡萝卜素、纤维素、生物碱及钙、磷、铁、钾等无机成分。

荷兰科学家研究证明：最营养标准又能为人脸上增添笑容的水果是香蕉。它含有泛酸等成分，是人体的"开心激素"，可以有效的减轻心理压力，解除忧郁，令人快乐开心。

香蕉几乎含有所有的维生素和矿物质，食物纤维含量丰富，而热量却很低，是减肥的最佳食品；香蕉富含维生素A，能有效维护皮肤毛发的健康，对手足皮肤皲裂十分有效，而且还能令皮肤光润细滑。

香蕉可以预防脑卒中和高血压，起到降血压、保护血管的作用。香蕉有清热解毒，助消化和滋补的作用。

香蕉的食疗作用

◆消除疲劳　　◆治疗浮肿
◆润肠通便　　◆抑菌降压

39. 香蕉的食疗品有哪些?

【高鲜果汁】

原料：低脂鲜奶200毫升，草莓10颗，香蕉1根，苹果1个，冷开水1杯。

制法：(1)将苹果去皮，切块；香蕉去皮；草莓洗净去蒂。

(2)将苹果、香蕉、草莓放入调理杯中，倒入鲜奶和水，拌匀即可。

【拔丝香蕉】

原料：香蕉3根，鸡蛋2个，面粉140克，沙拉油、黑芝麻、白糖、纯麦芽各适量。

制法：(1)香蕉剥皮，切小段，滚上一层面粉，放入用鸡蛋清加淀粉和成的稠糊中，把香蕉块上浆拌匀，待用。

(2)油锅烧至四五成热时，把拌好糊的香蕉段逐个放入油锅中炸，至金黄色时捞出。

(3)炒锅内放入白糖，油温不要太高，用勺把溶化的糖慢慢搅动，熬至糖浆呈浅黄色、能抽出糖丝时，即把炸好的香蕉段放入糖浆中，离火，快速翻动，使糖浆均匀地裹于炸好的香蕉上。

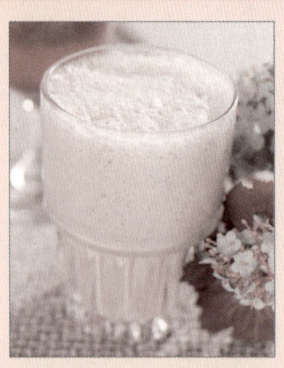

香蕉苹果密奶

【材料】香蕉100克，苹果80克，酸奶200克

【做法】(1)将苹果洗净，去掉外皮，切成小块。(2)香蕉去皮，切成小块。(3)将所有材料放入搅拌机内，搅匀即可

【功效】香蕉、苹果、酸奶都具有润肠通便的功效，将这两种水果榨汁，加入酸奶饮用可以避免毒素在体内的积存

【早餐香蕉煎饼】

原料：香蕉2根，鸡蛋6个，圣女果2个，白糖、面粉、玉米面各适量。

制法：(1)将面粉、玉米面以2：1的比例加清水搅拌，调匀成面糊。

(2)将鸡蛋磕开，倒入面糊中，快速搅打至上劲，加入2汤匙白糖拌匀入味。

(3)香蕉去皮，切成薄片，放入面糊中拌匀。

(4)在平底锅中倒入适量的油，倒入适量的面糊，用小火煎至底部凝固呈金黄色，翻面，至金黄色出锅，将剩下的面糊煎完。

(5)将香蕉饼切成小块，摆入碗中，用圣女果做装饰。

【香蕉粥】

原料：粳米半碗，香蕉2根，冰糖适量。

制法：(1)粳米入水浸泡1小时；香蕉去皮，切成小丁。

(2)将粳米煮熟，转小火，将香蕉丁和冰糖倒入锅中，略煮几分钟，煮至完全融化，即可。

40. 香蕉有什么食用宜忌？

（1）一般人群均可食用香蕉，高血压、冠心病、动脉硬化、口干舌燥、咽干喉痛、大便干燥、痔疮及醉酒者尤其适合吃香蕉。

（2）香蕉不宜放在冰箱内存放，在12～13℃即能保鲜，温度太低，反而会使它"感冒"。

（3）不可空腹吃香蕉，否则会对心血管产生抑制作用。

（4）香蕉容易因碰撞挤压受冻而发黑，在室温下很容易滋生细菌，最好丢弃。

（5）未熟透的香蕉不能吃，因为吃后易便秘。

（6）胃酸过多者不宜吃，胃溃疡、胃痛、消化不良、腹泻者应少吃。

（7）香蕉含糖分高，因此糖尿病患者最好少食或不食，以免加重病情。

（8）香蕉因性寒，含钾多，患慢性肾炎、高血压水肿症者尤应慎食。营养专家建议，这两种人每次吃香蕉，必须以半根为限，不可多吃。

香蕉的食用宜忌

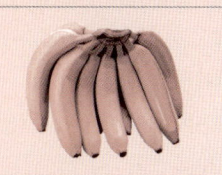

◆ 适合大便干燥、上消化道溃疡患者食用
◆ 适合醉酒者食用
◆ 急慢性肾炎及肾功能不全者需忌食
◆ 空腹吃香蕉会对心血管产生抑制作用
◆ 没熟透的香蕉会加重便秘

41. 石榴的营养成分有哪些？

石榴，又名安石榴、海石榴、金罂、沃丹、丹若等。石榴的花和果实素有"天下名花""九州奇果"之誉。

成熟的石榴皮色鲜红或粉红，常会裂开，露出晶莹如宝石般的籽粒，酸甜多汁，虽吃着麻烦，却回味无穷。因其色彩鲜艳、子多饱满，常被用作喜庆水果，象征多子多福、子孙满堂。

石榴原产波斯，即现在的伊朗、阿富汗等中亚地区，由汉代时传入我国，主要有玛瑙石榴、粉皮石榴、青皮石榴、玉石子等70多个不同品种。

石榴属浆果类，是一种营养丰富的保健食品。含有多种营养成分，如：糖、酸、磷、钙、铁等。维生素C的含量比苹果、梨都高1～2倍，果汁含量占总重量的36%～61%。

石榴的营养成分

每100克石榴中含有

能量	263.7千焦
蛋白质	1.4克
碳水化合物	18.7克
脂肪	0.2克
膳食纤维	4.8克

42. 石榴有什么食疗作用？

（1）石榴有帮助消化的功效，很适于老人和儿童食用。

（2）石榴有明显的收敛作用，能够涩肠止血，加之具有良好的抑菌作用，所以是治疗腹泻、出血的佳品。

（3）石榴汁在抵抗心血管疾病的临床实验上非同寻常，是一种比红酒、番茄汁、维生素E等更有效的抗氧化果汁。日本医学界用石榴的果实治疗肝病、高血压、动脉硬化，取得了一定的效果。

（4）石榴汁的多酚含量比绿茶高得多，是抗衰老和防治癌瘤的超级明星。

（5）多食石榴会腐蚀牙齿的珐琅质，其汁液色素能使牙质染黑，并易生痰，严重的会成热痢，故不宜过食；石榴有收敛作用，感冒及急性炎症、大便秘结患者要慎食，糖尿病患者要忌食；患有痰湿咳嗽、慢性气管炎和肺气肿等病的患者也应忌食石榴。

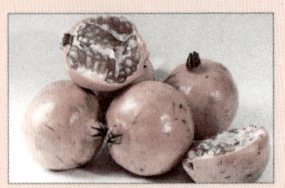

石榴苹果汁

【材料】石榴、苹果各一个，柠檬1/3个，凉开水、冰块各适量
【做法】石榴去皮，取出果实；苹果洗净，去核，切块。将苹果、石榴顺序交错地放进榨汁机内榨汁。加入柠檬榨汁，并向果汁中加入少许冰块即可

43. 柿子有什么食疗作用？

柿子是人们比较喜欢食用的果品，甜腻可口，营养丰富。柿子多产于我国北方山区，10月成熟。

柿子含糖量较高，还含有碳水化合物、单宁、柿胶粉、蛋白质、脂肪、维生素C和胡萝卜素等多种营养成分。另外，柿子的磷、铁、锌、铜、钙、碘等微量元素的含量也很高。

其食疗作用有：

（1）柿子是补充人体维生素C的良好食品。

（2）柿子有预防心脏血管硬化的功效，青柿汁可治高血压。

（3）柿子中含碘丰富，对预防缺碘引起的地方性甲状腺肿大有帮助。

（4）柿子铺在石板房上，日晒夜露，久而久之，柿子上长出一层白霜，叫柿霜，可治痢疾。另外，柿饼也是医治小儿痢疾的良药。此外，柿饼还有涩肠、润肺、止血、和胃的功效，堪称有益心脏健康的水果王。

（5）柿蒂煎服可治呃逆，与冰糖煎服可治妊娠呕吐。

柿子的食疗作用

◆提供能量
◆醒酒利尿
◆益寿延年
◆抑制流感

44. 柿子与哪些食物相克？

（1）章鱼。章鱼与柿子皆为寒性之物，若同食，易损肠胃，可导致腹泻。此外，章鱼为高蛋白食物，与柿子中的鞣酸相遇，容易凝结成鞣酸蛋白，聚于肠胃中，可引起呕吐、腹痛、腹泻等症状。

（2）蟹。《本草图经》记载："凡食柿子不可与蟹同，令人腹痛大泻。"蟹中含有蛋白质，与柿子中的鞣酸相遇，可导致腹痛、呕吐或腹泻等症状。

（3）海带。海带中含有钙离子，柿子中含有较多的鞣酸，二者相遇，海带中的钙离子可与柿子中的鞣酸结合，生成不溶性的结合物，影响营养成分的消化吸收，导致胃肠道不适。与紫菜相克的道理相同。

（4）红薯。红薯含淀粉较多，进食后会使胃内产生大量胃酸，而柿子则含有较多的鞣质和果胶，胃酸和鞣质、果胶相遇，会发生凝聚作用，形成难溶性的硬块——胃柿石。胃柿石可引起胃肠道不适，大的胃柿石因难以排出，刺激胃肠会导致出血、胃炎或溃疡病，严重者可造成胃穿孔危及生命。与白薯相克的道理相同。

（5）酸性菜或饮料。进食酸性食物后，胃内会产生大量盐酸，如果在这时再吃柿子，柿子会在胃酸的作用下产生沉淀，形成不溶于水的结块，从而形成胃石症。

（6）酒。陈藏器云："饮酒食红柿，令人易醉或心痛欲死。"酒味甘辛微苦，性大热有毒。柿子性寒，二者不宜同食。况且饮酒时，大量进食肉类等菜肴，这些食物中的蛋白质更与柿子相遇后形成凝块，难以消化又不易排出，产生许多不适。另外，酒类可刺激肠道分泌，柿中鞣酸与胃酸相遇，又形成稠黏状物质，易与纤维素绞结成团，形成柿石。

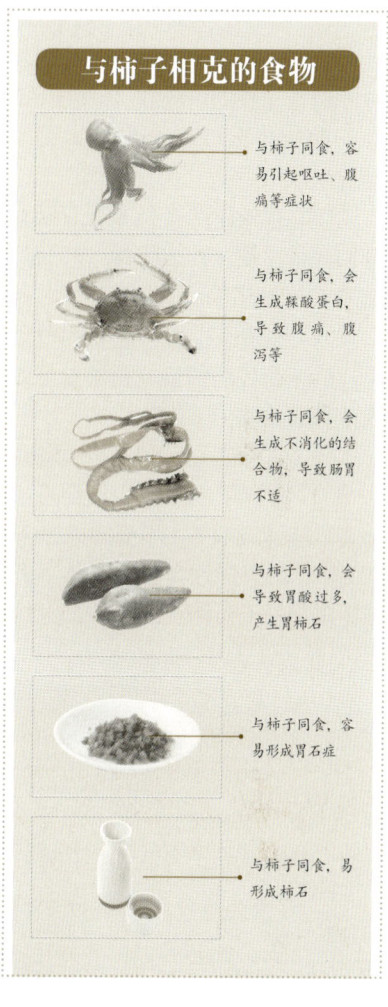

与柿子相克的食物

- 与柿子同食，容易引起呕吐、腹痛等症状
- 与柿子同食，会生成鞣酸蛋白，导致腹痛、腹泻等
- 与柿子同食，会生成不消化的结合物，导致肠胃不适
- 与柿子同食，会导致胃酸过多，产生胃柿石
- 与柿子同食，容易形成胃石症
- 与柿子同食，易形成柿石

第四章 好处不只是保健——五果食疗

45. 柿子有什么食用宜忌？

（1）柿子有涩味，宜用以下方法去除：

①温水浸泡法。把柿子浸泡在50℃的水中，24小时后涩味即可去除。

②喷酒法。将涩柿子放在陶瓷容器里，喷上白酒，3～4天后可去除涩味。

③石灰水浸泡法。用1∶5的石灰水（澄清后）浸泡涩柿子，约一周后，柿子的涩味就消除了。

（2）柿子可生食，或者加工成柿饼、柿糕。经过晾晒而成的柿饼，切碎后可以和米熬粥，和米粉制饼糕等。

（3）柿子宜在饭后吃，不要空腹吃柿子。

（4）食柿子应尽量少食柿皮，而柿饼表面的柿霜是柿子的精华，不要丢弃。

（5）患有慢性胃炎、消化不良等胃功能低下者不宜食柿子；柿子含糖量较高，故糖尿病人不宜食用。

（6）病后的体弱者，产后的妇女，以及风寒外感的患者忌食。

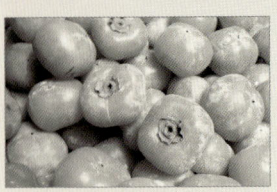

柿子的食用宜忌

宜食
◆适宜大便干燥者
◆长期饮酒者宜多食
◆外感风寒、糖尿病、便溏患者

忌食
◆体弱多病者、产后妇女应忌食
◆胃动力功能低下者忌食
◆忌空腹吃生柿子

46. 芒果有什么食疗作用？

芒果又名庵罗果、檬果、望果，原产于热带地区，这几年在北方市场上也颇为常见。

芒果集热带水果精华于一身，有"热带果王"之美誉。

芒果含有糖、蛋白质、芒果酮酸、胡萝卜素及多种维生素等营养成分，其中又以维生素A和维生素C的含量最高。同时，芒果还含有钙、磷、铁等人体所必需的无机元素。

（1）芒果有益胃、止呕、止晕的功效，果肉或以芒果煎水进食对孕妇作呕也有很好的效果。

（2）芒果能降低胆固醇，常食芒果有利于防治心血管疾病，有益于视力，能润泽皮肤，是女士们的美容佳果。

（3）芒果有祛疾止咳的功效，对咳嗽、痰多、气喘等症有辅助食疗作用。

（4）芒果的果汁能增加胃肠蠕动，使粪便在结肠内停留时间变短，因此对防治结肠癌大有裨益。

芒果的食疗作用

◆益胃止呕
◆防癌抗癌
◆明目美肤
◆食疗功效

47. 芒果的食疗品有哪些？

芒果的外形很有趣：有的为鸡蛋形，也有圆形、肾形、心形；皮色有多种：浅绿色、黄色、深红色；果肉为黄色，有纤维，味道酸甜不一，有香气，汁水多而果核大。

芒果的食疗品主要有以下五种：

食疗品一：将芒果皮25克，加核桃仁40克，加水煎服，每天1次，可治疗浅层肌肉水肿。

食疗品二：鲜芒果1个，去核后，吃果肉及皮。每日3次，可治疗咳嗽痰多，食积不化，胸腹胀闷。每日1次，可治疗牙龈出血。

食疗品三：鲜芒果1个，去核后，切片加水煎之，蜂蜜调味，可治疗胃阴虚、口渴咽燥之症。

食疗品四：熟地黄40克，芒果片20克，红花、当归、赤芍、桃仁各10克，以水煎服，每天1剂，分2次服用，可治疗闭经。

食疗品五：芒果片40克，生姜5片，加水煎煮，每天1剂，分2次服用，可治疗气逆呕吐。

芒果柠檬柳橙汁

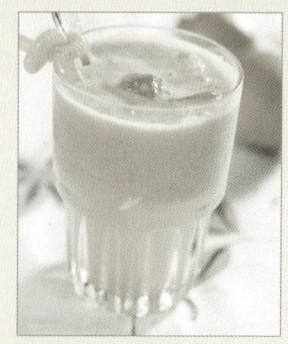

【材料】柠檬50克，柳橙100克，芒果200克，冰块少许
【做法】将柠檬洗净，切块；柳橙去皮、籽，切块；芒果洗净，削掉外皮，切成块；将柠檬、柳橙、芒果顺序地放入榨汁机内挤压成汁；向果汁中加少许冰块，再依个人口味调味即可

48. 芒果有什么食用宜忌？

（1）饱饭后不可食用芒果。芒果不可与大蒜等辛辣物质共食，否则会引起发黄病。

（2）由于芒果含糖量较高，故糖尿病患者应忌食；芒果带湿毒，患有皮肤病或肿瘤者，应避免进食。

（3）多吃芒果会引起过敏，严重的可能会损害肾脏。

（4）芒果叶和芒果汁会引起过敏体质人的皮炎，使其患上芒果性皮炎，故过敏体质要忌食芒果。芒果性皮炎是一种过敏性接触性皮肤炎症。其诱因是患者的特殊体质，对于皮肤接触到的某些物质产生过敏反应，引起皮肤出现湿疹。如果接触芒果后，未及时用水清洗则会诱发"芒果皮炎"。症状多为口周（双侧口角、上下颌或面颊部）出现分布均匀或不规则的淡红色斑皮疹。

（5）肾炎患者慎食芒果，多食可能引起肾炎。

（6）芒果有涩便作用，大便秘结者不宜多食。

芒果的食用宜忌

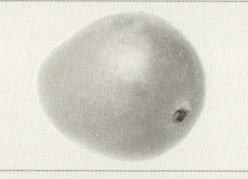

◆晕船者宜食用
◆孕妇作闷作呕时宜食用
◆皮肤病、肿瘤、糖尿病患者需忌食
◆饱饭后不可食用
◆不可与大蒜等辛辣食物同食
◆过敏体质的人慎食

49. 李子有什么食疗作用？

李子饱满圆润，玲珑剔透，形态美艳，口味甘甜，是人们喜食的传统果品之一。它既可鲜食，又可以制成罐头、果脯，是夏季的主要水果之一。

李子的果肉含有较多的碳水化合物、糖、蛋白质、氨基酸、脂肪、胡萝卜素、维生素 B_1、维生素 B_2、维生素 B_{12}、维生素 C 等营养成分，果酸含量高。

其食疗作用有：

（1）中医理论认为，李味甘酸、性凉，具有清肝涤热、生津液、利小便之功效。

（2）李子对肝病有较好的保养作用。唐代名医孙思邈评价李子时曾说："肝病宜食之。"

（3）李子中的维生素 B_{12} 有促进血红蛋白再生的作用，贫血者适合食用。

（4）李子的悦面养容之功十分奇特，能使颜面光洁如玉，实为现代美容养颜不可多得的天然食物。李子酒就有"驻色酒"之称。适度食用李子还有乌发的神效。

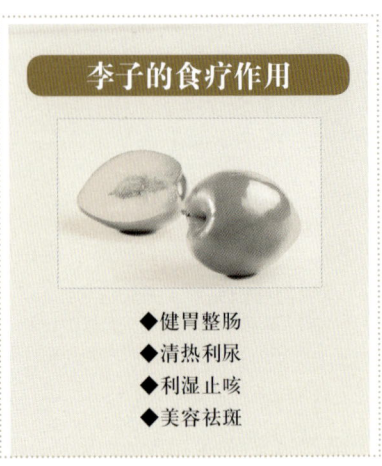

李子的食疗作用
- 健胃整肠
- 清热利尿
- 利湿止咳
- 美容祛斑

50. 李子与哪些食物相克？

（1）青鱼。青鱼性味甘平，可气化湿，养胃醒脾。李子酸温多汁，助湿生热。由于二者功效相反，所以，食青鱼后，不宜多食李子。脾胃虚弱、消化不良、血热患者，更应忌食。

（2）蜂蜜。《食疗本草》："李合蜜食，损五脏。"《饮膳正要》："李子、菱角不可与蜜同食。"蜂蜜含多种酶类，李子的生化成分亦很复杂，二者同食后会产生各种生化反应，某些反应的结果对身体健康有害。

（3）雀肉。孟诜曰："李不可合雀肉食。"陶弘景云："雀肉不可合李食。"《饮膳正要》："雀肉不可与李同食。"李子苦酸微温，助热升火，多食，易患鼻出血，俗云"李子树下卧死人"。《大明本草》中记载："李子多食令人胪胀发虚热。"雀肉甘温助阳。若二者同食，火热之性相互助长，损人之性更甚。

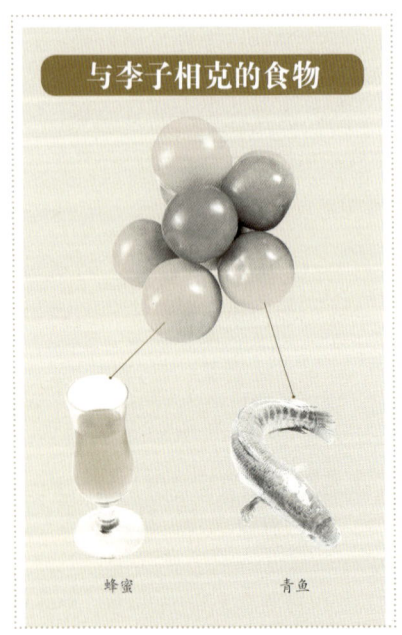

与李子相克的食物

蜂蜜　　　青鱼

51. 大枣的营养成分有哪些？

大枣自古以来就被列为"五果"（桃、李、梅、杏、枣）之一，历史悠久。大枣最突出的特点是维生素含量高。在国外的一项临床研究显示：连续吃大枣的病人，健康恢复比单纯吃维生素药剂快3倍以上。因此，大枣就有了"天然维生素丸"的美誉。民间有："一日吃十个枣，医生不用找""一天吃三枣，终身不显老"之说。

生吃大枣时，枣皮容易滞留在肠道中而不易排出，因此吃枣时应吐枣皮。

腐烂的枣在微生物的作用下会产生果酸和甲醇，人吃了烂枣会出现头晕、视力障碍等中毒反应，重者可危及生命，所以要引起注意。

大枣含较多蛋白质、芦丁、葡萄糖、果糖、抗坏血酸、脂肪、淀粉、有机酸和多种维生素及钙、磷、铁等物质。大枣的维生素C含量每100克中高达380～600毫克，大枣中维生素E的含量也是百果之冠。

大枣的营养成分

每100克大枣中含有
能量	510.7千焦
蛋白质	1.1 克
碳水化合物	30.5 克
脂肪	0.3 克
膳食纤维	1.9 克

52. 大枣有什么食疗作用？

（1）大枣味甘性温，有补中益气、养血安神的功效，可用于脾胃虚弱、贫血虚寒、肠胃病食欲不振、大便溏稀、疲乏无力、气血不足、津液亏损、心悸失眠等症，被国家卫生部公布为法定的药食两用的食物。

（2）大枣能调节神经系统的兴奋度，保护肝功能，降低胆固醇，抑制癌细胞繁殖等。大枣中还含有抑制癌细胞，甚至可使癌细胞向正常细胞转化的物质。

（3）经常食用大枣的人很少患胆结石。这是因为大枣中丰富的维生素C，使体内多余的胆固醇转变为胆汁酸。胆固醇少了，结石形成的概率也就随之减少。

（4）大枣中富含钙和铁，它们对防治骨质疏松和贫血有重要作用。

（5）食用大枣对于便秘和角膜溃疡有较好疗效。

（6）糖尿病人不宜食用大枣，普通人过多食用大枣，也会引起胃酸过多和腹胀。

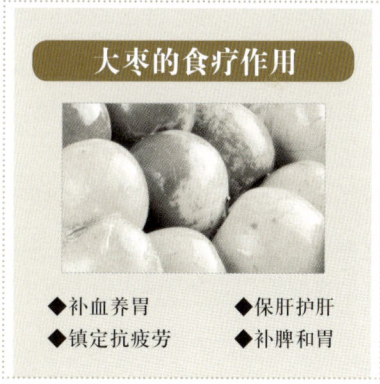

大枣的食疗作用

◆ 补血养胃　　◆ 保肝护肝
◆ 镇定抗疲劳　◆ 补脾和胃

53. 大枣的食疗品有哪些？

大枣习惯上以干枣直接食用，也可炖汤。枣皮中含有丰富的招牌营养素，炖汤时应连皮一起烹调。大枣作为最普通最有效的补气养血滋补品，其有多种，如：

食疗品一：将冬瓜连皮 120 克切块，乌鱼 1 条去鳞及内脏，与大枣 15 克，红小豆 80 克，少许葱头加水煲汤服食，不可加盐，每日 1 次。可治疗慢性肾炎引起的脾虚水肿。

食疗品二：将南枣 8 个，枸杞 40 克，土鸡蛋 1 个加水将鸡蛋煮熟，鸡蛋去壳后再煮 5 分钟，吃蛋喝汤，具有补心养血的功效，可治疗气血两虚引起的各种症状。

食疗品三：取鲜芹菜 550 克，加大枣 120 克加水煲汤，分 3 次服用，治疗肝胆气结引起的胆囊炎闷痛。

食疗品四：将大枣 40 克，生姜 4 片，加水煮沸，打入 1 个鸡蛋煮熟后以红糖调味，适用于产妇补养，每天 1 次，连服 5～8 天。

食疗品五：黑枣 20 克，龙眼肉 10 克加水煎煮后以红糖调味，饮汤食料，每日 1 次，坚持服用可治疗贫血症。

大枣羊肉汤

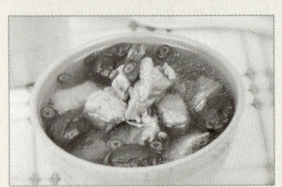

【材料】羊肉片 200 克，大枣 50 克，姜 15 克，葱花、盐、胡椒粉各适量

【做法】(1) 老姜洗净，切片；大枣洗净；羊肉切大块，用冷水浸泡 1 小时去除血水备用。(2) 砂锅里放适量冷水，放入羊肉、大枣、葱段和姜片，大火烧开转小火炖 1 小时。(3) 捞出姜片，加入葱花、盐、胡椒粉调味即成

【功效】大枣味甘性温，归脾胃经，有补中益气、健脾和胃、养血安神、缓和药性的功效。
而现代的药理学则发现，大枣含有蛋白质、脂肪、醣类、有机酸、维生素 A、维生素 C、钙等营养物质，常吃可提高人体免疫力

食疗品六：将大枣 15 个和黑木耳 20 克用水泡发洗净，放在小碗中，加适量的水和冰糖，置于锅中蒸 1 小时，分几次食用，喝汤吃木耳及枣。可补气养血，适合再生障碍性贫血者及气血两虚者食用。

食疗品七：大枣 7 个，小麦 40 克，生地 10 克，加水煎煮，分 2 次服用，可治疗心悸、多梦、健忘之症，尤其适合更年期女性食用。

食疗品八：将大枣 40 克，葱白 5 根，加 2 碗水煎煮 40 分钟，晚睡前连渣服食，可治疗失眠症。

食疗品九：将大枣、山药各 40 克，与生姜 3 片加水同煮烂，每日服 1 次，连服了 7～10 天，可治疗脾胃虚寒，便溏腹泻。

54. 甘蔗的营养成分有哪些？

甘蔗是人们喜爱的冬令水果之一，其含糖量十分丰富。属草本植物，是热带和亚热带糖料作物。甘蔗被认为是清热润肺、甘凉滋养的食疗佳品，自古以来深受人们喜爱。

关于甘蔗的起源，至今说法不一，有人说是印度，有人说是新几内亚，也有人说是中国。据史料记载，我国早在公元前4世纪就开始栽种甘蔗，而在唐朝大历年间就开始用甘蔗制作冰糖。

甘蔗含糖量高，为18%～20%。甘蔗的糖分是由蔗糖、果糖、葡萄糖三种成分构成的，极易被人体吸收利用。还含有丰富的碳水化合物、天门冬素、天门冬氨酸、丙氨酸、缬氨酸、丝氨酸、苹果酸、柠檬酸、蛋白质、脂肪等营养成分。

钙、磷、铁等无机元素的含量也较高。其中铁的含量特别多，每千克甘蔗中含9毫克，居水果之首，故甘蔗素有"补血果"的美称。

甘蔗的营养成分

每100克甘蔗中含有

能量	267.9千焦
蛋白质	0.4克
碳水化合物	15.4克
脂肪	0.1克
膳食纤维	0.6克

55. 甘蔗有什么食疗作用？

（1）甘蔗是防病健身的良药。甘蔗味甘性寒，甘可滋补养血，寒可清热生津，故有滋养润燥之功，适用于低血糖、津液不足、咽喉肿痛、大便干结、虚热咳嗽等病症。

（2）甘蔗含有大量的糖分，且容易消化吸收，具有补充能量、增加营养的良好食品。

（3）甘蔗汁有减轻气喘病的功效，并有祛痰的作用。

（4）甘蔗含纤维多，在反复咀嚼时就像用牙刷刷牙一样，把残留在口腔及牙缝中的污垢物一扫而净，从而能提高牙齿的自洁和抗龋能力。甘蔗还是口腔的清洁工。咀嚼甘蔗，对牙齿和口腔肌肉也是一种很好的锻炼，有美容脸部的作用。

（5）甘蔗性寒，脾胃虚寒者不宜食用。甘蔗如生虫变坏或被真菌污染时也不能食用，以防引起呕吐、昏迷等。

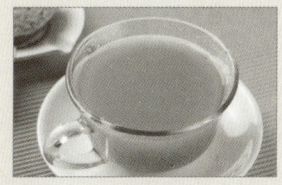

甘蔗番茄汁

【材料】番茄300克，甘蔗500克

【做法】番茄洗净去皮，切成块；甘蔗去皮，切成段；将番茄块、甘蔗段放入榨汁机中榨取汁液，滤取果汁即成

【功效】祖国医学认为，甘蔗性味甘、寒，入肺、脾、胃经，具有清热、生津及解酒之功效。甘蔗汁可消暑解渴，通便利尿，为夏暑秋燥的良药

56. 草莓的营养成分有哪些？

草莓又叫红莓、地莓等，我国台湾等地区称其为土多啤梨。原产欧洲，现在主要分布于美国、波兰、俄罗斯等国家。我国是从20世纪才开始种植草莓的，种植范围也不是很广，以北京、天津、沈阳、杭州等地为主。

美国把草莓列入十大美容食品。据研究，女性常吃草莓，对皮肤、头发均有保健作用。

草莓的外观呈心形，鲜美红嫩，果肉多汁，酸甜可口，香味浓郁，不仅颜色鲜艳，而且还有一般水果所没有的宜人的芳香，是水果中难得的色、香、味俱佳者，因此被人们誉为"果中皇后"。

草莓果肉中含有丰富的果糖、蔗糖、蛋白质、果胶、胡萝卜素；含有天冬氨酸、草酸钙、鞣酸、柠檬酸、苹果酸、水杨酸；含有多种维生素，尤其是维生素C含量非常高；含有多种矿物质，如钙、铁、磷、镁等。

草莓的营养成分

每100克草莓中含有
- 能量　　　　154.9千焦
- 蛋白质　　　1.0克
- 碳水化合物　8.8克
- 脂肪　　　　0.2克
- 膳食纤维　　1.1克

57. 草莓有什么食疗作用？

（1）草莓中鞣酸含量高，在体内可吸附和阻止致癌化学物质的吸收，具有防癌作用。

（2）草莓含有果胶和丰富的膳食纤维，可以帮助消化、通畅大便，对胃肠道和贫血均有一定的滋补调理作用。

（3）草莓中所含的胡萝卜素是合成维生素A的重要物质，具有明目、养肝的作用。

（4）草莓中含有一种叫天冬氨酸的物质，可以自然而平缓地除去体内的"矿渣"（重金属离子），进而达到减肥的效果。

（5）草莓具有降低血液中胆固醇的作用，可有效改善动脉硬化、冠心病等症。

（6）草莓能促进新陈代谢，是改善黑斑、雀斑、粉刺等肌肤问题的良药，对于女性来说是不可多得的美容佳品。

（7）经常食用草莓，还可以预防感冒和牙齿发炎。

（8）草莓中含有的草酸钙较多，尿路结石病人不宜吃得过多，每次食用10个为宜。

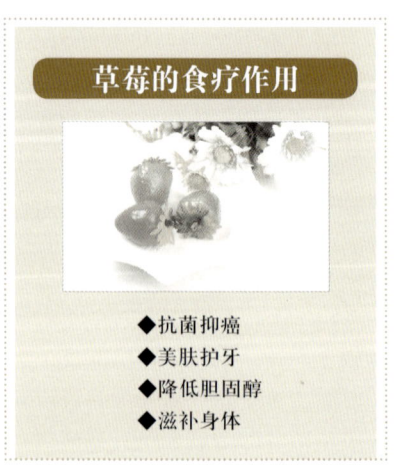

草莓的食疗作用

◆抗菌抑癌
◆美肤护牙
◆降低胆固醇
◆滋补身体

58. 山楂的营养成分有哪些？

山楂又名山里红、红果、胭脂果，长期以来，山楂一直很不起眼，默默无闻。近年来，由于科技的进步，发现山楂的营养价值和药用价值都很高，老年人常吃山楂制品能延年益寿，故山楂被人们视为"长寿食品"，有"果小功能大"的称号。

山楂果皮呈棕色或棕红色，带有细密的皱纹，顶端凹陷，有花萼残迹，质硬，果肉薄，味道酸甜，略带涩味。

山楂具有很高的营养价值，它含大量胡萝卜素、钙质、红色素、山楂酸、果胶、解脂酶及多种药用成分。维生素C的含量极高，比柑橘类水果高2～3倍，比苹果高出17倍，胡萝卜素单位含量是苹果的10倍，仅次于杏。此外，山楂还含有丰富的有机酸，有机酸具有保护山楂中维生素C的作用，使其在加热的情况下不被破坏。

山楂叶中含有丰富的黄酮类化合物（达2%左右），为果实含量的20倍以上。

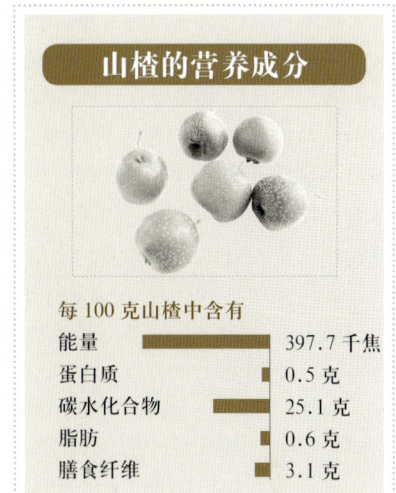

山楂的营养成分

每100克山楂中含有
能量	397.7千焦
蛋白质	0.5克
碳水化合物	25.1克
脂肪	0.6克
膳食纤维	3.1克

59. 山楂有什么食疗作用？

（1）山楂含丰富的黄酮类化合物，具有保护心肌的作用，能降低心肌耗氧量，增加冠状动脉血流量，促进微动脉血流恢复，调节心肌功能，缓解心绞痛。

（2）山楂中含有不饱和脂肪酸，有软化血管、降血脂、降血压、降胆固醇的作用，对于防治心血管疾病有辅助疗效。

（3）山楂有活血化瘀的功效，有助于缓解局部瘀血症状，对跌打损伤有辅助疗效。

（4）由于可溶性纤维可延缓胃的排空速率，延缓淀粉在小肠内的消化过程，所以山楂有利于保持餐后血糖的正常水平。

（5）山楂含钙量居群果之首，是小儿、孕妇的最佳果品。老年人常吃山楂制品能增强食欲，改善睡眠，保持骨和血中钙的恒定，预防动脉粥样硬化。

（6）山楂对子宫有收缩作用，在孕妇临产时有催生之效，并能促进产后子宫复原。

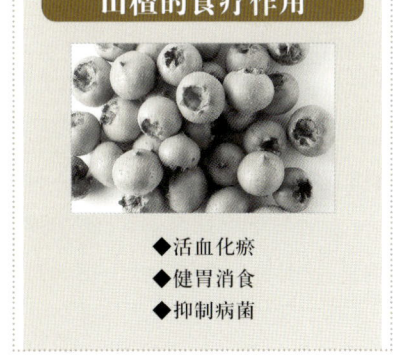

山楂的食疗作用

◆ 活血化瘀
◆ 健胃消食
◆ 抑制病菌

60. 山楂的食疗品有哪些？

食疗品一：将山楂15克，茅根、荷叶各25克，陈皮10克放入纱布袋中封口，以沸水泡之，代茶饮，具有瘦身的功效，可治疗肥胖症。

食疗品二：取山楂、神曲各12克，麦芽40克，入锅中炒焦，研成细末，每包3克，一次服1～2包，每日3次，可治疗小儿疳积，消化不良。

食疗品三：将山楂20克和茯苓40克加水煮30分钟，除去药渣，加水煮薏米80克至熟，长期服用可治疗脂肪肝。

食疗品四：取山楂、菊花各15克，决明子20克加水煎汁，代茶饮，可治疗高血脂。

食疗品五：将山楂15克和忍冬花40克，加水1碗，用武火煮3分钟后，将药液过滤到碗内，剩余的药渣用同样的方法再煎1次，把两次煎汤混合，略凉时加蜂蜜80克拌匀，随时服用。可缓解风热感冒引起的咽喉肿痛。

食疗品六：将适量山楂、橘皮加水煮汁，略凉时滤取药汁加蜂蜜调服，经常服用可消除黄褐斑。

食疗品七：将适量的罗布麻叶、山楂、五味子用开水冲泡后代茶饮，可治疗高血压。

食疗品八：将山楂片20克，大枣10个入锅中烤成黑黄色，再加入2个鸡内金、适量白糖和水熬煮，每日分3次饮用，可治疗小儿厌食。

食疗品九：取山楂片、草决明各20克，菊花10克，加适量茶叶入沸水中冲泡，代茶频饮，可预防脑卒中。

食疗品十：取山楂80克，番茄150克，蜂蜜10克，冷开水250毫升。将番茄洗干净，去掉蒂，切成大小合适的块；山楂洗干净，切成小块；将番茄、山楂放入果汁机内，加水和蜂蜜，搅打2分钟即可。本品具有抗癌清热，消食利尿的功效。

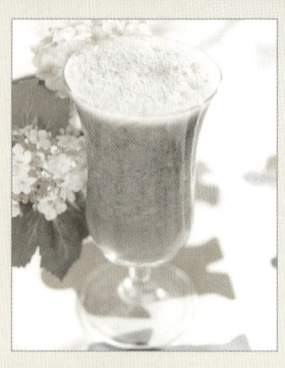

山楂柠檬莓汁

【材料】山楂50克，草莓40克，柠檬20克，水100毫升，冰糖10克

【做法】（1）将山楂洗净，装入纱布袋中，入锅，加水，用大火煮开，再转小火煮30分钟，放凉。（2）把草莓、柠檬、冷开水放入果汁机内打2分钟成汁。（3）再往山楂液中加入冰糖调味

【功效】山楂可降低血液中三酰甘油的含量，是小腹凸出者去油减重的理想食品。柠檬有助于皮肤保持光洁细致；饮用此品可美白亮颜

61. 山楂有什么食用禁忌？

（1）注意山楂表面的卫生，洗时要注意洗除果实表面的病菌和污物，防止农药残留毒害。最好先用清水洗净果实表面的污物，再用0.1%～0.2%的高锰酸钾溶液浸洗一

次，对果实表面消毒后再食用。

（2）山楂不适合孕妇吃，因为山楂可刺激子宫收缩，有可能诱发流产。

（3）食用山楂不可贪多，而且食用后还要注意及时漱口，以防对牙齿有害。儿童正处于牙齿更替时期，长时间贪食山楂、山楂片或山楂糕，对牙齿生长不利。

（4）山楂具有很强的助消化功能，所以患胃病的人一般不宜空腹喝山楂茶，特别是胃酸过多、胃炎、胃溃疡、食管炎患者，不适合饮用。

（5）山楂不能空腹吃。在空腹食用时，其中含有的大量有机酸和山楂酸，会对胃壁黏膜产生不良刺激，使胃酸猛增，使胃发胀，从而增强饥饿感并加重原有的胃痛。

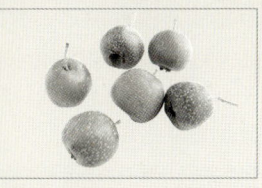

山楂的食用宜忌

◆适宜心血管疾病、癌症患者
◆肠炎及消化不良者宜多食
◆孕妇、儿童忌食
◆胃酸过多者、病后体虚及患牙病者不宜食用
◆不宜与海鲜、人参同食

62. 与山楂相克的食物有哪些？

（1）猪肝。山楂富含维生素C，猪肝中含铜、铁、锌等元素，维生素C遇到这些金属离子，则加速氧化而被破坏，降低了应有的营养价值。

（2）海味。一般海味（包括鱼、虾、藻）均含有丰富的蛋白质；山楂含有鞣酸。若二者混合食用，会化合成鞣酸蛋白，这种物质有收敛作用，会形成便秘，进而促进肠内毒物的吸收，引起腹痛、恶心、呕吐等症状。

（3）胡萝卜。山楂与胡萝卜都含有丰富的维生素A和维生素C，但胡萝卜还含有维生素C分解酶，可加速维生素C的氧化，破坏维生素C的生理活性，使山楂的营养价值降低。

（4）黄瓜、南瓜等。山楂富含维生素C，而黄瓜、南瓜、笋瓜中皆含维生素C分解酶。同食可使山楂中的维生素C分解破坏，从而失去原有的营养价值。

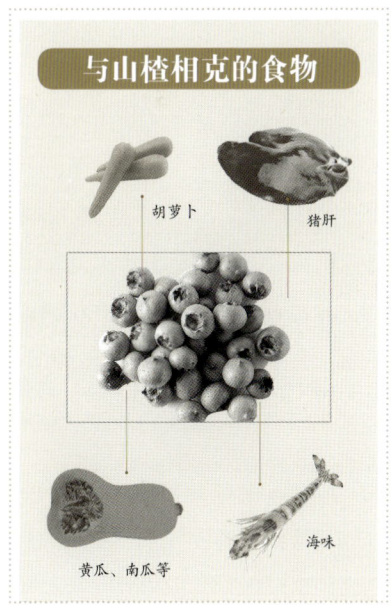

与山楂相克的食物

胡萝卜　　猪肝
黄瓜、南瓜等　　海味

63. 哈密瓜的营养成分有哪些？

哈密瓜，古称甜瓜、甘瓜，有"瓜中之王"的美称。哈密瓜形态各异，风味独特，有的带奶油味、有的含柠檬香，但都味甘如蜜，奇香袭人，饮誉国内外。

在我国，只有新疆和甘肃敦煌出产哈密瓜，因此比较珍贵。哈密瓜种类繁多，有180多种，而且有早熟瓜与晚熟瓜之分。在诸多哈密瓜品种中，以"红心脆""黄金龙"品质最佳。哈密瓜不但好吃，而且营养丰富，药用价值高。在盛产哈密瓜的新疆，人们很爱吃哈密瓜，因为他们认为多吃可祛病延年。

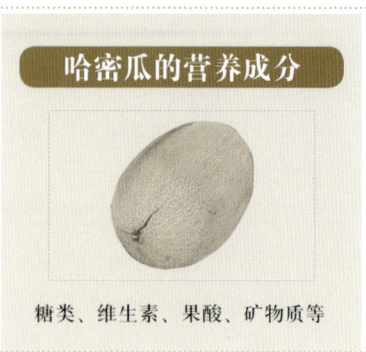

哈密瓜的营养成分

糖类、维生素、果酸、矿物质等

哈密瓜含糖量高，占其总重量的4.6%～15.8%；所含维生素也很丰富，为2.6%～6.7%；所含维生素比其他水果也毫不逊色，为西瓜的4～7倍，为苹果的6倍，为杏的1.3倍；还含有大量的果胶、苹果酸及钙、磷、铁等矿物质元素，其中铁的含量是鸡肉含铁量的3倍，是牛奶含铁量的17倍。

64. 哈密瓜有什么食疗作用？

中医认为，哈密瓜性质偏寒，具有疗饥、利便、益气、清肺热止咳的功效，适宜于肾病、胃病、咳嗽痰喘、贫血和便秘患者。

（1）哈密瓜有清凉消暑、除烦热、生津止渴的作用，是夏季解暑的佳品。另外，还可治疗牙龈出血、口鼻生疮等病症。

（2）食用哈密瓜对人体造血功能有显著的促进作用，可以用来作为贫血的食疗之品。

（3）哈密瓜含有丰富的钾元素，而钾有利尿作用，能将多余的水分排出体外，从而消除浮水肿。

（4）哈密瓜中所含的胡萝卜素，具有较强的抗氧化能力，可预防白内障、肺癌、乳腺癌、子宫癌、结肠癌的发生。

（5）哈密瓜含糖较多，故糖尿病患者应慎食。另外，患有脚气病、黄疸、腹胀、便溏、寒性咳喘者以及产后、病后的人不宜多食，每天90克左右为宜。

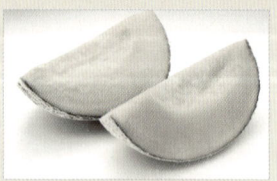

哈密瓜柳橙汁

【材料】哈密瓜40克，柳橙15克，鲜奶90毫升，蜂蜜8克，碎冰适量

【做法】（1）哈密瓜洗净，去皮，去籽，切小块。（2）柳橙洗净，对半切开后榨汁。（3）碎冰除外的其他材料放入榨汁机内以高速搅打30秒，再倒入杯中即可

65. 枇杷有什么食疗作用？

枇杷，又称金丸、无忧扇、芦橘、芦枝等，因果形状似琵琶而得名。枇杷清香鲜甜，略带酸味，产自我国淮河以南地区，以安徽"三潭"最为著名。在徽州民间有"天上王母蟠桃，地上三潭枇杷"之说，与樱桃、梅子并称为"三友"。

枇杷中含有丰富的胡萝卜素、有机酸、苦杏仁甙、B族维生素、维生素C、糖类、脂肪、蛋白质、苹果酸、柠檬酸等多种人体所需的营养成分，还含有钙、磷、钠、铁等对人体新陈代谢非常有益的无机元素。

枇杷以生食为主，还可以加工成果酒、罐头、果酱等。

枇杷能刺激消化腺分泌，对增进食欲、帮助消化吸收、止渴解暑有很好的作用。

枇杷中的苦杏仁甙，能够润肺止咳、祛痰、治疗各种咳嗽。枇杷果实有抑制流感病毒作用，常吃可以预防感冒。

枇杷胡萝卜果檬饮

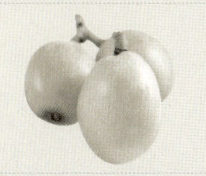

【材料】胡萝卜100克，枇杷100克，苹果100克，冰块10克，柠檬50克

【做法】（1）胡萝卜、苹果切小块；枇杷剥皮，除种子；柠檬切片。
（2）将胡萝卜、枇杷、苹果、柠檬按次序放入榨汁机内榨汁。倒入杯中，加冰块即可

66. 枇杷有什么食用宜忌？

（1）枇杷一般人群均可食用，尤其适合肺萎咳嗽、胸闷多痰及坏血病食用。

（2）多食枇杷易助湿生痰，继发痰热，所以不可食用过量，每次1~2个。

（3）枇杷含糖量高，糖尿病患者忌食。

（4）枇杷仁有毒，不可食用。

（5）枇杷性凉，便溏、腹泻者不宜食用；小儿脾虚者应忌食。

（6）枇杷内服不宜过量，过量易中毒，甚至死亡。

（7）枇杷不宜与胡萝卜、黄瓜同食。枇杷富含维生素C，胡萝卜、黄瓜中含有一种抗坏血酸酵解酶的物质，这种物质可以破坏枇杷中的维生素C，降低原有的营养价值。

（8）枇杷不宜与海味一起食用。枇杷富含果酸，若与含钙和蛋白质丰富的海味同时食用，果酸可以和海味中的钙结合生成沉淀，使蛋白质凝固，影响营养成分的消化吸收。

枇杷的食用宜忌

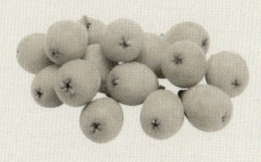

◆肺萎咳嗽、胸闷多痰及坏血病宜食用
◆糖尿病患者忌食
◆枇杷仁不可食用
◆腹泻者不宜食用
◆不宜与胡萝卜、黄瓜、海味同食

67. 柠檬的营养成分有哪些？

柠檬，又称柠果、洋柠檬、益母果等。原产东南亚，目前主要分布于美国、西班牙、意大利和希腊，我国广西、云南、四川、台湾、福建等地也有栽培。

因柠檬味极酸，肝虚孕妇最喜食，故称"益母果"或"益母子"。柠檬中含有丰富的柠檬酸，因此被誉为"柠檬酸仓库"。它的果实汁多肉脆，有浓郁的芳香气。因为味道特殊，故只能作为上等调味料，用来调制饮料菜肴、化妆品和药品。

柠檬的果皮有种芳香气息，果汁酸而提神，适合榨制饮料，营养价值很高。柠檬富含柠檬酸，维生素C、B族维生素、维生素P、维生素H、钙、铁、钾和钠等多种人体所需的营养元素和矿物质，还含有烟酸、苹果酸、橙皮苷、柚皮苷等对人体有益的物质。其中，维生素C的含量很高，每100克柠檬中就含有45毫克，因此每天摄取1个柠檬就可以满足人体需要维生素C的1/2。

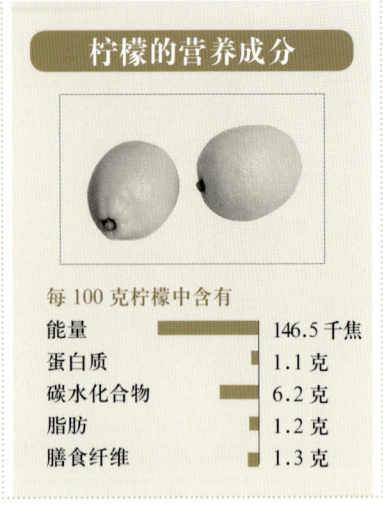

柠檬的营养成分

每100克柠檬中含有
能量	146.5千焦
蛋白质	1.1克
碳水化合物	6.2克
脂肪	1.2克
膳食纤维	1.3克

68. 柠檬有什么食疗作用？

（1）食用柠檬能防治肾结石，使部分慢性肾结石患者的结石减少、变小。

（2）吃柠檬还可以防治心血管疾病，能缓解钙离子促使血液凝固的作用，可预防和治疗高血压和心肌梗死。

（3）柠檬酸有收缩、增固毛细血管，降低通透性，提高凝血功能及血小板数量的作用，并具有止血作用。

（4）柠檬可以防止动脉血管硬化和血栓的形成，抑制亚硝酸盐的生成，具有抗癌作用；

（5）长期食用柠檬不但可以开胃防暑，对治疗腹泻、预防流感也有很好的效果；还能够治疗坏血病和高血压，降低血脂，减少冠心病的发生率。

（6）柠檬虽有健脾消食的作用，但胃溃疡和胃酸过多者不宜食用。另外，患有龋齿的人和糖尿病患者应忌食柠檬。柠檬还忌与海味、牛奶、萝卜、黄瓜、动物肝脏同食。

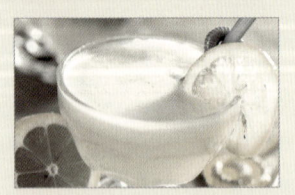

柠檬牛蒡柚汁

【材料】柠檬50克，牛蒡100克，柚子100克，冰块少许，食盐0.5克
【做法】（1）将柠檬连皮切成三块；牛蒡洗净，切成可放入榨汁机的长度。（2）柚子除去果瓤和种子备用。（3）将柠檬、柚子和牛蒡放进榨汁机，榨成汁。（4）在果汁中加入冰块，再加入食盐调味即可

02 坚果类

坚果又称壳果，多为植物种子的子叶或胚乳，营养价值很高。坚果一般分两类：一是树坚果，例如杏仁、腰果、核桃、榛子、板栗、松子、银杏、开心果等；二是种子，例如花生、葵花子、南瓜子、西瓜子等。坚果营养丰富，除富含蛋白质和脂肪外，还含大量的维生素、微量元素、膳食纤维等。每周食用少量的坚果有助于心脏健康。坚果虽为营养佳品，但因其所含能量较高，不可过量食用。

01. 花生的营养成分有哪些？

花生又名落花生、地果、唐人豆。花生能滋养补益，有助于延年益寿，所以民间又称它为"长生果"，并且和黄豆一样被誉为"植物肉""素中之荤"。

花生的营养价值比粮食高，可与肉类、牛奶、鸡蛋等动物性食物相媲美，是一种营养又健康的保健食品。

花生营养丰富，主要特点是：

（1）脂肪含量高。花生仁含油45%～55%，是优质食用油，不饱和脂肪酸含量高（80%左右），其中油酸占41.2%，亚油酸占37.6%。

（2）维生素E含量高。100克花生油含维生素E约42毫克。

（3）蛋白质丰富，花生仁中蛋白质高达25%～30%，且富含赖氨酸。

此外，花生还含有维生素B_2、钙、磷、硒、卵磷脂、胆碱、维生素K、不饱和脂肪酸等。红色外皮含有大量维生素B_1、维生素B_2及可以用来止泻的单宁成分。

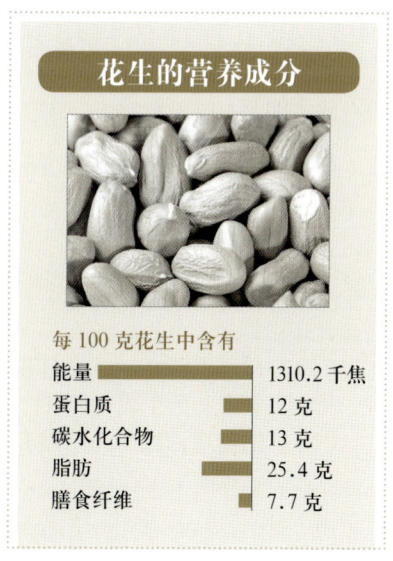

花生的营养成分

每100克花生中含有

能量	1310.2千焦
蛋白质	12克
碳水化合物	13克
脂肪	25.4克
膳食纤维	7.7克

02. 花生有什么食疗作用？

（1）在中医角度来说，花生是一味不错的中药，有健脾和胃、润肺化痰、滋阴调气的功能，对于营养不良及咳嗽等症状有一定疗效。

（2）花生有止血作用，红色外皮的止血作用比花生更好，可有效防治各种外伤出血、肝脏出血、血友病等。花生能增强记忆，抗老化，延缓脑功能衰退，滋润皮肤。

（3）花生可以防治肿瘤类疾病，同时也是降低血小板聚集，预防和治疗动脉粥样硬化、心脑血管疾病的化学预防剂。有降低胆固醇的作用，有助于防治动脉硬化、高血压和冠心病。

（4）花生所含的烟碱酸，可改善湿疹或口角炎的作用。

（5）花生所含的亚油酸，可促进血液循环，还可改善手脚冰冷、冻伤等症。

（6）花生含有助于肝脏运行的蛋氨酸，因此它也是一种强化肝脏功能的优良食品。

花生的营养成分
- ◆补充营养
- ◆促进血液循环
- ◆强肝
- ◆减缓衰老

03. 花生有什么食用宜忌？

（1）花生一般人群均可食用，尤其适合高血压、高血脂、冠心病、动脉硬化及营养不良、食欲不振者食用。另外，老人、儿童、青少年及产妇也宜食用。

（2）油炸花生米容易引起上火，若患者有伤风感冒及喉咙发炎，则应少吃。

（3）霉变的花生制品可致癌，忌食。

（4）花生能增进血凝、促进血栓形成，故血黏度高或有血栓的人不宜食用。

（5）花生含油脂多，患有肠胃疾病或皮肤油脂分泌旺盛、易长青春痘的人，不宜大量食用。

（6）跌打淤肿或伤口含脓的病人不宜多吃，每次以100克为宜。

（7）花生含有大量的脂肪和能量，食后容易发胖，因此不适合肥胖者食用。

花生的食用宜忌
- ◆心脑血管疾病患者宜食
- ◆营养不良、食欲不振、咳嗽患者宜食
- ◆儿童、青少年、老年人、产妇宜多食
- ◆胆病患者不宜食用
- ◆血黏度高或血栓患者不宜食用
- ◆上火、跌打损伤、体寒湿滞者不宜食用
- ◆不宜与黄瓜、螃蟹同食

04. 花生的食疗品有哪些？

对于花生的烹调方法很多，如：油炸、炒、煮、炖等。高温油炸、炒、或直接爆炒，都会破坏花生肉的某些维生素。以养生角度来说，以水煮花生为最佳的烹调方法。它具有不温不火、易于入口及容易消化的特点，可说是老少皆宜。

【花生糖】

原料：花生500克，猪油10克，白砂糖500克。

制法：（1）花生入锅内用慢火炒熟，盛出放凉。

（2）用擀面杖擀几下，吹去花生皮备用。

（3）起锅烧热倒入猪油，烧热后加入白砂糖，小火使糖全部融化，放入花生快速拌匀，倒在表面涂过食用油的大搪瓷盘中，压扁切成小块即可。

【西芹花生米】

原料：西芹300克，花生米150克，盐、鸡精、醋。

制法：（1）西芹择洗干净，切片，入沸水中焯一下，捞出。

（2）花生入水中煮熟，与西芹一同加盐、醋、香油，搅匀即可。

【盐水花生】

原料：花生仁700克，盐、八角、姜、葱、香油各适量。

制法：（1）花生仁洗净，放清水中浸泡半个小时。

（2）烧开半锅水，放入盐、姜、葱、八角及花生煮开，再改小火煮20分钟。

（3）熄火，使花生仁继续在锅中焖煮至熟，捞出沥干，淋上香油即可食用。

【五味花生豆】

原料：花生仁400克，红辣椒若干个，盐、鸡精、蒜、姜、香菜、酱油、醋、糖、香油各适量。

制法：（1）辣椒去籽去蒂并洗净切碎，姜、蒜、香菜洗净切碎。

（2）将适量的油倒入锅中，烧热，放入花生翻炒至熟，捞出控油。

（3）大碗中放入糖、酱油、醋、香油搅拌至糖化，再放入辣椒、姜、蒜及香菜末，最后放入炒熟的花生，搅匀即可。

猪肺花生汤

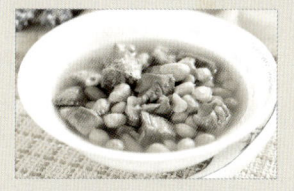

【材料】猪肺1个、花生米100克、黄酒2匙，盐适量

【做法】（1）猪肺洗净，切块，同花生米共入锅内，文火炖1小时。（2）去浮沫，加入盐、适量黄酒，再炖1小时即可

【功效】具有润肺、止血、止咳的功效，适宜肺结核病人食用

05. 葵花子的营养成分有哪些？

葵花子，即向日葵的果实，又叫向日葵子、葵子、葵瓜子、天葵子。葵花子栽培范围十分广泛，我国各地均有出产。

葵花子在人们生活中是不可缺少的零食，葵花子更是瓜子中的佼佼者。葵花子不但可以作为零食，而且还可以作为制法糕点的原料。由于葵花子是植物的种子，含有大量的油脂，故葵花子还是重要的榨油原料，是近几年来深受营养学界推崇的高档健康油脂。

葵花子含有丰富的植物油脂、脂肪、胡萝卜素、麻油酸等，并含有蛋白质、糖、多种维生素以及铁、锌、钾、镁等微量元素。

葵花子维生素E的含量特别丰富。每天吃一把葵花子，就能满足人体一天所需的维生素E。

葵花子虽含有大量脂肪（含量可达50%），但其中主要为不饱和脂肪酸，并且不含胆固醇，因此它属健康食品。

葵花子的营养成分
◆蛋白质、糖分
◆植物油脂、脂肪
◆铁、锌、钾、镁

06. 葵花子有什么食疗作用？

（1）可以防治贫血。
（2）对安定情绪，防止细胞衰老，预防成人疾病都有好处。
（3）具有治疗失眠、增强记忆力的作用。
（4）对癌症、动脉粥样硬化、高血压、冠心病、神经衰弱有一定的预防功效。
（5）可治泻痢、脓疱疮等疾病。
（6）可以调节人体新陈代谢、保持血压稳定及降低血中胆固醇。
（7）大量嗑瓜子会严重耗费唾液，久而久之会影响人的口腔健康和消化功能，食欲减退甚至引起痉挛。因此，葵花子不宜一次吃太多，每次100克左右为宜。
（8）经常用嘴剥果壳，容易使舌头和口角糜烂，还会在吐壳时将大量津液带走，使味觉迟钝。
（9）患有肝炎的病人最好不要吃葵花子。因为它会损伤肝脏，引起肝硬化。

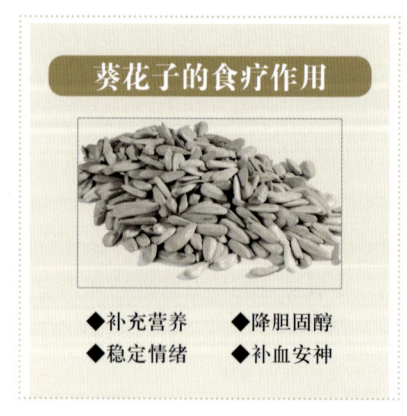

葵花子的食疗作用
◆补充营养　◆降胆固醇
◆稳定情绪　◆补血安神

07. 南瓜子有什么食疗作用?

南瓜子，是南瓜的种子，又加白瓜子，生吃、熟吃都可以，主要成分是脂肪酸、泛酸、胡萝卜素、B族维生素、镁、锌等。其食疗作用主要有以下几点：

（1）南瓜子有很好的杀灭人体内寄生虫（如蛲虫、钩虫等）的作用。对血吸虫幼虫也具有很好的杀灭作用，是血吸虫病人的首选食疗之品。

（2）南瓜子能帮助维持人体细胞健康，促进身体发育，多吃可以促进骨骼发育。

（3）美国研究发现，每天吃上50克左右的南瓜子，可有效地防治前列腺疾病。

（4）南瓜子可以缓解静止性心绞痛，并有降压的作用。

（5）南瓜子还有催乳的功效。将生南瓜子捣成泥，加入白糖，用沸水冲服，对产后少乳有一定的治疗作用。

一次不要吃得太多，50克左右为好，过多食用南瓜子会导致头昏。胃热病人要少吃，否则会感到脘腹胀闷。

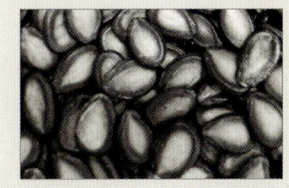

南瓜子的食疗作用
- ◆杀菌抑虫　◆强健骨骼
- ◆止痛　◆催乳

08. 西瓜子有什么食疗作用?

西瓜子，即西瓜的种子，是深受人们欢迎的休闲食品之一，是日常零食的代表。经过加工可制成五香西瓜子、奶油西瓜子、多味西瓜子等。

西瓜子主要含有油脂和不饱和脂肪酸，还含有蛋白质、维生素B_2、粗纤维等多种营养物质。此外，西瓜子又含有多种酶，如尿素酶、蔗糖酶、半乳糖苷酶等。其食疗作用有：

（1）西瓜子有清肺化痰的作用，对咳嗽痰多和咯血等症有辅助疗效。

（2）西瓜子有健胃、通便的作用，食欲不振或便秘时不妨食用一些西瓜子。

（3）西瓜子有降低血压的功效，并有助于预防动脉硬化，因此高血压病人可以常食。

西瓜子壳较硬，长时间不停地嗑瓜子会伤津液，导致口干舌燥，甚至磨破口腔，也对牙齿不利，且伤胃。

西瓜子的食疗作用
- ◆消暑解渴　◆清肺化痰
- ◆健胃通便　◆降低血压

09. 核桃分为哪些品种？

核桃的故乡是亚洲西部的伊朗，汉代张骞出使西域时传入我国。

核桃品种繁多，按产地分类，有陈仓核桃、阳平核桃；按成熟期分类，有夏核桃、秋核桃；按果壳光滑程度分类，有光核桃、麻核桃；按果壳厚度分类，有薄壳核桃和厚壳核桃。

我国各地有许多优良的核桃品种，如河北的"石门核桃"，其特点为纹细、皮薄、口味香甜，出仁率在50%左右，出油率高达75%，故有"石门核桃举世珍"之誉。

新疆库车一带的纸皮核桃，维吾尔族人叫它"克克依"，意思就是壳薄，含油量达75%。这一品种结果快，群众形容它"一年种，二年长，三年核桃挂满筐"。山西汾阳、孝义等地的核桃，以仁满、肉质细腻著称。

陕西秦岭一带的核桃皮薄如鸡蛋壳，俗称"鸡蛋皮核桃"。最好的品种"绵核桃"，皮薄肉厚，两个核桃握在手里，稍稍用劲一捏，核桃皮就碎了。

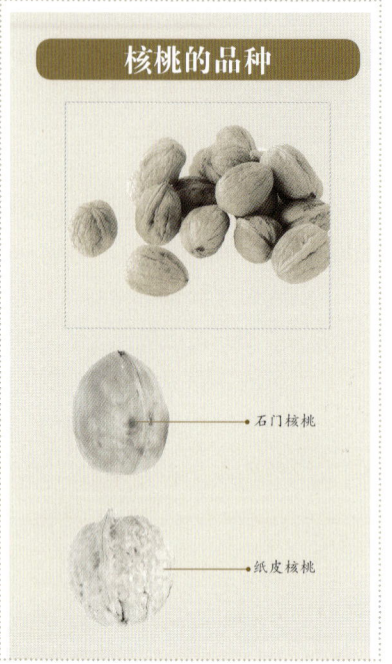

核桃的品种
- 石门核桃
- 纸皮核桃

10. 核桃有什么食疗作用？

核桃，又叫胡桃、羌桃、山核桃、长寿果、万岁子等

核桃主要含有蛋白质、脂肪、膳食纤维、维生素E、铁、磷、钾、硒等营养物质。

核桃的形状像人的大脑，是传统的健脑食品。科学地讲，核桃中脂肪和蛋白是大脑最好的营养物质，其中的磷脂，对脑神经有很好的保健作用。

人体在衰老过程中锌、锰含量日渐降低，铬有促进葡萄糖利用、胆固醇代谢和保护心血管的功能。核桃油所含的不饱和脂肪酸，能有效防治动脉硬化。可见经常食用核桃及核桃制品，既能健身强体，又能抗衰老。

近代名医张锡纯认为，核桃仁是"滋补肝肾、强健筋骨之要药"，所以可用于治疗由于肝肾亏虚引起的症状。如：腰腿酸软，筋骨疼痛，牙齿松动，须发早白，虚劳咳嗽，小便清冷，次数增多，妇女月经和白带过多。

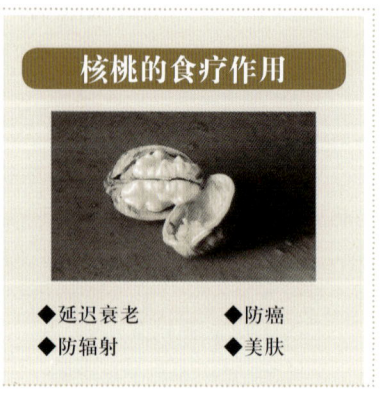

核桃的食疗作用
- ◆延迟衰老　◆防癌
- ◆防辐射　◆美肤

11. 核桃的食疗品有哪些？

核桃食用方法多样，生吃、水煮、烧菜样样皆可。

【核桃糖】

原料：核桃仁 250 克，白砂糖 500 克，香油适量。

制法：(1) 锅中加香油，将核桃仁炸至变色，捞出放凉，压成小块。

(2) 白砂糖放入铝锅中，加少许水，以小火煎熬至完全融化，较浓稠时，加入核桃仁，搅拌均匀，煎熬至用铲挑起成丝状，而不粘手时，停火。

(3) 将糖倒在表面涂过食用油的大搪瓷盘中，压扁切成小块即可。

食疗作用：具有补肾健腰、强心健脑的功效。

【核桃酒】

食疗方：核桃肉 60 克，杜仲、补骨脂各 30 克，小茴香 20 克，白酒 1000 毫升。

制法：将药物碎断，装入纱布袋中，与白酒一共放入容器中，密封浸泡 10 天，即可取用。

食疗作用：每天 2 次，每次 30 毫升。补肾壮腰，提高免疫力，适用肾阳虚弱、腰膝酸软、阳痿遗精等。

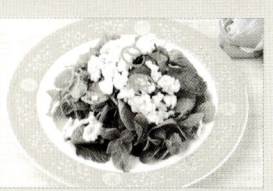

薄荷拌核桃仁

【材料】薄荷 300 克，核桃 400 克，红辣椒 1 个，白糖适量

【做法】(1) 水锅置上烧沸，熄火，放入核桃仁浸泡 10 分钟，用牙签剔去皮膜。(2) 薄荷择洗干净，沥干装盘，撒上白糖。(3) 辣椒去籽去蒂洗净切丝，用糖腌至入味，与核桃仁一起放入薄荷上即可

【功效】此菜风味独特，既清热泻火又补肾养血

【核桃粥】

原料：糯米 100 克，核桃 5 个，大枣、盐各适量。

制法：(1) 核桃夹开，取仁用盐水浸泡后，捣碎。

(2) 大枣、糯米洗净，与胡桃一同入锅，加适量水，大火烧开，转小火炖 1 小时，加盐调味即可。

食疗作用：此粥补脾益肾，益肺润肠，适于老年肾亏腰疼、腿脚软弱无力、肺虚久咳等症。

【核桃豆腐汤】

原料：嫩豆腐 200 克，核桃、芝麻、莲子、高汤、盐、香油各适量。

制法：(1) 核桃取仁，莲子去心，嫩豆腐切丁。

(2) 核桃、莲子用清水漂洗干净，放入水中加盐煮沸后晾干，和芝麻一起用微波炉烘烤，用料理机打碎。

(3) 锅中加入高汤，将豆腐和核桃粉一同放入同煮 20 分钟即可。

食疗作用：此汤植物蛋白丰富，一般体虚者可常食以滋补身体。

12. 板栗的营养成分有哪些？

板栗，俗称栗子，又名瑰栗、毛栗子、风栗、大栗、棋子，是我国的特产，素有"干果之王"的美称，在国外被誉为"人参果"。栗子可当做粮食食用，与枣、柿子并称为"铁杆庄稼""木本粮食"，是一种价廉物美、富有营养的滋补品及补养的良药。

我国的板栗有北方栗和南方栗之分。北方栗坚果较小，果肉呈糯性，适于炒食，以明栗、明拣栗、尖顶油栗为著名品种；南方栗坚果较大，果肉偏粳性，适于做菜用，以九家种、浅刺大板栗、魁栗最为著名。

板栗中含碳水化合物达40%之多（是马铃薯的2.4倍），蛋白质10.7%，脂肪2.7%。鲜板栗的维生素B_1、维生素B_2含量非常丰富，维生素C的含量比番茄还多。

此外，板栗还含有膳食纤维、单宁酸、胡萝卜素以及磷、钙、钾、铁等各种矿物质。

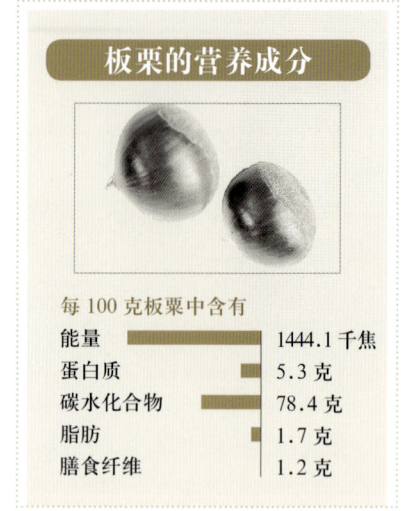

板栗的营养成分

每100克板栗中含有
- 能量　　　　1444.1千焦
- 蛋白质　　　5.3克
- 碳水化合物　78.4克
- 脂肪　　　　1.7克
- 膳食纤维　　1.2克

13. 板栗有什么食疗作用？

（1）《本草纲目》中有"栗能治肾虚，腰脚无力，能通肾益气，厚胃肠"的记载，板栗对人体的滋补功能，可与人参、黄芪、当归等媲美，对肾虚有良好的疗效，故又称为"肾之果"。

（2）板栗可防治高血压病、冠心病、动脉硬化、骨质疏松等疾病，是抗衰老、延年益寿的滋补佳品。

（3）常吃板栗，对日久难愈的小儿口舌生疮和成人口腔溃疡有很好的疗效。

（4）板栗富含维生素C（每100克中含有22毫克），且被淀粉包裹着，因此即使加热也不易流失，能很好地补充人体所需的维生素C。

板栗生吃难消化，熟食又易滞气，所以一次不宜多食，每次10个（50克左右）为宜。脾胃虚弱、消化不良或患有风湿病的人不宜食用。

新鲜栗子容易变质霉烂，吃了发霉的栗子会引起中毒，因此变质的栗子不能吃。

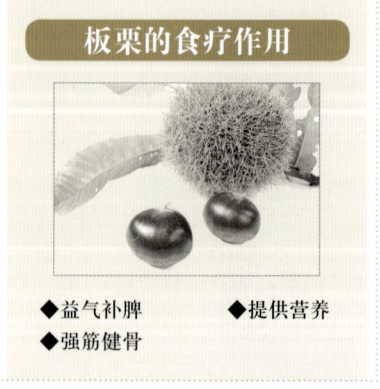

板栗的食疗作用

◆益气补脾　◆提供营养
◆强筋健骨

14. 板栗的食疗品有哪些？

【板栗煨鸡】

原料：板栗肉10个，鸡半只，姜、葱、熟猪油、盐、味精、胡椒粉、料酒、酱油、湿淀粉、肉清汤、香油各适量。

制法：（1）姜切片；葱切葱段；鸡剖洗干净，去头、去骨，切成块。

（2）将适量的猪油倒入锅中，烧热后放入板栗肉炸至色泽变黄，捞出沥油。

（3）锅留底油，烧热后将鸡块倒入翻炒，接着将料酒、姜片、盐、酱油、肉、清汤倒入锅中，盖上盖子，煮5分钟。

（4）将板栗倒入锅中，烹入味精、葱段、胡椒粉，烧开后勾芡，淋入香油，即可。

食疗作用：此品有健脾益气、消除湿热的功效。

【板栗红烧肉】

原料：五花肉600克，板栗1碗，姜、葱、白糖、酱油、盐、味精、八角、桂皮、料酒、鸡汤、淀粉、食用油各适量。

制法：

（1）姜切片；葱切葱花；板栗去皮；猪肉切厚一点的片，放白糖、酱油和料酒腌渍上色。

（2）将适量的油倒入锅中，烧热后放入肉块，炸熟后捞出，再将板栗放入，炸熟捞出。

（3）锅留底油，放入葱姜爆香，接着将料酒、鸡汤、酱油倒入锅中，烧至沸腾。

（4）将猪肉、盐、味精、八角、桂皮、板栗一同倒入锅中，煮至肉烂熟，勾芡，关火。

食疗作用：此品有补肾壮腰的功能，适用于肾虚腰痛患者。

【栗子粥】

原料：鲜栗子200克，大米200克，白糖适量。

制法：（1）栗子切成两半，入沸水中煮片刻捞出。

（2）剥去栗子的外壳，将栗子肉切丁。

（3）大米淘洗干净，和栗子同入锅，加水适量，大火烧开，转小火炖至栗子酥烂，粥较浓稠，加白糖调味即可。

食疗作用：此粥有补肾益腰的功效。

板栗香菇焖鸡翅

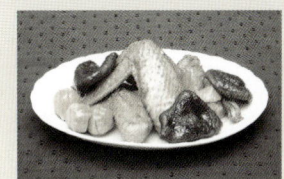

【材料】板栗300克，香菇6朵，鸡翅50克，姜4片，香菜适量，料酒、淀粉各2小匙，蚝油1大匙，盐1小匙

【做法】（1）板栗用水烫过冲凉，剥壳备用；香菇去蒂后，泡水；将鸡翅剔除骨头，冲洗掉血水，剁成块，然后加入淀粉、蚝油、盐腌渍25分钟左右。（2）开火，加油至锅中烧热，加入备好的板栗肉翻炒，然后加入备好的香菇、鸡翅一起炒熟透。（3）加入适量开水、蚝油、盐，焖10分钟起锅

【功效】补肾益气，治疗腹泻

第四章 好处不只是保健——五果食疗

15. 杏仁的食疗品有哪些？

杏仁为杏的种仁，有苦杏仁和甜杏仁两种。杏仁营养很丰富，每500克杏仁含蛋白质120克，脂肪240克，钙649毫克，磷929毫克，铁17.9毫克，并含有多种维生素。

将杏仁制成饮料或浸泡水中数次后再吃，不但安全还有益健康，如：

食疗品一：苦杏仁13克，生姜1片，蜜枣2个，加水2碗半水煎煮1个小时，约剩下1碗半水，早晚各服1次，治疗风寒感冒引起的咳嗽，痰白稀泡多。

食疗品二：1个雪梨削皮去心，切成块，苦杏仁13克研细末放入雪梨中，隔水炖30分钟后，早晚各服1次，可治疗肺燥咳嗽。

食疗品三：甜杏仁20克去皮，与大米、白糖各40克加少许水一同磨成糊状煮熟吃，早晚各1次，可治疗老年便秘。

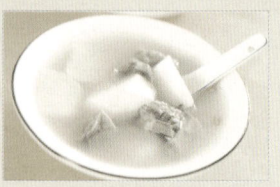

萝卜炖猪肺

【材料】白萝卜300克、猪肺1个、杏仁20克。姜、盐、味精、麻油适量

【做法】猪肺挑除血丝气泡，洗净，切成小块；白萝卜洗净，切块；杏仁洗净，去皮；将猪肺、白萝卜、杏仁一同放入砂锅中，注入清水600毫升，加入姜丝，炖煮；烧开后，挑去浮沫，小火炖1小时，放入精盐、味精，淋麻油调匀即可

【功效】补肺纳气，适宜肺病患者

食疗品四：将杏仁、牛蒡子、桑叶、桔梗、菊花各13克加2碗水煎成1碗，第2次把1碗半水煎成1碗，早晚各服1次，连服数天。可治疗风热感冒。

食疗品五：将150克白萝卜去皮，加杏仁13克，生姜3片入锅中煎煮，连服数日，可治疗伤风咳嗽和风寒感冒咳嗽。

食疗品六：杏仁15克研成细末，冰糖8克化成水，调匀后分3次服用，可治疗肺热引起的咳嗽不止。

食疗品七：将杏仁20克、麻黄20克、甘草8克、豆腐300克，加水一同煮1小时，去渣，早晚各服1次，渴汤吃豆腐，可治疗哮喘。

食疗品八：将杏仁13克与鲜藕40克，入炒锅中用糖炒后，加水炖服，每日1次，可辅助治疗肺癌。

食疗品九：用杏仁15克、鸭公青20克、荷叶25克加水煎煮，分2次服用，可治疗偏头痛。

食疗品十：用杏仁15克、瓜蒌仁20克、青皮10克加水煎服，可治疗腹胀便秘。

16. 桃仁的食疗品有哪些？

桃仁，即桃的种仁。

桃仁的提取物有抗凝血作用，并能抑制咳嗽中枢而止咳。桃仁还能使血压下降，对高血压病人有一定的辅助治疗作用。

另外，桃仁对血管栓塞引起半身不遂、闭经、高血压、跌打瘀血肿痛、慢性阑尾炎、哮喘、大便秘结、膀胱炎、皮肤血热燥痒、痛经、产后淤滞腹痛、肺痈、肠痈、肠燥便秘等都有一定的作用。但它是中医妊娠禁忌用药之一，妊娠妇女一定要慎用。

其食疗品如：

【桃仁蜜饮】

原料：桃仁20克，蜂蜜40克。

制法：桃仁捣烂，水煎去渣，加蜂蜜调匀服。

食疗作用：每天服用此汤可调节内分泌，以消除便秘。

【桃仁姜枣汤】

原料：桃仁、大枣、生姜各20克，米酒30毫升。

制法：四种原料加水炖服。

食疗作用：早晚各服1次，连服3天可治疗由血瘀引起的经闭、腹痛等症。

【桃仁牛血汤】

原料：牛血200克，桃仁10克，盐、香油、小葱各适量。

制法：（1）桃仁捣烂成泥，牛血切成小块，小葱切成葱花，入锅同煮，煮至牛血熟透。（2）加入盐再稍煮一会，淋上香油即可。

食疗作用：此汤有理血破瘀、润燥滑肠的作用，适于血燥便秘者食用。

【桃仁煲墨鱼】

原料：桃仁15克，墨鱼30克，盐适量。

制法：墨鱼洗净，连骨切块，桃仁捣碎，加水共煲汤，加盐调味。

食疗作用：饮汤吃肉，每天1~2次，可治疗由瘀血阻络引起胃、十二指肠球部的慢性溃疡。

【桃仁冬瓜膏】

原料：冬瓜籽、桃仁、蜂蜜各适量。

制法：将冬瓜籽和桃仁晒干后研成粉，加入适量蜂蜜调成膏状。

食疗作用：每晚清洁皮肤后，涂抹在痘印上，坚持使用至痘印完全消失。

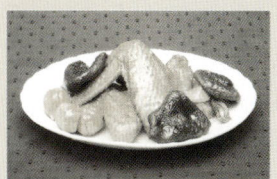

丹参桃红乌鸡汤

【材料】丹参15克、大枣10个、红花25克、桃仁5克。乌骨鸡腿1只、盐2小匙、棉布袋1个

【做法】（1）将红花、桃仁装在棉布袋内，扎紧。鸡腿洗净剁块、余烫、捞起；大枣、丹参冲净。（2）将所有材料盛入煮锅，加6碗水煮沸后转小火炖约20分钟，待鸡肉熟烂加盐调味即成

【功效】活血、通脉、补心、养肝、祛瘀止痛、安神宁心

17. 榛子有什么食疗作用？

榛子，又称山板栗、尖栗、棰子等。它果形似栗子，外壳坚硬，果仁肥白而圆，有香气，油脂含量很高，吃起来特别香美，余味绵绵，因此成为最受人们欢迎的坚果类食品，有"坚果之王"的称呼。

榛子营养丰富，果仁中除蛋白质、脂肪、糖类外，还含有多种维生素和矿物质，钙、磷、铁含量高于其他坚果。榛子还含有人体所需的8种氨基酸，且含量远远高过核桃。

中医认为，榛子有补脾胃、益气、明目、健行的功效，并对消渴、盗汗、夜尿频多等肺肾不足之症颇有益处。

榛子本身富含油脂，使其脂溶性维生素更易为人体所吸收，对体弱、病后虚弱、易饥饿的人都有很好的补养作用，能有效地延缓衰老、防治血管硬化、润泽肌肤。

长时间操作电脑的人多吃榛子，可以保护眼睛。小孩子吃榛子则有驱虫的功效。

榛子的食疗作用
- ◆补脾益气
- ◆明目护眼
- ◆强肾益肺
- ◆驱虫

18. 腰果有什么食疗作用？

腰果又名鸡腰果，因其坚果呈肾形而得名。腰果是一种营养丰富，味道香甜的干果，既可当零食食用，又可制成美味佳肴。

腰果果实成熟时香飘四溢，甘甜如蜜，清脆可口，为世界著名的四大干果之一。腰果原产于热带美洲，主要生产国是巴西、莫桑比克、印度，过去一般只有当地的人才可品尝到。我国于50多年前引进种植，现在已成为常见的干果了。

腰果的主要营养成分有脂肪、蛋白质、淀粉、糖、维生素A、维生素B_1、维生素B_2及少量矿物质和微量元素。

腰果中的某些维生素和微量元素成分有很好的软化血管的作用，对保护血管、防治心血管疾病大有益处。此外，腰果还含有丰富的油脂，可以润肠通便，润肤美容，延缓衰老，经常食用腰果可以提高肌体抗病能力，增进性欲。

腰果含热量较高，每次10～15粒，多吃易致发胖。

腰果的食疗作用
- ◆润肠通便
- ◆软化血管
- ◆益肤美容

19. 腰果的食疗品有哪些？

【腰果炒虾仁】

原料：虾仁400克，腰果100克，黄瓜1根，鸡蛋1个，盐、鸡精、胡椒粉、淀粉、米酒各适量。

制法：（1）虾仁清洗干净，放调味料腌渍半小时；黄瓜切条，鸡蛋取蛋清。

（2）炒锅加油烧热，改小火，放入腰果炒至变色，铲出。

（3）放入虾仁翻炒至八成熟，加入黄瓜翻炒数下，加少许盐，放入炒好的腰果，炒匀即可。

【黄瓜拌腰果】

原料：黄瓜2根，腰果半碗，盐、鸡精、香油、食用油各适量。

制法：（1）黄瓜去皮，切成小段，挖去瓤，摆入盘中。

（2）将适量的油倒入锅中，烧热后放入腰果滑炒一下，盛出，沥油凉凉，摆入盘中，放盐、鸡精、香油搅拌均匀，即可。

> **腰果的功效和选购**
>
>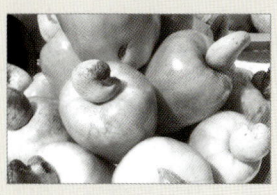
>
> **腰果选购方法**
> 选购腰果时，应挑选外观呈完整月牙形，颜色较白，饱满，气味香浓，油脂丰富，无蛀虫和斑点的。若腰果有黏手或受潮现象，则表示不够新鲜。
> 【功效】具有滋补肝肾、增强体力的功效，可以改善腰膝酸软、遗精等症状

【香酥腰果】

原料：腰果300克，白糖适量。

制法：（1）腰果洗净，放入锅中，加水没过腰果，再加入适量白糖。

（2）用中小火将水煮干，糖浆均匀地裹在腰果上，捞出放入涂过油的盘子中晾凉。

（3）在锅中放油，倒入煮好的腰果，再开火炸，腰果变成金黄色的时候捞出。

（4）将炸好的腰果均匀地铺在吸油纸上，凉凉后装盘。

【腰果炒肉】

原料：腰果200克，猪肉300克，红辣椒1个，黄瓜半根，盐、鸡精、酱油、料酒、花椒、淀粉各适量。

制法：（1）猪肉洗净切丁，红辣椒去籽去蒂切丁，黄瓜切丁，淀粉勾兑成薄芡。

（2）炒锅加油烧热，放入花椒爆香，捞出花椒，放入腰果炒至变色铲出。

（3）油锅继续加热，放入肉丁翻炒数下，加入料酒、酱油、盐等翻炒均匀，加入辣椒丁、黄瓜丁，放入少许盐，炒至八分熟，倒入腰果翻炒均匀，倒入薄芡，收汁即可。

20. 松子有什么食疗作用？

松子，松树的种子，又叫罗松子、海松子、红松果等。在人们心目中，松子被视为"长寿果"，又被称为"坚果中的鲜品"。

松子富含蛋白质、脂肪、不饱和脂肪酸、碳水化合物、挥发油等多种成分，维生素E的含量很高，且磷和锰含量丰富。其食疗作用如下：

（1）松子是中老年人的滋补保健食品。有很好的软化血管、延缓衰老的作用，是中老年人的理想保健食物。《本草经疏》中说："松子味甘补血，血气充足，则五脏自润，发黑不饥，故能延年，轻身不老。"唐代的《海药本草》则有"海松子温胃肠，久服轻身，延年益寿"的记载。

（2）松子对大脑和神经大有补益作用，是学生和脑力劳动者的健脑佳品，对老年痴呆症也有很好的预防作用。

（3）松子含有油脂可滋养肌肤，使皮肤细腻柔润，是女士们润肤美容的理想食物。

松子仁的食疗作用

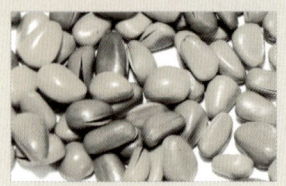

冻疮
松子仁30克，捣烂加菜油调成糊状，敷患处

痔疮出血
松子仁适量，每日嚼食松子仁3次，每次5克

咳嗽咽干
松子仁30克，胡桃仁60克研末，加炼蜜煎沸，开水冲服

21. 开心果有什么食疗作用？

开心果又名无名子，是一种干果，类似于白果，但是因开裂有缝而与白果不同。开心果是现在人们生活中十分常见的休闲干果之一。它主要产于叙利亚、伊拉克、伊朗、俄罗斯西南部和南欧，我国仅在新疆等边远地区有栽培，所以人们虽然常吃，却并不熟悉。

传说公元前5世纪波希战争时，波斯人全靠吃这种坚果才使军队精力旺盛，连打胜仗的。当时波斯牧民在游牧时，必带上足够的开心果，才进行较远的迁移生活。

开心果营养丰富，主要含主要含维生素E、油脂等，有抗衰老、润肠通便的作用，能增强体质，有助于肌体排毒，还能够治疗营养不良、腹泻等症。被古代波斯国的国王视为"仙果"，同时也被称为"美国花生"。开心果还含有多种矿物质的微量元素，例如铁、磷、钾、钠、钙等等，都对人体的健康十分有益。

开心果沙拉

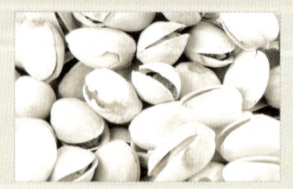

【材料】开心果100克，小番茄4~6个、红椒、黄椒各1/2个，黄瓜1/2根，柠檬汁2小匙，盐、胡椒粉少许，沙拉酱适量

【做法】（1）开心果炒熟，去壳。（2）小番茄、红椒、黄椒、黄瓜洗净，切块。（3）将开心果、小番茄、红椒、黄椒、黄瓜拌匀，加入柠檬汁、沙拉酱即可

22. 白果有什么食疗作用？

白果也称银杏，待其成熟后去掉外皮、硬壳后取其果仁食用。一般来讲都是煮熟后食用，或者研末入药。经常用来煮粥、煲汤。辅佐膳食或者制作清凉的饮料。过去，人们一直把白果当作上等干果。宋朝曾把它列为贡品、圣品，深得皇帝喜爱，当时多为豪门权贵享用。

白果果仁含有丰富的淀粉、粗蛋白、核蛋白、脂肪、蔗糖、矿物元素、粗纤维。含有银杏酚和银杏酸，有一定毒性。而其中的黄酮苷、苦内脂可以有效的防治脑血栓、动脉硬化、高血压等老年常见疾病。经常使用可以扩张微血管，促进血液的循环。因为其有一定的毒性，不能够长期大量服用，尤其是小孩应该特别注意。

元代吴瑞著的《日用本草》中记载："白果味甘平、苦涩有毒。"明代李时珍撰写的《本草纲目》称"白果熟食能温肺益气、定喘咳、缩小便、止白浊。"

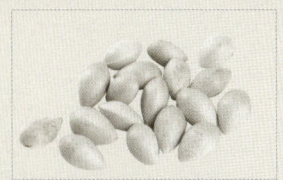

白果的食用宜忌

◆ 切勿生食以防止中毒
◆ 冷藏或阴凉通风处以防止变质
◆ 若不慎中毒需及时抢救

23. 白果有什么食用宜忌？

白果可以采用炒、烤、蒸、烧等多种烹饪方法。白果微毒，在烹饪前需先经温水浸泡数小时，然后入开水锅中煮熟后再行烹调，这样可以使有毒物质溶于水中并受热挥发。

白果有一定毒性，不宜生食。为确保安全，即便熟食也应适量，成人每次不超过20粒，小儿应控制在10粒以下为佳。

白果中毒的表现：恶心、呕吐、腹痛、腹泻、发热、紫绀、此外，还有明显的中枢神情系统受损的表现：头痛、极端恐惧感、惊叫、轻微的声音及刺激即能引起抽搐，意识丧失或昏迷。严重者，可导致呼吸麻痹而死亡，症状发展迅速，须急速抢救处理。

处理方法：急救应洗胃或洗肠，静脉注射生理盐水或葡萄糖溶液，以稀释血中毒浓度及治疗脱水，并可给服蛋清、活性炭。

同时给予对症处理：抽搐者给予镇痉剂，面紫红者给予氧气，呼吸兴奋剂，进行人工呼吸。

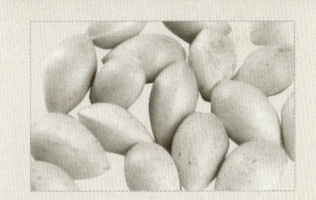

白果的食疗作用

◆ 温肺益气
◆ 减轻咳嗽
◆ 有助于治疗尿频

第五章 常见疾病，食物疗法有奇效

俗话说『病从口入』，不健康、不合理的饮食习惯往往会造成身体不适，甚至导致某些疾病。如果不慎生病，除了吃药、打针，其实我们还可以利用食物疗法来调理和治疗。

食物疗法，简称食疗，就是利用食物来影响机体各方面的功能，以达到防病治病、强身健体的目的。食疗是中国传统饮食和医学文化的重要组成部分，也是中国人的传统习惯。

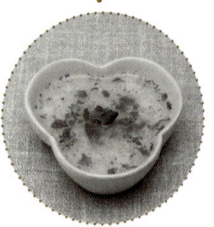

DI-WU ZHANG

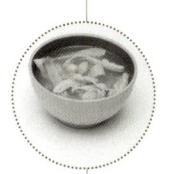

● 哮喘患者应该怎样进行食疗？／224

　　哮喘是一种慢性气管炎症，发作时表现为口干、咳嗽、喘息、呼吸困难、胸闷、咳痰、出汗等，严重者干咳或咳大量白色泡沫痰。

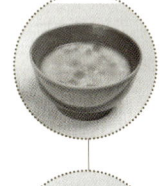

● 肺炎患者应该怎样进行食疗？／225

　　肺炎病人通过饮食治疗可提高机体的抵抗力，进而防止病情恶化。

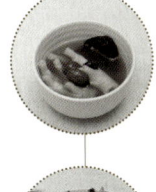

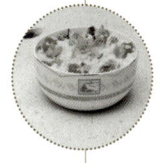

本章看点

01 内科

内科在临床医学中占有极其重要的位置，内科可以分为以下几类：呼吸内科，消化内科，心血管内科，神经内科，内分泌科，血液内科，传染病科，儿科，等等。包括的疾病有感冒、肺炎、肺气肿、肺结核、支气管扩张、哮喘、肺癌、肺心病、呼吸衰竭、慢性支气管炎、气胸、肺脓肿、胸腔积液、间质性肺疾病。中药偏方是医学领域的重要组成部分，通过中药为患者提供更加健康根本的治疗。

01. 哮喘患者应该怎样进行食疗？

哮喘是一种慢性气管炎症，发作时表现为口干、咳嗽、喘息、呼吸困难、胸闷、咳痰、出汗等，严重者干咳或咳大量白色泡沫痰，甚至出现紫绀等。早期患者的主要特征是咳嗽和胸闷，而且容易是秋冬季和夜间发作或加重。

食疗方一：粳米 150 克，茯苓粉 100 克，大枣 10 个一同放入锅中，加水适量，大火烧沸，改小火煮至粥熟，加盐、胡椒粉调味即成。每日 1 剂，早晚空腹各服一次。

食疗方二：核桃仁 1000 克，补骨脂 500 克研碎，用蜂蜜调匀，每天早晨空腹用酒调服一大匙，或者用温开水调服。

食疗方三：甜杏仁 10 克，去皮，研末，加粳米 50 克和冰糖煮粥，每日早晚两次温服。

食疗方四：鹧鸪 1 只，苦杏仁 10 个，川贝 10 粒，广陈皮 5 克，山药 30 克，加水煲汤，每天一剂，早晚分服。

食疗方五：取白胡椒粉约 0.5 克置伤湿止痛膏上，敷贴在大椎穴（第一胸椎的上陷中），3 天换一次。此法对遇寒冷哮喘的病人有显著疗效。

对久患哮喘的病人，可加服白芥子、莱菔子、苏子各 15 克用水煎的汤，每日一次，睡前服用，有很好的效果。

西芹百合炒白果

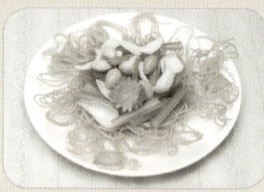

【材料】西芹 500 克，姜、葱、盐、味精各 5 克，鸡蛋面 200 克，鸡精粉 2 克，太白粉 10 克

【做法】白果具有敛肺气、治哮喘、定喘嗽、止带浊的作用。西洋芹是芹菜的一种，可用于高血压、血管硬化、神经衰弱等疾病的辅助治疗。此外，常食西洋芹还有利于清咽利胆、祛风散热

食疗方六：取蜂蜜、香油各 125 克，用铝锅或铁锅先把香油煮开，然后倒入蜂蜜煮开即可食用。每天喝 3 次，每次 1 汤匙，数日即有显著疗效。

食疗方七：取生姜 15 克切碎，加入鸡蛋一个调匀，炒熟食用即可。注意，这种方法只适用于寒性咳喘病人。

食疗方八：将春天起蒜时的嫩蒜 60~90 头洗净，用蜂蜜浸泡封好后保存 6 个月。待秋冬时打开食用，每天吃一头。

食疗方九：取紫皮蒜 500 克，去皮洗净后和 200 克冰糖同放入一无油、干净的砂锅中，加清水到略高于蒜表面，水煮沸后用微火将蒜炖成粥状，凉后早晚各服一汤匙，长期坚持有显著疗效。

食疗方十：每次取糠心（即开花结籽后）的萝卜一个，洗净去皮取瓢，放入砂锅内熬煎 15~20 分钟，然后取其汤，加红糖 30 克，搅拌溶解后趁热喝下，早晚各一次，连服 3 日，既可止咳，又可缓解哮喘。

食疗方十一：生姜 1/3，芋头 2/3 的量，去皮（不可沾水）磨成泥，加入与生姜同量之面粉，使其糊浓稠，搅拌均匀，与临睡前，将此姜芋糊摊于长形布上，或是作成袋，贴于胸部睡觉，翌晨取下，连续七天，即可断根。

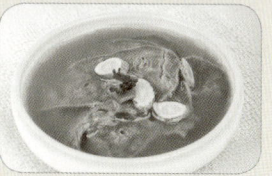

沙参煲猪肺

【材料】猪肺 1 个，沙参片 30 克，盐适量

【做法】（1）把猪肺反复冲洗干净后，切成薄片，余水捞起，沥干；热锅（不用放油），倒入猪肺，把水炒干，盛起待用；（2）将沙参洗净，放入锅中，加入猪肺，用大火煮开，转中小火煲两个小时，调入盐即成

【功效】沙参具有清热养阴、润肺止咳的功效，适用于气管炎、百日咳、肺热咳嗽、咯痰黄稠等病症患者。猪肺有补虚、止咳、止血之功效，适用于肺虚咳嗽、久咳、咳血等病症患者。两者同食可有效减轻咳嗽，降低哮喘的发病率

另外，哮喘患者饮食宜温热、清淡、松软，可少食多餐。除了忌食肯定会引起过敏或哮喘的食物。在哮喘发作时，还应少吃胀气或难消化的食物，如豆类、山芋等，以避免腹胀压迫胸腔而加重呼吸困难。一般来说，哮喘患者应忌食鸡蛋黄、公鸡、肥猪肉、羊肉、狗肉、海鱼、蟹、虾、蛤类；韭菜、木瓜、金针菜、花生、咸菜、胡椒、辣椒、雪糕等冷饮、汽水等碳酸饮料、酒、咖啡、浓茶等。

02. 肺炎患者应该怎样进行食疗？

肺炎病人通过饮食治疗可提高机体的抵抗力，进而防止病情恶化。肺炎患者时常发高热，体力会严重消耗，因此，必须供给病人充足的营养，特别是热量和优质蛋白质，

以补充机体的消耗。优质蛋白可选用牛奶、鸡蛋、豆制品、瘦肉等,每天食用50～60克为宜。脂肪摄入量应适当限制。马铃薯等食品中含有的植物凝血素能消灭侵入体内的细菌和病毒等。酸碱失衡是肺炎的常见症状,应多吃新鲜蔬菜或水果,以补充矿物质。还可进食含铁丰富的食物,如动物内脏、蛋黄等;含铜丰富的食物,如动物肝、芝麻酱等;也可进食虾皮、奶制品等高钙食物。

在饮食上,除了新鲜水果和绿色蔬菜之外,还要多食用一些菌菇类,如蘑菇、猴头菇、草菇、黑木耳、银耳、百合等。另外,每天喝一杯酸奶或一碗鸡汤,多喝水,最好喝绿茶,将呼吸道中的病菌冲走。

食疗方一:瘦肉100克切丝,白菜100克洗净、切丝焯水;炒锅烧热后入鸡油烧五成热,爆香姜蒜,放瘦肉,炒熟后加盐和高汤、白菜心煮沸,加味精调味即可食用。适用于急慢性肺炎。

食疗方二:姜5克和连须葱白2根捣碎,与糯米100克,加水煮成粥,关火后滴入几滴醋,趁热服之。适用于风寒型肺炎喘嗽,症状为发烧不出汗,呛咳气急,痰白而稀,不口渴,舌苔薄白等。

食疗方三:熟兔肉100克,葱白25克,分别切丝,蘑菇50克煮熟,加酱油、醋、白糖、香油、芝麻酱、花椒粉、味精等调料调味即可食用。适用于治疗急性肺炎。

食疗方四:将等量的藕和生姜捣碎,加入开水冲泡后每日饮用3次,对治疗呼吸困难较有疗效。

肺炎的食疗法

玉竹沙参焖老鸭

本药膳是常用的滋补品,可滋阴清润、去疾补虚。沙参的滋阴清肺、虚痨久咳,玉竹的养阴润燥,合在一起滋补养阴的效力更大。老鸭可益胃生津、防痨止嗽、清热止热

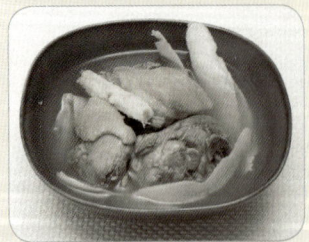

白果玉竹猪肚煲

【做法】(1)锅上火,注入适量清水,放入姜片煮沸,再加入猪肚约10分钟,捞出洗净晾干。(2)将猪肚切成片;玉竹泡发切片;白果洗净;葱切段,备用。(3)倒入适量清水,放入姜片、葱段,待水沸放入猪肚、玉竹、白果等,大火炖开,转小火煲约2小时,加入盐、鸡精调味即可

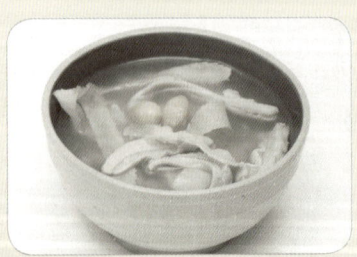

03. 慢性胃炎患者应该怎样进行食疗？

慢性胃炎只是胃的状况不好，可以进食粥类等较易消化的食物，在治疗慢性胃炎的食疗方面，要注意以下几个原则：

第一，宜新鲜、清淡。吃纤维少的新鲜蔬菜、水果，如冬瓜、黄瓜、番茄、土豆、菠菜、苹果、梨、橘子等。少食肥、甘、厚、腻、辛辣等食物，尽量少喝酒、浓茶和味道过重的饮料。

第二，定时定量，有节制。一日三餐应在固定的时间进食，不宜吃得过饱。

第三，营养丰富，易消化。食物要易消化、富有营养。所有食物都要烧熟使之软烂，还要细嚼慢咽，少吃粗糙、油腻和粗纤维的食物。

第四，讲究烹调方法。宜选用的烹调方法为蒸、煮、焖、炖、烩、汆。不要选用煎、炸、熏、烤等烹调方法。

第五，注意饮食卫生。"病从口入"，杜绝外界微生物对胃黏膜的侵害。

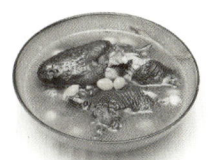

白果莲子乌鸡汤

【材料】乌鸡腿500克，白果10枚，莲子肉30克，盐少许
【做法】乌鸡腿洗净、剁块，汆烫后捞起，用清水洗净；盛入煮锅加水至盖过材料，以大火煮开转小火煮20分钟；莲子洗净放入煮锅中续煮15分钟，再加入白果煮开，加盐调味即可

04. 肝硬化患者应该怎样进行食疗？

肝硬化患者的饮食原则是多进食高热量、高蛋白质、维生素丰富的食物，忌食辛辣刺激性食物及各种方便食品。

食疗方一：冬笋250克，香菇50克，如常法炒熟食用。

食疗方二：将猪肚100克洗净，入水锅中煮至六成熟，捞起切丝；将锅里上面的一层油撇去，加大米100克和猪肚丝熬煮成粥食用。

食疗方三：先将红小豆30克用温水浸泡半天；小鲫鱼3条除去内脏，洗净，把商陆30克和红小豆分别放入鱼腹中，用线缝好，放在盘里上笼清蒸至熟烂即可。分3次空腹淡食。

食疗方四：泥鳅500克除杂，洗净后，放入水锅中，清炖至五成熟，加入豆腐块250克，炖至鱼熟烂即可。分3次空腹淡食。

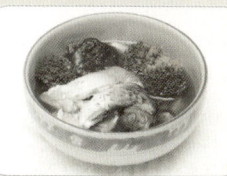

香菇旗鱼汤

【材料】天花粉15克，知母10克，旗鱼肉片150克，香菇150克，绿花椰菜75克，清水500毫升，棉布袋1个
【做法】全部药材放入棉布袋，全部材料洗净，香菇和绿花椰菜剥成小朵备用；清水倒入锅中，放入棉布袋和全部材料煮沸；取出棉布袋，放入嫩姜丝和盐调味即可食用

05. 高血压患者应该怎样进行食疗？

高血压是近年来的富贵病，测量的血压值如果高压≥18.75kPa，低压≥12.0kPa，就必须引起注意。减少盐分的摄入、消除压力、减少饮酒和吸烟等导致血压升高的因素；通过饮食上的调整，可降低血压。

改善饮食生活最需要注意的部分就是减少盐的摄入量，过量的摄取盐分会增加血液循环量，导致血压升高。另外，由于盐中含有的钠能引起血压上升，所以要摄取能够抑制钠的作用、防止钠的吸收的营养素。钙元素和钾元素就有这样的作用。

钾元素蕴含在含有丰富维生素的番茄、菠菜、笋等蔬菜，马铃薯、山芋等薯类，苹果和香蕉等水果摄取。钙的摄取，从牛奶中摄取效果最佳。海带同时含有钾和钙两种元素，应多食用。食物纤维、烯丙基硫化物等对降低血液有效。动物性蛋白质能够加固血管，但是摄取过量则会引起血液的升高。

食疗方一：每天喝适量的醋，可促进血液流通顺畅。

食疗方二：取醋和冰糖各250克，用微火溶化后饮用。每日3次，一次喝两匙，饭前饭后均可。

食疗方三：用醋浸花生仁（带红衣）1周，酌加红糖、大蒜和酱油，密封1周（时间越长越好），早、晚适量服用，一般一两周后可使高血压下降。配合服用日常降压药，可以起到平稳降压效果。

食疗方四：将平日吃花生时剩下的花生壳洗净，放入茶杯，用烧开的开水冲泡饮用，既可降血压，又可调整血中胆固醇含量，对高血压及冠心病患者有疗效。

食疗方五：取绿豆和花生米各50克，葡萄梗两根（约15厘米），放适量水煮至绿豆开花即可服用。一天一次，9天一疗程。

进行降压治疗之前，应量一次血压，供对照以观疗效。

高血压的食疗法

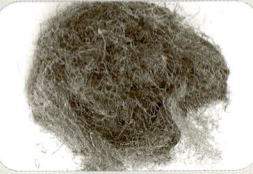

首选药材：玉米须

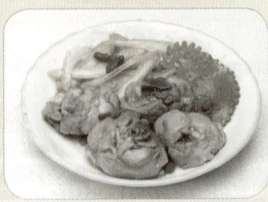

西芹多味鸡

【材料】鸡1只，胡萝卜1根，天麻5克，无花果3个，米酒、绍兴酒、盐各适量

【做法】(1)全部药材入锅，煮沸后滤取汤汁，备用。(2)鸡腿去骨，洗净，用棉线扎紧，入锅煮沸，以小火焖煮5分钟，取出后与汤汁、米酒、绍兴酒拌匀，冷藏1天待用。(3)将备好的胡萝卜片等辅料放在鸡腿上。

【功效】益气、镇静、安神、利尿、消肿、抗癌、降血压

06. 风湿性心脏病患者应该怎样进行食疗？

本病是风湿病的后果，要加强体育锻炼，注重饮食。原则上，要限制盐和钠的摄入，以防水肿；减少脂肪摄入量，减轻心脏负担；不食用刺激性食物和兴奋性药物，如辣椒、生姜、胡椒、烟、酒、浓茶、咖啡因、苯丙胺等。

食疗方一：海带 20 克洗净切丝，薏米 20 克洗净，放入高压锅内，加水炖至熟烂。起油锅，将打散的 2 个鸡蛋炒熟，将高压锅的海带、薏米连汤倒入，加盐调味，炖煮片刻即可。

食疗方二：粳米 100 克淘洗干净，加水煮粥，粥半熟时，加入梅花 10 克、冰糖适量煮至粥浓熟烂。每天早上当主餐食用，连服 7 天。

食疗方三：泥鳅 100 克弃头尾及内脏，洗净，用盐和姜腌渍 20 分钟；炒锅加油烧七成热，入泥鳅炒至半熟，加适量开水、党参 20 克同炖至熟烂，加姜末、盐调味，撒上葱花即成。每日一次，佐餐食用。

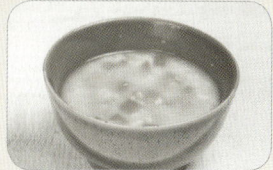

蘑菇海鲜汤

【材料】虾 100 克，蘑菇 150 克，干贝 2 粒，洋葱半个，红萝卜 75 克，奶油 15 克，防风、白术、甘草各 5 克，，胡椒粉少许

【做法】将药材洗净，打包煮沸，滤取药汁备用；虾仁洗净切小丁，其他材料照做；锅烧热，放入奶油，爆香洋葱丁，再倒入汤汁、胡萝卜丁等其他材料；煮滚后盛盘，再撒上少许胡椒粉即可

07. 心律失常患者应该怎样进行食疗？

心律失常分为器质性和非器质性，也就是看是否与心脏本身有关。心律失常的患者在饮食中摄入大量的蔬菜水果是非常必要的。在营养上，充足的维生素 C、钾离子、镁离子、适量的碘和 B 族维生素摄取对心律失常的预防和矫正都起到很大的作用。患者如果注重饮食，通过食疗，人为地控制摄入食物的质量，可以起到预防心律失常的作用。青少年的器质性心律失常，食疗方面要摄入高能量、高蛋白的物质，如鸡蛋、肉类、鱼类及维生素类等，改善机体的营养状况，增强机体的免疫能力。中老年心律失常患者在食疗方面要做到"四减三加"，即减少热量、胆固醇、脂肪、盐的摄入，增加多种维生盐、无机盐和纤维素的摄入。比如多吃豆制品、植物油、菌菇类、新鲜蔬菜、海鱼、海虾、海带、紫菜，少吃腌制品、动物肉、糖等。

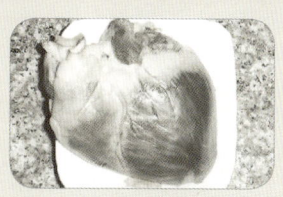

心律失常的食疗法

猪心
配伍食品：大枣。功效：强心健脾

白鸽参芪汤
【材料】白鸽一只，党参、北芪各 30 克
【做法】将白鸽洗净后和其他食材一起加水煮汤即可
【功效】调理脾脏

08. 慢性肾炎患者应该怎样进行食疗？

慢性肾炎的病因多样，共同的表现是水肿、高血压和尿异常改变。慢性肾炎大多数是由急性肾炎转变而来，少数患者起病缓慢，病情迁延，临床表现时轻时重，主要表现为腰酸腿肿、神疲乏力、小便清长或少尿、胸脘胀满、食欲不振等。

患慢性肾炎时，如果肾功能正常，就不必控制蛋白质的摄入，但必须控制盐的摄入。维生素 A、B 族维生素以及硒、锌等矿物质也对肾炎有效。维生素 A 可以从动物性的维生素 A 醇和植物性的胡萝卜素中摄取到；为了有效摄取 B 族维生素，可以糙米和全小麦粉为主食；维生素 C 克防止病毒侵入肝脏，对肾炎也很有效，可通过进食大量水果和蔬菜来补充大量的维生素 C。另外，大豆、小豆、西瓜等食品具有利尿的作用，易浮肿者可选用这些食品。

下面介绍几款食疗药方。

食疗方一： 鲫鱼去杂洗净，大蒜3瓣剁碎装入鱼肚中，用干净的白纸外往鱼，用水湿透后放入谷糠内烧熟，即可食用。每日1条。

食疗方二： 猪肾剖开，去筋膜洗净，与党参、黄芪、茨实各20克一同煮汤，适量食用。

食疗方三： 青头雄鸭处理干净，切成小块，煮至极烂，每天用鸭肉汤加粳米和葱白煮粥，趁热食用，每天一次，7日为一疗程。

食疗方四： 商陆10克用水煎汁，去渣，加入粳米100克煮粥。每日1次，适用于慢性肾炎水肿、肝硬变腹水。

食疗方五： 夏枯草切碎，与绿茶混匀，每次取适量泡茶喝。用于慢性肾炎高血压属于肝阳上亢者。

食疗方六： 活甲鱼1只（约500克），切块，调以少量盐，上笼蒸熟即可食用。用于慢性肾炎高血压而属于阴虚阳亢者。

慢性肾炎的食疗法

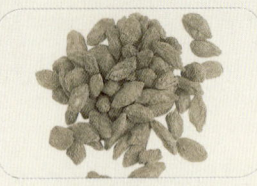

首选药材：枸杞

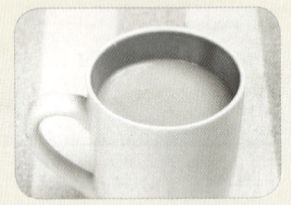

养生黑豆奶

【材料】黑豆50克，枸杞10克，冰糖20克

【做法】黑豆洗净，浸泡约4小时至豆子膨胀，沥干水分备用；全部药材放入棉布袋，置入锅中，以小火加热至沸腾约5分钟后，滤取药汁备用；将黑豆与药汁混合，放入果汁机内搅拌均匀，过滤出黑豆浆倒入锅中，以中火边煮边搅拌至沸腾，最后加糖即成养生黑豆奶

【功效】本道药膳中的黑豆是一种有效的补肾品，主治肾虚、阴虚盗汗等，具有健脾利水、消肿下气、滋肾阴、润肺燥的功效。此外，本饮品还搭配了生地、玄参及麦门冬，对于肾阴虚有很好的疗效

09. 肾结石患者应该怎样进行食疗？

肾是泌尿系形成结石的原发部位，肾结石比其他任何部位的结石更易直接损伤肾脏，因此要尽早诊断和治疗。肾结石形成主要原因就是饮食，所以治疗和预防也要通过饮食来配合。

第一，多饮水。多饮水使尿液得到稀释，就不易形成结石。

第二，少吃富含草酸的食物，包括豆类、甜菜、芹菜、巧克力、葡萄、青椒、香菜、菠菜、草莓及甘蓝菜科的蔬菜。也避免酒精、咖啡因、茶、巧克力、无花果干、羊肉、核果、青椒、红茶、罂粟子等。

第三，减少糖类的摄入，就是减少患肾结石的机率。

第四，肾结石患者临睡前不要吃含钙量高的食物，尤其不要喝牛奶。因为在睡眠中，尿量减少、浓缩，牛奶在两个小时后正是钙通过肾脏排泄的高峰。钙通过肾脏在短时间内骤然增多，容易形成结石。

第五，多吃黑木耳。黑木耳中富含多种矿物质和微量元素，能将体内的杂质和多余的矿物质、各种结石产生强烈的化学反应，使之排出体外。

第六，肾结石与蛋白质的摄取量有直接的关联。蛋白质容易使尿液里出现尿酸、钙及磷，导致结石的形成。假使你曾患过钙结石，应特别注意是否摄取过量蛋白质，尤其假使你曾有尿酸过多或胱胺酸结石的病历。每天限吃 180 克的高蛋白食物，这包括肉类、干酪、鸡肉和鱼肉。

第七，西瓜是天然的利尿剂。要经常吃西瓜，且要单独吃，不与其他食物并用。

第八，如果你容易形成草酸钙结石，应限制维生素 C 的摄入量。若每天食用量超过 3～4 克，可能增加草酸的制造，因而提高结石的几率。勿摄取高浓度的维生素 C 补充物。

肾结石的食疗法

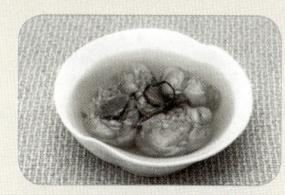

冬虫夏草鸡

【材料】公鸡一只，10 克冬虫夏草，料酒、盐各适量

【做法】将公鸡烫洗、退毛，内脏去除干净，并剁成若干块，备用；将切好的鸡块余烫，可以去除鸡肉上残留的血丝，然后将余烫好的鸡块放在锅中，添入适量水，用大火煮开；水开时，加入冬虫夏草和各种调味料；然后添加少量水，用小火将鸡肉煮熟

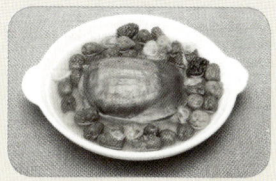

虫草大枣炖甲鱼

【材料】甲鱼一只，10 克冬虫夏草，大枣 50 克，料酒、味精、葱、姜、蒜、盐各适量

【做法】(1) 将甲鱼切成若干块，备用；冬虫夏草洗净，大枣用开水浸泡透后备用。(2) 将备好的甲鱼放入砂锅中，添水煮沸，然后捞出备用。(3) 在锅中放入甲鱼、冬虫夏草、大枣，然后加入料酒、盐、味精、葱、姜、蒜、鸡汤炖 2 小时左右，取出即可

10. 贫血患者应该怎样进行食疗？

缺铁性贫血是女性较容易患的病，女性每个月生理期会固定流失血液。如果不严重，就可以通过饮食来改变贫血的症状。

第一，饮食营养要合理，食物必须多样化，食谱要注意搭配，不应偏食，否则会因某种营养素的缺乏而引起贫血。

第二，多摄取铁含量丰富的食物。如肝脏、蛋黄、瘦肉、奶制品、黑木耳、黑芝麻、藕粉等。

第三，多摄取维生素C。维生素C可以帮助铁质的吸收，也能帮助制造血红素。富含维生素C的食物有樱桃、红椒、橘子、青花菜等。

第四，忌食辛辣、生冷、不易消化的食物。如冰淇淋、辣椒、酒、咖啡、羊肉串等。

针对于妊娠贫血，可以食用人参粥、菠菜粥、豆浆粥、鸡汁粥、大枣粥、黑芝麻粥、枸杞粥等，这些简单易做的米粥都有防治妊娠贫血的作用，忌食用龙眼肉、桑葚。

大枣枸杞粥

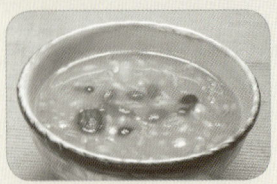

【材料】50克大米，大枣15个，枸杞10克，白糖适量

【做法】将大枣、枸杞洗净，用温水浸泡20分钟左右。米洗净后加水、大枣一起煮，待沸腾后再放枸杞，熬至粥黏稠。食用时加入白糖调味

【功效】大枣补血，枸杞善补肝肾、补血养颜，两者同煮有补气养血、强健体质的作用

11. 紫癜患者应该怎样进行食疗？

紫癜是皮肤和黏膜出血后颜色改变的总称，也称过敏性血管炎。多见于儿童，此病起病急，病程短，易反复发作。过敏性紫癜患者在饮食方面要注意：

首先，禁食各种致敏食物，断其病源。许多食物中的异体蛋白质可引起过敏性紫癜，如鱼、虾、蟹、蛋、牛奶、蚕豆、菠萝等。还有一些植物花粉也会导致过敏，患者尽量不要去品尝未吃过的新鲜花蕾之类的蔬菜。

第二，患者会因出血而导致贫血，因此要多吃一些富含蛋白质及补血食物，如瘦肉、动物肝肾、菠菜、番茄、海带、木耳、大枣等。

第三，应多吃高维生素C的食物，维生素C可使毛细血管更有韧性，不宜破裂。这些食物有柑橙类、苹果、柠檬、草莓、猕猴桃及各种绿叶蔬菜等。

第四，饮食宜清淡，应限制食盐和水分的摄入。

紫癜的食疗法

红小豆桃仁莲藕汤

【材料】桃仁15克，红小豆60克，莲藕100克

【做法】将食材洗净切成小块，加适量清水煮汤

【功效】调和血脉

桑葚汤

【材料】桑葚60克

【做法】加水煎制，放入适量白糖调味，去渣后即可

【功效】畅通气血

12. 痢疾患者应该怎样进行食疗？

食疗方一：取生姜和茶各 10 克，将其放入适量的水中煎煮，待温度适宜后热服，每日 3 次即可。

食疗方二：将大米煮成粥，在粥将熟时加入大蒜数瓣，再用食盐调味并趁热食用。因大蒜辛辣性温，有开胃醒脾、祛寒温阳、辟秽解毒的作用，所以这种大蒜粥对治疗腹泻和痢疾有独特疗效。

食疗方三：醋富含的醋酸能收敛、抑制甚至杀死细菌。痢疾病菌适宜在碱性环境中生存，而醋呈酸性，能轻易地将痢疾病菌杀死。

醋和大蒜都能有效地治疗痢疾，如两者搭配使用，疗效更加显著。

食疗方四：将白葡萄汁 3 杯、生姜汁半杯、蜂蜜 1 杯混合在一起，再将 9 克茶叶用水煎 1 小时后取汁，冲入上述混合液中一起饮用。每日 2～3 次，3 日后即可见效。

食疗方五：取无花果叶适量，沏入开水，放红糖 150 克，温服。

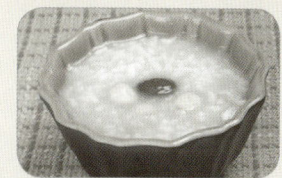

莲子紫米粥

【材料】紫米 100 克，莲子 50 克，龙眼 40 克，大枣 5 颗，白糖适量
【做法】（1）莲子洗净，去心，紫米洗净后以热水泡 1 小时。大枣洗净，泡发，待用。（2）砂锅洗净，倒入泡发的紫米，加约 4 碗水量，用中火煮滚后转小火，再放进莲子、大枣、龙眼续煮 40～50 分钟，直至粥变黏稠，最后加入白糖调味即可

13. 风寒感冒患者应该怎样进行食疗？

风寒型感冒的症状为轻发热或不发热，不流汗、头痛、肢节酸疼，伴有鼻塞、流水清涕，痰稀薄色白等。应多吃发汗散寒食品，如辣椒、大蒜、鸡汤等。食疗方如下：

食疗方一：生姜 25 克切丝，萝卜 50 克切片，两者共放锅中加水适量，煎煮 10 分钟，再加入红糖，稍煮即可。每日 1 次，热服。

食疗方二：将香菜 15 克，葱白连根须 1 根，生姜 3 片切碎共放锅中加清水适量煎煮 10～15 分钟，去渣取汁饮服即可。每日 2 次，连服 3 日。

食疗方三：生姜 15 克切片，加水煎煮，再调入红糖 20 克煮沸。每日 1 次，趁热顿服。服后即盖着被子发汗。

食疗方四：将香菜、葱白、生姜洗净，切碎共放锅中加清水适量煎煮 10～15 分钟，去渣取汁饮服即可。每日 2 次，连服 2～3 日。

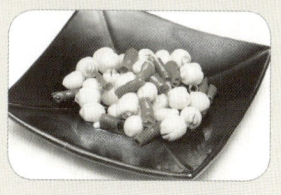

清炒红椒莲子

【材料】莲子 300 克，红辣椒 80 克，香油、盐、味精、姜片各适量
【做法】（1）莲子去心，洗净；姜切片；红椒切段。（2）将莲子倒入沸水中，余烫后捞出，沥干水分，备用。（3）锅中加油烧热，放入姜片、红椒段爆香，再投入莲子、盐、味精，炒熟后淋上香油即可

14. 肺结核患者应该怎样进行食疗？

肺结核病是一种慢性消耗性疾病，在治疗过程中，要增加营养，以弥补因疾病所导致的消耗，有利于身体的修复。结核病人比较适合吃鸡、瘦肉、蛋类、豆制品、小米、玉米、大枣、银耳、百合、栗子、白果等食物，以及新鲜的蔬菜，如白菜、藕、黄瓜、西瓜、苹果、梨等。但进食多少要根据个人的情况而定，主食、肉、蛋、蔬菜、汤要注意搭配好，多吃一些水果，不要偏食。下面介绍几款食疗药方：

食疗方一：胡萝卜1000克洗净切片，加水适量，煮20分钟，去渣，加入蜂蜜100克、明矾3克，煮沸搅匀即可食用。适用于肺结核咯血症。

食疗方二：将羊脊髓50克、生地10克一同放入锅内，加水适量，用小火煮汤至熟透，去渣，加入熟羊脂油15克、盐、姜丝、黄酒25克和蜂蜜50克，煮沸即成。每日1剂，每次适量食用。适用于肺结核之低热、咳嗽、咳痰等症。

食疗方三：银耳3克用清水浸泡20分钟后揉碎，加水400克，煮沸后加入冰糖，文火炖至熟烂；将1个鸽蛋在碗里打散，加少量水，隔水煮3分钟，倒入银耳羹中，搅匀，煮沸即可。每日1剂，分3次服用。适用于肺结核干咳。

食疗方四：雪梨1个切块，菠菜根30克洗净切段，与百合30克、百部12克一同入锅，加水适量，煎汤，煮沸至40分钟关火。每日代茶饮。适用于肺结核症。

食疗方五：鸡蛋1个，调入白及粉9克，每日晨起用开水冲服，连用数次有效。治疗活动性肺结核，蛋黄油每日20毫升，分3次饭前服，连服21日，休息7日后再服。

食疗方六：紫皮大蒜15～20瓣，去皮入沸水中煮1分钟捞出，小米50克淘净和大蒜瓣一起煮粥。快煮好时，再调入白及粉5克搅匀，早晚空腹分两次热服。治疗重症肺结核咳嗽，用蒜2～3头去皮捣烂置瓶中，用两根软管一头插入瓶中，一头插入两鼻孔，呼气用口，吸气用鼻，每日2次，每次吸30～60分钟，连用3个月。

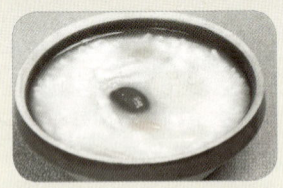

山药白果瘦肉粥

【材料】大米100克，山药80克，白果50克，大枣5枚，姜、葱、香菜各5克，盐、鸡精各适量

【做法】(1) 山药去皮，切片；大枣泡发，切碎；瘦肉剁碎；白果、米淘洗净。(2) 姜切丝，葱切花，香菜切末备用。(3) 砂锅注水烧开，放入米，煮成粥；放入白果、山药煮5分钟后加入大枣、瘦肉、姜丝煮烂，放适量盐和鸡精拌匀即可

【功效】本药膳具有健脾胃，安神的功效，可用于肺部虚寒，身体虚弱，气血不足，少食体倦等病症；另外，山药含有淀粉酶、多酚氧化酶等物质，有利于脾胃消化吸收功能

15. 病毒性肝炎患者应该怎样进行食疗？

现代医学虽然很发达，但对于病毒性肝炎目前尚无可靠而满意的药物。一般是以适当休息和合理饮食为主，以药物治疗为辅。在日常饮食中，采用少食多餐的原则，多补充营养。在烹调方法上，不要用煎、炸、烤，多用蒸、煮、炖。除了多喝流质食物补足液体外，还要增加维生素的供给，如维生素B_1、维生素B_2、烟酸等B族维生素以及维生素C，对于改善肝炎症状有重要作用。

另外，一定要注意，不要摄入含对肝脏不利的因素的食物，主要包括六种：

第一，忌糖。肝脏受损时，糖代谢发生紊乱，过多的糖会影响病人食欲，加重胃肠胀气，致病人肥胖、脂肪肝和糖尿病。

第二，忌酒。酒精对肝脏的损害是最直接的，容易加重病情。

第三，忌牛羊肉。因为牛羊肉中含高蛋白，纤维较粗，病人肝脏不能有效地完成氧化、分解、吸收等代谢功能，以致加重肝脏负担，另外，牛羊肉属热性，也会加重病情。

第四，忌大蒜。大蒜会对胃、肠道造成刺激，并影响其消化功能，会加重肝炎病人厌食、厌油腻和恶心等症状，不利于肝炎的治疗和恢复。

第五，忌生姜。姜中的姜辣素能使病人的肝细胞变性、坏死，导致肝功能完全失常。

第六，忌甲鱼。甲鱼含有极丰富的蛋白质，肝炎患者消化能力差，对其难以消化吸收，致使食物在肠道中腐败，造成腹胀、恶心呕吐、消化不良等，加重患者的病情。所以，要忌食一切含丰富蛋白质的食物。

另外，酒精会给肝脏增加巨大的负担，所以不要忘记戒酒，给肝脏充分的休息空间。

杜仲寄生鸡汤

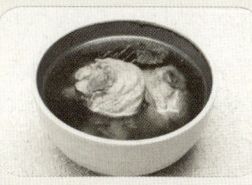

【材料】鸡腿300克，杜仲、桑寄生各10克，盐适量

【做法】将鸡腿剁成块，洗净，在沸水中余烫，去除血水，备用；将炒杜仲、桑寄生一起放入锅中，加水至盖过所有材料；用大火煮沸，然后转为小火续煮25分钟左右，快要熟时，加盐调味即可

【功效】此汤适用于肾虚乏力、腰腿酸痛、耳鸣心悸、头痛眩晕的患者。杜仲可以补肝肾、强筋骨，对于改善肾虚腰痛、筋骨无力、高血压等症状效果显著

杜仲寄生鸡汤

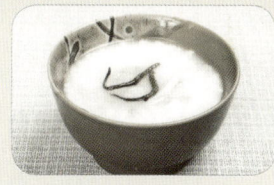

【材料】瘦肉60克，大米120克，冬虫夏草1克

【做法】将瘦肉用清水洗净，余烫去除血水，然后切成小方丁备用；冬虫夏草用清水洗净，并用网状纱布包好；将白米用清水淘洗干净，然后放入装着冬虫夏草的纱布包一同煮；煮至七分熟后，再放入切好的瘦肉，煮熟后将药材包取出即可

16. 风寒咳嗽患者应该怎样进行食疗？

风寒咳嗽的症状为痰稀白、流清鼻涕、怕冷。

食疗方一：将大蒜剥皮洗净，放入适量水中煮，水开后煮10分钟，稍凉喝汤吃蒜，睡前服用。

食疗方二：将几瓣大蒜捣烂，用沸水冲泡，加冰糖，使之融化后，温服，可快速止咳化痰，胃病患者不易空腹服用。

食疗方三：取紫苏、杏仁、生姜、红糖各10克，将前三味捣成泥，加水煎汁，调入红糖再稍煮片刻，每日分2次饮。

食疗方四：白萝卜5片，生姜3片，大枣3个加水煮30分钟，加蜂蜜30克，再煮沸，温热服下，每日1～2次。

食疗方五：取1个核桃肉微焙后研末，用15毫升黄酒送服，每日2次。

食疗方六：红糖30克，鲜姜15克，大枣30克。以水三碗煎至过半，顿服，服后出微汗即愈。

食疗方七：将梨去皮剖开，去核，把川贝母末及白糖填入，合起放在碗内蒸熟。早晚分食。

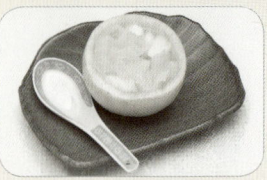

川贝酿水梨

【材料】将水梨1个，川贝母15克，白木耳30克

【做法】将白木耳泡软，切细块；水梨从蒂柄上端平切，挖除籽核；将川贝母、白木耳置入梨心，加满水，置于碗盅里，移入电饭锅内，外锅加1杯水，蒸熟即可

【功效】本药膳将川贝母和水梨两者的优点合在一处，可养阴润肺，用于肺热燥咳、阴虚久咳，干咳无痰、咽干舌燥等症

17. 风热咳嗽患者应该怎样进行食疗？

风热咳嗽的症状为痰黄稠、流黄黏鼻涕、嘴红、脸红、大便干黄等。

食疗方一：用适量橘皮和香菜根熬水，每天3次适量饮用。

食疗方二：取干橘皮4克、茶叶4克、红糖40克，用开水冲泡，每日午饭后服用一次，即可镇咳化痰。

食疗方三：将4枚鲜橄榄洗净、劈开，加入适量冰糖和水，煎汁，一次或分次温服。

食疗方四：金银花20克煎汁，即成时加薄荷5克煎3分钟，存入容器内，分次加蜂蜜调匀饮用。

食疗方六：将丝瓜花洗净，放入盖杯中，用沸水适量冲泡，盖焖15分钟，调入蜂蜜，趁热饮用。此为1日量，分早晚两次饮。

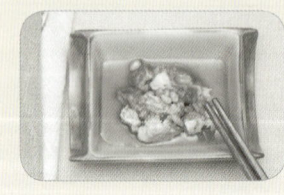

松仁烩鲜鱼

【材料】松仁100克，鲜鱼1条，太白粉15克，香油、葱、糖、蛋液、醋各适量

【做法】鲜鱼洗净，腌入味；将鱼裹上蛋液，再沾上太白粉，入油锅中炸至金黄色；锅中加少许水，入调味料调成糖醋汁，勾芡浇在鱼肉上，再撒上松仁即可

18. 胃下垂患者应该怎样进行食疗？

由于食物首先进入的就是胃，所以胃病患者在饮食方面必须特别讲究，以防病症的发作和加重。

第一，少食多餐，切勿暴饮暴食。过多的食物进入胃里，会引起消化不良，加重胃的负担。可以每天进食四餐，甚至七餐，多少餐都没有关系，只要每次用餐量少即可。

第二，食物细软，清淡，易消化，不要食用刺激性食物。患者的主食以稠米粥和软面条为主，蔬菜类要剁碎炒熟。如果患者食用干硬、刺激性的食物，就会损伤胃粘膜，加重病情。干硬的食物有油炸食物、牛排、瓜子、核桃等，刺激性食物有辣椒、姜、过量酒精、咖啡、可乐及浓茶等，但可以少量饮些果酒和淡茶，以利于减缓胃下垂的发展。

第三，用餐时要细嚼慢咽。患者的胃蠕动缓慢，消化能力弱，多咀嚼不但能使食物以更碎的形式进入胃里，利于胃部消化吸收，还能反射性刺激胃的蠕动，增强胃壁张力。

第四，摄取营养要均衡。患者由于消化吸收能力差，所以体质都很弱。因此，必须在以下三方面的原则下，平衡地增加糖、脂肪、蛋白质三大营养物质。可以将鸡肉、鱼肉、瘦猪肉、半熟鸡蛋、牛奶、豆腐、豆奶等为原料，烹制成细软的、宜消化的美食，以缓解易疲劳等症状，改善胃壁平滑肌的力量，促进患者病情好转。

第五，防止便秘。患者的胃肠蠕功比较慢，容易发生便秘，而便秘又会加重胃下垂，以形成恶性循环。所以，日常饮食中多食用含维生素和纤维素丰富的新鲜果蔬，以促进胃肠蠕动，防止便秘。如果发生便秘，可以在晨起时空腹喝杯淡盐水，睡前喝杯蜂蜜麻油水来治疗。

胃下垂的食疗法

山楂肉丁汤
【材料】山楂15克，陈皮、枳壳各10克，猪瘦肉100克
【调味料】盐适量
【功效】疏肝理气、健脾和中
【做法】（1）将瘦肉切丁腌渍。其他材料放入锅中煮半个小时。（2）下入猪瘦肉丁，煮至熟加入盐调味即可

人参莲子汤
【材料】人参片10克，大枣10克，莲子40克
【调味料】冰糖10克
【做法】（1）大枣洗净，去核，用水泡发；莲子洗净，泡发。（2）把材料放入锅里加水煮11分钟，移入蒸笼加冰糖蒸1半小时即可

姜韭牛奶
【材料】韭菜250克，鲜姜25克，牛奶250毫升
【做法】（1）将姜、韭菜洗净，切碎。（2）再将姜和韭菜以及牛奶一同放入锅内，直到牛奶等煮沸即可食用

19. 胃溃疡患者应该怎样进行食疗？

食物进入胃内之后，虽能中和一部分胃酸，但又会刺激胃酸分泌，少吃多餐会使溃疡面不断受到胃酸侵蚀，不利于溃疡的愈合，所以溃疡病人平日饮食应定量定时。

食疗品一：将芝麻炒熟研末，红糖用少量开水调开，二者同蜂蜜一起放在一个容器里拌匀，每天睡觉前后各吃一汤匙。

食疗品二：取圆白菜叶两三片切成小块，用食品切碎机打成末，挤汁100毫升左右。晚饭前一次饮用，连服一个月即可。

食疗品三：将2千克土豆洗净，去皮，切碎捣泥，装入净布袋，放入1000毫升清水内反复揉搓，便生出一种白色的粉质。把含有淀粉的浆水倒入铁锅，先用旺火熬，水将干时改用小火慢慢烘焦，使浆汁最终变成一种黑色的膜状物，取出研末，用容器贮存好。每日服3次，每次1克，饭前服。

食疗品四：新鲜甲鱼胆3个，用微火在瓦片上焙干，研成粉末，倒入500毫升白酒瓶内，封闭瓶口。每天摇晃一次，使其更快溶解。浸泡10天后，每天早晚空腹服15～20克，不间断地服完为止。

食疗品五：用20～30克生黄芪煮水300毫升，每次饮80～100毫升，一日三次，可有效促进溃疡愈合。

食疗品六：鸡蛋花是软质流食，极易于胃的消化吸收，可大大减轻胃的负担，有利于胃的休息和溃疡面的愈合。鸡蛋花的制法是：将滚烫的开水冲入已搅匀的鸡蛋中即成。一般用一个鸡蛋调成一小碗，以质地较稠为宜。

食疗品七：花生米浸泡30分钟后捣烂，加牛奶200毫升，煮开待凉，加蜂蜜30毫升，每晚睡前服用，常服不限。

食疗品八：蜂蜜100克，隔水蒸熟，每天2次饭前服。

双枣莲藕炖排骨

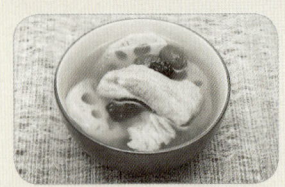

【材料】排骨500克，莲藕300克，大枣、黑枣各5枚，盐适量
【做法】排骨洗净，余烫去血水；将莲藕洗净削皮，再切成块；大枣、黑枣洗净，去掉核，备用；将所有的材料放入煮锅中，加适量的清水至盖过所有的材料，煮沸后转小火炖40分钟左右，快起锅前加入盐调味即可
【功效】本药膳的主要功效是健胃消食。莲藕具有清热凉血、健脾生肌、开胃消食等功效

山药猪肚汤

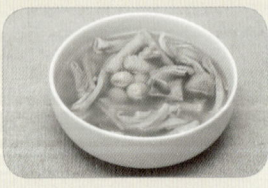

【材料】猪肚1个，山药150克，芡实、莲子各100克，薏米、沙参各25克，盐适量
【做法】（1）猪肚洗净余烫，切成大块；芡实、薏米洗净后用水浸泡1小时沥干；山药削皮，洗净；切块；莲子、沙参冲净。（2）将除莲子和山药外的材料放入锅中，煮沸后再转小火炖30分钟，加入莲子和山药，再续炖30分钟，煮熟烂后加盐调味即可
【功效】本药膳适合脾胃不好的人，常服可增加食欲

20. 胃寒患者应该怎样进行食疗？

食疗品一：出现胃寒时，时常有发闷想呕的感觉，此时口含咬生姜片，即可起到止呕的作用。

食疗品二：取鲜姜500克（细末）、白糖250克腌在一起。饭前吃，每日三次，每次吃一勺。

食疗品三：切鲜姜丝、糖备用，先煎两个鸡蛋（荷包蛋煎法），放入姜丝，待姜丝有些黄时，放糖，喷上白酒（少许），趁热食用即可。

食疗品四：取二锅头白酒50毫升倒在茶盅里，打入一个鸡蛋，把酒点燃，酒烧干时鸡蛋也熟了，早晨空腹吃，轻者吃一两次可愈，重者三五次可愈。吃时不加任何调料。

食疗品五：把一瓶啤酒和25克去皮拍碎的大蒜同时放入锅内加热烧开，趁热喝下。每晚一瓶，连喝3天可见效。

食疗品六：新鲜鲫鱼一条，洗干净后慢火微煎，把15克左右的砂仁置入鱼腹，加生姜，煮30～40分钟即可。

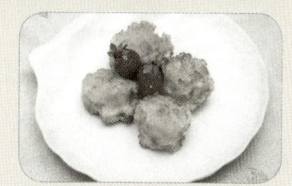

草莓虾球

【材料】虾仁、山药各100克，土司20克，芍药、当归各5克，草莓5颗，盐、料酒、白胡椒粉各适量

【做法】(1) 芍药、当归洗净，和水煮滚，适时取汁备用；土司切小丁；草莓去蒂洗净，切4片。(2) 虾仁洗净和米酒同腌20分钟，拭干，同山药一同剁碎，加调味料，拍打成泥。用虾泥、土司丁包裹草莓，炸至金黄色起锅备用，最后用准备好的浆汁勾芡即可

21. 胃酸过多的患者在饮食上有什么宜忌？

要想避免胃酸过多引起的烧心，就要在平时的饮食中注意到以下几个方面：

（1）饮食要有规律，避免进食过快或过多，不要饿到肚子疼再暴饮暴食，如果有了饥饿感或胃不舒服，可以先吃一些点心。

（2）尽量少进食或不进食刺激胃酸分泌过多的食物，如茶、咖啡、油炸食品、大蒜、洋葱、巧克力、柑桔类水果、糖果、辣椒、烈酒等。

（3）不吃冰冻和过热食物、饮料，饮食的温度应适中，茶、水、汤都不宜过热。

（4）饮食以清淡为主，不要吃太多香料、酸辣及过咸的食物，味重会刺激胃酸分泌。

（5）另外，胃酸过多者，不宜空腹时间过长，否则过量分泌的胃酸会损伤胃黏膜，平日三餐也要养成规律的进餐习惯，可喝些热牛奶或吃零食。

胃酸过多的饮食禁忌

饮食宜忌

◆忌食荤腥、油腻、海味等不易消化食物

◆少食刺激性食物、生冷食物以及咖啡、巧克力、土豆、红薯和酸性食物

◆不宜吃较多的甜品或冰淇淋等食物

◆应以清淡食物为主

◆宜吃易消化的粥类加点开胃小菜，少食多餐，忌烟戒酒

22. 胃酸过多的患者应该怎样进行食疗？

当胃酸过多引起烧心时，可以选择以下方法缓解症状：

食疗品一：取花生仁5～10粒，即刻充分嚼烂咽下，可迅速解除烧心症状。

食疗品二：吃一些葵花子，烧心感很快就会消失。

食疗品三：嚼5～6粒生黄豆咽下，片刻烧心可止。

食疗品四：胃酸过多导致烧心不适时，抓一把芝麻，细嚼几口可以缓解症状。

食疗品五：切一棵大白菜头（其他叶菜也可），洗净煮沸，加少许食盐、两滴香油，吃菜喝汤，烧心迅速消除。

食疗品六：感觉烧心时，切几片白萝卜吃，可以缓解烧心的不适。

食疗品七：牛奶为本症最适宜的食品，兼吃米粥和麦粥更佳，可达到制酸的效果。

食疗品八：喝普洱茶对较严重的吞酸患者有很好的治疗效果，可开胃、散风寒、治反胃。

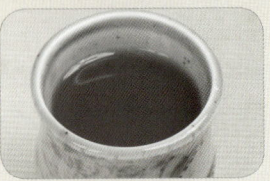

消脂金橘茶

【材料】金橘200克，决明子、山楂、话梅、大枣各100克，冰糖100克

【做法】将决明子、山楂、话梅、大枣、金橘皆洗净备用；决明子、大枣加水，以大火煮开后，加入山楂、话梅、冰糖后煮15分钟，将所有药材捞起丢弃，放入红茶包稍微泡过拿起；将切半的金橘挤汁带皮丢入稍浸，捞起丢掉，装壶与茶匙，饭后食用

23. 黄疸患者应该怎样进行食疗？

黄疸是某些肝脏病、胆囊病和血液病引起的一种症状。治疗顽固性黄疸比较有效的食物是甜瓜蒂。将甜瓜蒂研成了粉末，通过鼻吸的方法可治疗顽固性黄疸。把甜瓜蒂制成细末，约20毫克，深塞入一侧鼻腔内24小时，嗓子里发苦时，就用盐水漱口。鼻子里会排出大量黄色的分泌物。每周1～2次，连续4周，就可使黄疸接近正常值。另外，还有两款食疗药方。

食疗方一：鸡骨草60克、大枣8枚加水煎汤，代茶饮。适用于下身黄而不明显，小便白天通利晚上不畅者。

食疗方二：青蛙1只收拾干净，同丹参30克、灵芝15克加水煲汤，加盐调味，喝汤吃肉，每日1剂，连服数天。适用于上身及眼目明显发黄，小便晚上通利而白天不畅者。

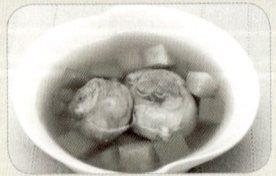

胡萝卜山药鸡肉煲

【材料】鸡腿肉600克，胡萝卜、山药各100克，盐适量

【做法】（1）山药削皮，洗净，切块；胡萝卜削皮，冲净，切块；鸡腿剁块，焯水后冲净。（2）鸡肉、胡萝卜先下锅，加水至盖过材料，以大火煮开后转小火慢炖15分钟。（3）加入山药转大火煮沸，转小火续煮10分钟，加盐调味即可

24. 呕吐患者应该怎样进行食疗？

呕吐的病因是多种多样的，反过来说，很多病都会引起呕吐，以最常见的病来举例，如胃病、中毒、吃药后的不良反应、怀孕、感冒、晕车、高血压病等。

呕吐患者本人或家属要根据患者的发病情况，初步判断一下原因，再去找医生诊断。

食疗方面，也要辨证治疗，不能一概而论，下面列举几种呕吐药方。

伤食型呕吐食疗药方如下：

食疗方一：焦山楂15克用水煎汁，代茶饮。适用于油腻和奶制品所伤。

食疗方二：鸡内金10克，炒麦芽15克用水煎汁，代茶饮。适用于一切饮食所伤。

食疗方三：生萝卜捣汁，加开水服用。适用于面食及豆类所伤。

食疗方四：槟榔、炒莱菔子各10克研碎，加水煮沸后入生姜3片略煮片刻，取汁，加白糖调味温饮。适用于宿食停滞，呕吐食少，脘腹胀痛，便秘等症。

胃热型呕吐食疗药方如下：

食疗方一：绿豆和大米加水适量，煮至豆熟烂即可，分次温服。

食疗方二：藕90克，生姜10克捣烂，取汁饮用。适用于胃热而胃气不和、恶心呕吐等症。

食疗方三：柠檬60克，甘蔗250克取汁液，代茶频饮。

胃寒型呕吐食疗药方如下：

食疗方一：生姜捣汁，加少量开水冲服。

食疗方二：5克肉豆蔻捣碎；粳米100克加水煮沸，加入肉豆蔻、生姜3片，煮到粥稠即成。每日随量服用。适用于脾胃虚寒之脘腹胀痛、食少呕吐等症。

肝气犯胃型呕吐食疗药方如下：

食疗方：干合欢花20克煎汁；粳米50克加水适量煮沸后，加入药汁，煮成粥后，加红糖调匀，分次服用。

呕吐食疗法

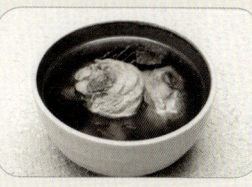

豆豉鱼粥

【材料】鲫鱼250克，淡豆豉15克，粳米100克，葱、生姜、料酒各适量

【做法】（1）先将鲫鱼去鳞、腮及内脏，洗净，放入锅内，加清水、料酒、葱、生姜，煮至熟烂。（2）加入淘洗干净的淡豆豉、粳米，加适量清水，改文火慢煮至米开花时，加入盐调味即可

【功效】健脾和胃、理气消肿

生姜乌梅饮

【材料】乌梅肉、生姜各10克，红糖适量

【做法】（1）将乌梅肉洗净，生姜切片。（2）加水200毫升煎汤，再加入红糖，取汁即可

用法：每次100毫升，每日2次

【功效】和胃止呕、生津止渴

莲子茯苓猪心汤

【材料】猪心1只，莲子（去心）200克，茯苓25克，葱2株，盐适量

【做法】（1）猪心滚烫去除血水，捞起，再放入清水中处理干净。（2）莲子、茯苓冲净，入锅加水，大火煮开后转小火煮20分钟。（3）猪心切片，放入煮好莲子和茯苓的锅内，煮滚后加葱段、盐即可起锅

25. 便秘患者应该怎样进行食疗？

便秘不是病，而是某种疾病引起的症状。便秘的症状是排便次数明显减少，每3天或更长时间一次，无规律，粪质干硬，排便困难。便秘患者在饮食原则上要多饮水，不食用烈酒、浓茶、咖啡、辣椒、咖喱等刺激性食品。

食疗方一： 老生姜削成手指样，长3～3.5厘米，用纸包好，煨热去纸，涂上香油，塞进肛门。适用于舌淡红、食欲不佳、手足发凉、小便清利等寒症便秘。

食疗方二： 把菠菜根洗净切碎，加蜂蜜20克煎服。连续用此方，可治疗便秘。

食疗方三： 取菠菜适量洗干净，放入清水中煮烂（煮沸后用筷子搅拌），做成菠菜汁，晾温后倒入面粉中和好制成面团，再擀成薄片叠起来切成条，煮熟后即可捞出，浇上自己喜爱的卤汁食用。

食疗方四： 取鲜菠菜500克洗净切成段，鲜猪血250克切成小块，加适量的水煮成汤，调味后于餐中当菜吃，一日吃3次，常吃对治疗习惯性便秘有效。

食疗方五： 老年人用香蕉蘸蜂蜜吃，每日数次，疗效显著。或者取蜂蜜50克，用水冲服，早晚各一次，也能很好地治疗老年性便秘。

便秘的食疗法

雪梨豌豆炒百合

【材料】雪梨1个，百合150克，豌豆、南瓜各100克，柠檬1个，太白粉适量

【做法】（1）雪梨削皮切块，豌豆洗净、鲜百合剥开洗净，南瓜切薄片，柠檬挤汁备用。（2）雪梨、豌豆、鲜百合、南瓜过水后捞出，起油锅，放入所有材料和药材快炒半分钟。（3）用太白粉勾芡后起锅即可。此药膳中雪梨具有生津、润燥、清热、化痰的功效，可治津伤、烦渴、便秘等症。百合主治邪气所致的心痛腹胀、胸腹间积热胀满，此外还有养阴清热、润肺止渴等功效

人参蜂蜜粥

【材料】蓬莱米100克，人参5克，蜂蜜40克，生姜、韭菜

【做法】（1）将人参放入清水中泡一夜，生姜切片，韭菜切末。（2）将泡好的人参连同泡参水，与洗净的蓬莱米一起放入砂锅中，中火煨粥。（3）待粥将熟的时候放入蜂蜜、生姜、韭菜末调匀，再煮片刻即可

【功效】此粥有调中补气、清肠通便、润泽肌肤的作用，适用于因气虚而导致的面色苍白，以及由气血两虚而导致的大便秘结等患者食用

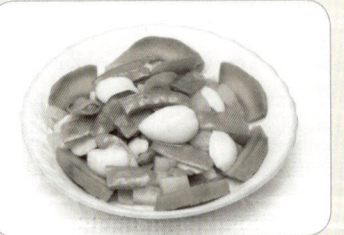

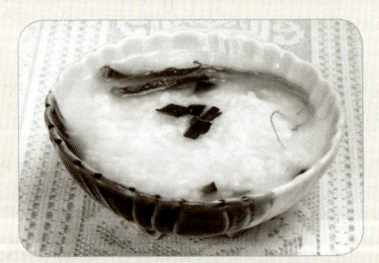

26. 失眠患者应该怎样进行食疗？

失眠的食疗一直为许多人推崇，因为食物是人们每天必须要吃的，通过吃东西来解决失眠问题可谓一举两得。此外，食疗可以起到一定的调养作用，对失眠患者来说是一个具有长期效用的方法。

食疗方一：每晚睡前取炒香的枣仁8颗，嚼碎咽下，坚持一个月后，睡眠可好转。

食疗方二：大枣或黑枣20个，加一大碗清水煮20分钟，然后，加3根大葱白再煮10分钟，凉后吃枣喝汤，每晚睡觉前服。

食疗方三：取7个大枣撕碎，再将40克红果核洗净晾干，捣成碎末后与大枣混合，放少许白糖，加水400克煎20分钟，分3份服用。每晚睡觉前半小时温服。此法效果好，无不良反应。

食疗方四：将10克生核桃仁捣烂，用白开水泡10～15分钟，加适量白糖，睡前服用。每晚一次，一般2～3周见效。

食疗方五：取核桃仁50克碾碎，另取大米适量，淘净加水，用文火煮成核桃仁粥服用即可。

食疗方六：每天早晨吃30粒枸杞，坚持一段时间后，可解决失眠问题。

食疗方七：取饱满新鲜的枸杞，洗净后浸泡于蜂蜜中，一周后每天早中晚各服一次，每次服枸杞15粒左右，并同时服用蜂蜜。一个多月后可见效果。

食疗方八：每次用莲子（去心）50克，百合50克。猪瘦肉200克，加水煲汤，用盐、味精调味。佐膳。

食疗方九：酸枣仁15克捣碎，水煎，每晚睡前一小时服用。

食疗方十：取党参70克，去子大枣10个，麦冬、茯神各10克，以2000毫升的水煎成500毫升，去渣后，与洗净的米和水共煮，米熟后加入红糖服用。

失眠的食疗法

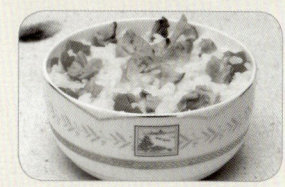

天麻鸡肉饭

【材料】蓬莱米150克，鸡肉20克，天麻2克，竹笋、胡萝卜各20克

【做法】将鸡肉、竹笋、胡萝卜切成粒；将蓬莱米、天麻、鸡肉、竹笋、胡萝卜洗净放入有水的砂锅内；以小火煨煮，煮成稠饭即可

【功效】本药膳有健脑强身、镇静安眠的功效，可治疗顽固性失眠、头晕、眼花、多梦等病症。天麻可治晕眩眼黑，头风头痛、肢体麻木、半身不遂、语言蹇涩、小儿惊痫动风等病症

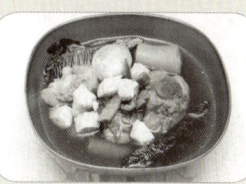

灵芝炖猪尾

【材料】猪尾1条，瘦肉100克，鸡肉50克，灵芝2克，盐适量

【做法】将猪尾洗净剁成段；猪瘦肉切成块；鸡切块；灵芝洗净切成细丝。锅中加水，放入猪尾段、猪肉、鸡块余烫去除血水。将鸡汤倒入锅内，煮沸后加入猪尾、瘦肉、鸡块、灵芝，炖熟后加调味料即可

【功效】本道药膳具有补气养心、安神、安眠和美颜等功效，适宜中年妇女们长期食用

27. 中暑患者应该怎样进行食疗？

中暑的病因除了高温、烈日暴晒外，还有工作强度大、时间长、睡眠不足、过度疲劳、营养不良等因素。

食疗方一：百合干、莲子、银耳各10克、绿豆45克用水浸泡数小时，银耳撕成小朵后，与另外三味一同放入豆浆机内打汁，饮用时加适量糖或蜂蜜调味。

食疗方二：炒锅内加香油，烧热下泡发的海带100克和去皮的蚕豆100克略煸炒，添加500毫升水，煮至蚕豆熟，加冬瓜500克和盐，继续煮至冬瓜熟即成。

食疗方三：姜蒜去皮，和韭菜一同捣烂取汁，加适量温开水灌服。治疗中暑昏厥。

食疗方四：绿豆100克加水煮至开花，除去水上面漂的绿豆皮，以小火煮至汤少，加红糖调味即成。可预防和治疗小儿暑热生疮疖。

食疗方五：生扁豆叶适量，洗净开水冲泡代茶饮，可随意饮用。适用于中暑先兆及轻症患者，也可作用预防中暑之用。

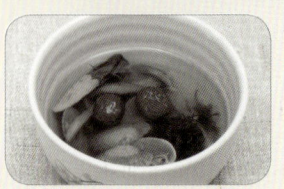

茵陈甘草蛤蜊汤

【材料】蛤蜊150克，茵陈、甘草各3克，大枣5枚，盐适量
【做法】蛤蜊用水冲净，以薄盐水浸泡吐沙，随后用清水冲洗一遍；茵陈、甘草、大枣洗净，放入锅中，倒入4碗水的水量，熬成高汤，熬到约剩3碗，去渣留汁；将吐好沙的蛤蜊，加入汤汁中煮至开口，酌加盐调味即成

28. 食管癌患者应该怎样进行食疗？

食管癌是发生在食管上皮组织的恶性肿瘤，多见于40岁以上的男性，致病的原因有亚硝胺慢性刺激、炎症与创伤、遗传因素、饮水、饮食中的微量元素含量等有关。

在饮食方面，患者应特别注意以下几点：

不要强行吞咽，否则会刺激局部癌组织出血、扩散、转移和疼痛。在哽噎严重时应进流食或半流食；避免进食过凉、过热和放置时间长的流食，否则宜引起恶心呕吐等症，加重病情；不吃辛辣等刺激性食物，以免引起食道痉挛；多吃蔬菜水果；多吃些鱼、虾等高蛋白低脂肪的食物，以满足机体对蛋白质的需求。

食疗方：银耳洗净泡发后，再放开水中焯一下，捞出沥去水分，盛盘内待用。

竹叶猴头汤

【材料】鲜竹叶、猴头菌、白菜心、鸡肉各100克
【做法】鲜竹叶洗净后煮半个小时去渣，再将鸡肉用文化炖煮，将猴头菌发胀后的水去渣留用，最后将所有食材煸炒即可

29. 肝癌患者应该怎样进行食疗？

肝癌的前两年基本没有任何症状，少数有食欲减退、胸闷、乏力等症状。下面为患者的饮食提供参考意见：

少食多餐，服用健脾开胃的中药以增强食欲。

当咀嚼和吞咽食物困难时，服用粉状或流质食物。

如果只能吃很少的东西，就要吃一些黄油、奶油、牛奶等营养的食物。

肝癌还有一些食疗偏方，对病情有益，患者可以经常食用。

食疗方一：鲜百合30克加水，煮沸后再煮30分钟，分次饮用。适用于肝癌，属热毒伤阴型，症见腹大胀满，潮热盗汗，大便干结，口干烦热等。

食疗方二：螃蟹、山楂各300克焙干，研成细末，每次20克，用黄酒送服，每日2次。具有解毒化瘀之功效，适用于肝癌，属热毒伤阴型。

食疗方三：马齿苋煎汁，用药汁煮鸡蛋。每天1次，喝汤吃蛋。适用于肝癌发热不退，口渴烦燥者，疼痛难忍者。

食疗方四：山药30克去皮切片，扁豆10克煮半熟加粳米100克、山药煮至粥稠豆熟。每日2次，早晚食用。具有健脾化湿的功效，适用于肝癌晚期患者脾虚、腹泻等症。

食疗方五：将佛手片置锅中，加清水500毫升，煮沸约20分钟，滤渣取汁；将猪肝洗净，切成片，加姜、盐、葱略腌片刻，锅中药汁煮沸后倒入猪肝，煮一二沸后即可服用。

食疗方六：温水发香薷，猪肝切成小丁。香薷浸出液沉淀，过滤备用。香油下锅烧热，放入刀豆、猪肝、香薷，煸炒后，再加黄酒、盐、葱、姜炒拌入味；粳米淘净，下锅加水，煮成粥后拌入刀豆、猪肝等原料，再煮片刻即可食用。

肝癌的食疗法

女贞子蒸带鱼
【材料】带鱼1条，女贞子20克
【调味料】姜10克
【功效】凉血止血
【做法】（1）将带鱼洗净，去内脏及头鳃，切成段，放入盘中，入蒸锅蒸熟；姜切丝备用。（2）下女贞子，加水再蒸20分钟，下入姜丝即可
用法：可佐餐用

灵芝瘦肉汤
【材料】瘦肉100克、黄芪15克、党参15克、灵芝30克
【调味料】生姜、葱各适量
【功效】健脾和胃
【做法】（1）将黄芪、党参、灵芝洗净；猪肉洗净，切块。（2）黄芪、党参、灵芝与猪肉、生姜一起入锅中，加入适量水，文火炖至肉熟后，加入葱等调味即可食用

香菇炖杏仁
【材料】水发香菇150克，杏仁50克，青豆30克
【调味料】味精、酱油、白糖、湿淀粉、香油、花生油各适量
【做法】（1）水发香菇去杂质洗净，沥干水分；杏仁洗净，下油锅中略炸。（2）炒锅烧热，放入花生油，投入香菇和杏仁、青豆略煸炒。（3）加白糖、高汤、酱油、味精，用旺火烧沸后改小火，炖至入味，再用湿淀粉勾芡，淋上麻油即可

第五章 常见疾病，食物疗法有奇效

30. 胰腺癌患者应该怎样进行食疗？

胰腺癌以腹痛及无痛性黄疸为主要症状，多发于中老年人，尤其是长期大量吸烟的糖尿病患者、高脂肪高动物蛋白饮食者，发病率更高。

食疗方一：枸杞40克，白茅根30克，栀子仁10克，鲜藕6克装入纱布袋加水煎汁，用药汁煮粳米130克至米熟，可加蜂蜜调味服用。

食疗方二：肿节风15克切段，装入纱布袋，加水煎汁；猪胰1条（约100克）用沸水氽一下，切片；淡菜30克去毛，海带20克泡发；然后如常法炒猪胰和菜，加入药汁和鸡汤，烧沸即可食菜喝汤。

食疗方三：佛甲草120克切段，装入纱布袋，煎汁；黄豆芽200克加水煮熟；炒锅烧热，加入黄豆芽汁、药汁、豆腐200克、芦笋片30克和盐，烧沸，放入荠菜200克，烧沸，滴少量熟花生油，即可食用。

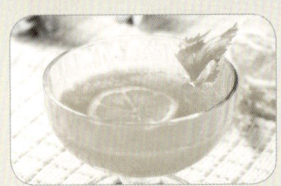

桑菊枸杞饮

【材料】桑叶、菊花、枸杞各9克以及决明子6克
【做法】将所有的材料加如适量的水煮沸即可
【功效】清肝泻火

31. 鼻咽癌患者应该怎样进行食疗？

鼻咽癌多发于我国南方地区的中年男性，可能与食咸鱼的年龄、食用的时间及烹调方法有关。但经实验证明，镍能促进亚硝胺诱发鼻咽癌，经常接触甲醛的人也容易患此病。

中医认为，鼻咽癌的病因是气阴虚损、热毒炽盛，在饮食上宜清淡，避免辛燥热毒刺激之品，选用容易消化、营养丰富、味道鲜美的食物。

食疗方一：党参250克，沙参150克，龙眼肉120克放入锅中，加水浸泡后，煎取药汁三次，合并药汁，用小火煎熬至黏稠如膏时，加入蜂蜜，搅匀，煮沸即关火冷却。每次50克，用沸水冲化服用。每日3次，10天为1个疗程。

食疗方二：金银花50克（鲜品加倍）加水2碗，小火煎煮汁至一碗，加入蜂蜜50克，煮沸关火冷却，每天1剂。

食疗方三：将葡萄与藕榨汁混合，嚼龙眼肉喝汁。每日数次，用于缓解化疗后的咽干症状。

黄花菜鱼头汤

【材料】鳙鱼（又称胖头鱼）头100克，大枣15克，黄花菜15克，白芷8克，苍耳子6克，白术8克。生姜、盐各适量
【做法】(1) 鱼头洗净，锅内放油，烧热后把鱼头两面稍煎一下，盛出。(2) 将鱼头、大枣（去核）、黄花菜等放入砂锅中，加500毫升水，以文火炖煮2小时，再加调味料即可

32. 肺癌患者应该怎样进行食疗？

肺癌的早期类似于呼吸系统疾病，如咳嗽、低热、胸部气闷和部位不一定的隐痛，间歇性咳出痰血等；晚期以上症状加剧，面部、颈部、上肢出现水肿，伴头晕、胸闷、气急，吸气时出现哮鸣音，咳嗽后并不消失；声音嘶哑，吞咽困难；四肢关节肥大、疼痛；另外就是肺癌的转移，常见转移部位依次是骨、肝、脑、肾、肾上腺、皮下组织等，即出现相应的症状。

肺癌患者在饮食上要忌油腻、辛辣刺激品、烧烤类及粘滞生痰的食物，特别要忌烟、酒。下面例举几道特效的食疗药方。

食疗方一：鱼腥草、生牡蛎、夏枯草、薏米、石上柏、白花蛇舌草、石见穿各30克，瓜蒌皮、八月札、山豆根、龙葵各15克，赤芍12克，所有原料加水煎服，每日1剂，早晚服用。

食疗方二：甜杏仁10个用水浸泡，去皮尖，加入牛乳100毫升榨取杏仁汁；大枣5个去核，生姜3克切片，与桑白皮10克同煮，取汁煮至50克米熟，加入杏仁汁，再煮10分钟，每日1剂，早晚食用。

食疗方三：鱼腥草、蒲公英各30克，夏枯草、海藻、海带各15克，丹皮、生地、丹参、王不留行、野菊花各12克，五味子9克，所有原料加水煎服，每日1剂，早晚服用。

食疗方四：将鲜牛肉洗净切碎，把生姜挤出汁约有两羹，放入牛肉中再放酱油、花生油、葱末调匀备用。把米淘洗干净后用水煮至八成熟时捞出沥水，共拌好，笼蒸1小时即可。

食疗方五：将冬瓜皮60克，冬瓜子60克，蚕豆60克放入锅内加水3碗煎至1碗，再加入适当调料即成，去渣饮用。适用于肺癌有胸水者。

肺癌的食疗法

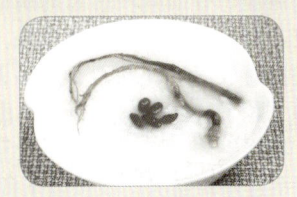

西洋参粥

【材料】西洋参3克，麦门冬、石斛、枸杞各10克，大米100克

【做法】西洋参洗净，磨成粉末状；麦门冬、石斛分别洗净，放入棉布袋中包起；枸杞洗净后用水泡软，备用；白米洗净，倒入适量水，与枸杞、药材包一起放入锅中，以大火煮沸。再转入小火续煮，直到黏稠为止

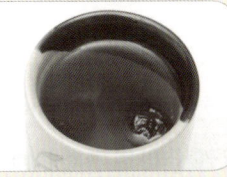

山楂乌梅汤

【材料】乌梅150克，山楂100克，麦芽15克，冰糖适量

【做法】乌梅用水洗净，将水沥干；山楂洗净，切成片状，备用；锅置火上，倒入清水1000毫升，待烧开后，放入山楂和乌梅，大火改为小火，煮30分钟左右，加入麦芽；再煮15分钟，即可加入冰糖。此时，汤汁有明显的酸味，冰糖可根据个人口味酌量增减

37. 肾癌患者应该怎样进行食疗？

肾脏位置隐蔽，当出现腰痛及血尿时，已经是晚期，但还是很容易与其他病混淆而延误病情，此病很少有可能治愈。

肾癌患者需要经常食用增强肾功能、提高人体抗癌能力的食物，如大麦、黄豆、薏米、绿豆、无花果、苹果、西瓜、大枣、木瓜、柚子、蘑菇、香菇、荸荠、苦菜、玉米须、黄花菜、牛骨髓、鲫鱼、墨鱼、海蜇皮、海参、石花菜、青鱼、沙丁鱼等；另外，经常食用胡萝卜、甘蓝菜、南瓜、豆芽、芦笋等新鲜蔬菜还可以抑制癌细胞的繁殖，并分解致癌毒素。

下面是具体的几款食疗方：

食疗方一：泡发海带 15 克切碎，同薏米 30 克一起加水煮至薏米熟，打入 2 个鸡蛋打散，加盐调味，即可服食。每日 1 剂。

食疗方二：将车前草 30 克、旱莲草 15 克加水煎汁，加白糖调味，代茶饮。

食疗方三：将何首乌、杜仲各 15 克装入纱布袋，加水煎煮，取汁备用；猪腰 2 个剖开，除膜和筋，切片；玉兰片 150 克、黄瓜 30 克切长条；锅中加水煮沸，加入米酒、姜汁、猪腰片、玉兰片，煮沸后捞出；高汤 4 碗煮沸，加入药汁、白糖、盐、酱油、黄瓜片，煮沸后，倒入猪腰等其他食物，即可食用。

食疗方四：黄芪 30 克，枸杞 20 克，水鱼 1 只（约 500 克）。用纱布包黄芪，去鱼鳞及内脏，洗净切块。加水适量炖熟烂，去黄芪渣，加油、盐少许调味分次服用。

食疗方五：乌龟 1 只（150~250 克），猪蹄 250 克，人参 10 克。先用沸水烫乌龟使其排尽尿液，截去头爪，去除内脏，洗净后与猪蹄均切块。加水适量，慢火炖熟烂，分次服用。

肾癌的食疗法

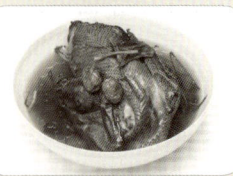

鱼腥草乌鸡汤

【材料】鱼腥草 200 克，乌鸡 1 只，大枣 5 个，盐适量

【做法】鱼腥草洗净，乌骨鸡洗净切块，大枣洗净备用；锅中加水煮沸，放入鸡块余烫去血水后捞出；将清水 1000 毫升放入锅内煮沸后，加入以上所有材料，大火煲开后，改用小火煲 2 小时加调味料即可

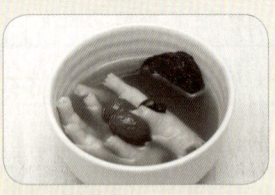

何首乌黑豆煲鸡脚

【材料】鸡脚 500 克，何首乌 100 克，黑豆 200 克，猪瘦肉 150 克，大枣 5 个，盐适量

【做法】（1）鸡脚剁去趾甲洗净备用；大枣、何首乌洗净备用。（2）猪瘦肉洗净，黑豆洗净放锅中炒至豆壳裂开。（3）全部用料放入煲内，加适量清水煲 3 小时，加盐调味即可

38. 流行性乙型脑炎患者应该怎样进行食疗？

流行性乙型脑炎简称乙脑，是由乙脑病毒引起的传染病。夏秋季是多发期，经蚊虫等吸血昆虫传播，多发于儿童。

乙脑患者发热期的饮食只能吃一些清淡、营养的流质或半流质食物，如番茄汁、豆浆、牛奶、藕粉、西瓜汁、果汁等。严重者如呕吐剧烈不能进食，要及时输液。恢复期的患儿更要加强营养和进行体育锻炼，增强体质。

在民间流传一些简单有效的乙脑食疗药方，介绍如下。

食疗方一：鲜芦根50克、黄瓜藤30克加水适量煎服，每日1剂，分2次服用。

食疗方二：大蒜1头、绿豆15克、甘草3克加水适量煎服，每日1剂，分2次服用。

食疗方三：西瓜皮30克、黄豆根15克、炙甘草6克加水适量煎服，每日1剂，分2次服用。

食疗方四：鲜荸荠250克、苋菜50克，分别洗净，放锅内加水煎汤，代茶饮服，连服数天。

西洋参甲鱼汤

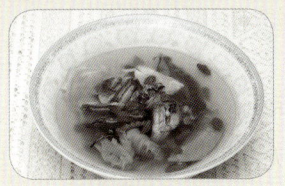

【材料】甲鱼1只，25克西洋参片，无花果、大枣各50克，盐适量

【做法】甲鱼血放净，放入锅内加水烧热至水沸，西洋参、无花果、大枣均洗净备用；将甲鱼捞出剥去表皮，去内脏洗净，剁成小块，略余烫后备用；将2000毫升清水放入锅内煮沸后，加入所有材料，大火煲开后改用小火煲3小时，加盐调味即可

39. 伤寒患者应该怎样进行食疗？

伤寒是伤寒杆菌引起的一种急性肠道传染病，多发于秋季。青壮年发病率高，常表现为：持续发热、相对缓脉、头痛、全身无力、食欲不振、恶心、呕吐、腹胀、腹泻、玫瑰疹、肝脾肿大与白细胞减少，严重者导致肠出血、肠穿孔。中医学认为其主要是由于湿热蕴结于肠道所致。

在患病期间，饮食以流质为主，忌一切坚硬、生冷、油炸、纤维丰富的食物，不能暴饮暴食。忌食辛辣热性刺激食物：辣椒、羊肉、浓茶、酒及各种咖啡饮料，可刺激神经兴奋、致血管收缩，使肠黏膜充血、水肿，加重病情。

食疗方一：乌梅6个加水适量，煎成浓汤。每日1剂，饭前空腹饮用。

食疗方二：马齿苋90克（鲜品加倍）和扁豆花10克加水适量煎煮，加红糖服用。每日1剂，分2次服。

灵芝黄芪炖肉

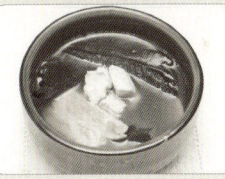

【材料】瘦肉300克，黄芪、灵芝各15克，料酒10克，葱、姜、胡椒粉、盐各适量

【做法】黄芪洗净润透切片，葱、姜拍碎，瘦肉洗净后，放入沸水锅中余烫去血水捞出，再用清水洗净切成小方块；黄芪、瘦肉、葱、姜、料酒、盐同入碗内，注入适量清水，隔水炖煮。煮沸后，捞去浮沫，改用小火炖，炖至瘦肉熟烂，用盐、胡椒粉调味即成

40. 糖尿病患者应该怎样进行食疗？

糖尿病以高血糖为主要特点，表现为"三多一少"，即吃得多、喝得多、尿得多，体重却在减少。

在治疗上，严格控制饮食是治疗糖尿病的先决条件，也是最重要的一环。适宜吃的食物有：大豆及其制品、粗杂粮，如莜麦面、荞麦面、麦片、玉米面等。不宜吃的食物有：白糖、红糖、冰糖、葡萄糖、麦芽糖、蜂蜜、巧克力、奶糖、水果糖、蜜饯、水果罐头、汽水、果汁、酒、甜饮料、果酱、冰淇淋、甜饼干、蛋糕、甜面包及糖制糕点、动物油、奶油、肥肉及动物内脏。

再介绍几款食疗药方：

食疗方一：大田螺20个养在清水盆中，等吐净泥沙后，取田螺肉加黄酒半小杯，腌20分钟，以清水炖熟。喝汤，每日1次。

食疗方二：将淡菜60克洗净后用清水浸泡半小时，然后加水煲汤，水煮沸10分钟，加入猪胰1条煲熟，加盐和香油调味即成。吃菜喝汤，佐餐食用。

食疗方三：将黑木耳、扁豆烘干，研成粉，混合均匀。每次取9克，加开水冲服，每日2次。

食疗方四：人参15克，生石膏、粳米各50克，鸡肉100克。诸味洗净同入砂锅内，加清水适量，武火煮沸，文火煮2小时，调味即成。功效：清热生津，益气止渴。可常服。服本汤时不宜食用萝卜，以免影响人参之药力。脾胃虚弱、喜热饮畏寒者不宜服。

食疗方五：荔枝5~7个，粳米50克，水适量，煮粥服用。适用于一般糖尿病患者。

食疗方六：鲜生地150克，洗净捣烂取汁，先煮粳米50克为粥，再加入生地汁，稍煮服用。适用于气阴两虚型糖尿病患者。

糖尿病的食疗法

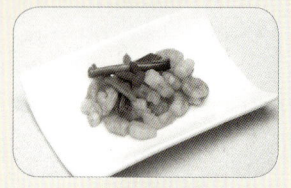

韭菜炒虾仁

【材料】虾仁20个，韭菜200克，太白粉15克，枸杞30克，料酒、盐各适量

【做法】将虾去壳洗净，韭菜洗净切段，枸杞洗净泡发；将虾抽去泥肠，放太白粉、盐、料酒腌5分钟；锅置火上，油烧热，放入虾仁、韭菜、枸杞和调味料，炒至入味即可

【功效】此菜中虾仁有补肾壮阳、滋阴、健胃的功效；韭菜具有提振食欲、通便、杀菌、补肾温肠的作用

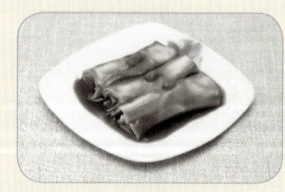

虾仁肠卷

【材料】虾仁100克，瘦肉50克，河粉200克，熟地黄15克，枸杞子10克，大枣8粒，香菜适量

【做法】药材入碗，加水用中火蒸煮30分钟，制成药汁备用；虾仁去泥肠，猪肉丝、虾仁放入碗里，腌渍15分钟；河粉切块，包入备好的材料，蒸6分钟，出锅时将药汁淋在肠粉上，撒上香菜即可

【功能】本品能够补益肝肾、滋养气血、降血糖

41. 缺钙患者应该怎样进行食疗？

缺钙是人的一生中或多或少都会存在的一种病，富含钙的食物主要有牛奶、大豆制品、鱼、虾皮、海带、排骨汤、绿叶蔬菜、芝麻、核桃等，以每 500 克为单位的含钙量，牛奶含 600 毫克，豆浆含 120 毫克，豆腐含 1700 毫克，虾皮含 10 克，海带含 6 克，雪里蕻含钙 1200 毫克，芹菜含 750 毫克。动物骨头 80% 以上都是钙，但是烹调时需要榨碎，加醋，用文火慢煮，以利于人体对钙的吸收。

需要重视的是，钙摄入人体后，并不能完全被吸收，即使是最易消化吸收的牛奶，吸收率也只有 50%。所以，要促进钙的吸收，机体还要摄入更多的维生素 D。维生素 D 的来源，一是靠人体接受室外阳光紫外线的照射在体内合成；二是靠食物。含量最高的是鱼肝油，还有动物肝脏，和阳光照射不超过一个月的香菇。如果缺钙症状明显，最好就医。

另外，饮食中盐的摄入量是钙的排出量多寡的主要决定因素。即盐的摄入量越多，尿中钙的排出量也越多，而且盐的摄入量越多，钙的吸收越差。因此得出结论：适当减少盐的摄入对骨质的益处，与增加 900 毫克的钙质的作用相当！这就是说，少吃盐等于补钙，少吃盐对钙实际起到了"不补之补"的作用。

食疗方一：把锅烧热，在锅内放入葱、姜铺底，把 10 厘米左右长的小黄鱼排放在上面，加适量醋用慢火炖烂，甚至可以连鱼头、鱼刺都炖酥了。这样，整条鱼都变成了可以食用的钙剂。

食疗方二：海带与肉类同煮或是煮熟后凉拌，将虾皮做汤或做馅都是日常补钙的不错途径。

缺钙的食疗法

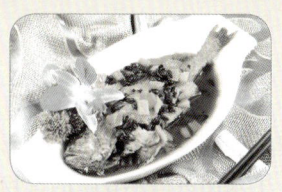

香煎小黄鱼
【材料】小黄鱼 3 条，葱、姜、盐各适量
【做法】把小黄鱼去头，去内脏，冲洗干净，用少量盐腌渍半个小时。起油锅，将小黄鱼煎 20 分钟后取出。用葱姜铺满过低，再将小黄鱼放在上面，加少量水，用小火炖至肉烂为止

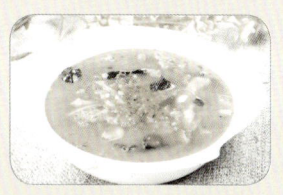

醋酱猪骨
【材料】猪骨头
【做法】猪骨头捣碎，放一点醋之后和葱姜等调味料一起加水放入锅中，熬煮 3～4 小时，汤汁变得浓稠即可
【功效】补钙

第五章 常见疾病，食物疗法有奇效

42. 老年痴呆患者应该怎样进行食疗？

老年性痴呆症的特点是，精神和智力发生变化、知觉、智力、记忆能力持续性减退。中医认为，老年性痴呆是先天不足或年老肝肾亏虚、脑髓不充所致。所以治疗上多采取滋补肝肾、填髓健脑的中药和食物进行治疗和预防。日常饮食应多补充含卵磷脂、维生素A、维生素E、锌、硒等营养素的食物，限制铝的摄入等，如枸杞、鹿胶、龟胶、莲子、山药、黄芪、茯苓、胡麻仁、核桃、紫菜、海带、大枣、百合、桑葚、红小豆等药品性食物。具体食疗药方如下：

食疗方一：粳米200克，大枣10个，核桃肉30克加水适量，熬煮至粥稠即成。每日服2次。

食疗方二：粳米100克，黑芝麻30克加水煮成粥，服时加蜂蜜搅匀。每日早、晚食用。

食疗方三：羊骨1000克煮至汤白，加大米100克、葱白2根、生姜3片、莲子10克熬煮成粥加盐即可服用。

食疗方四：小米100克、猪瘦肉30克、枸杞20克加水适量，熬煮至粥稠，加盐调味即成。可经常服用。

食疗方五：扁豆洗净，置锅中，加清水500毫升，加粳米，急火煮开5分钟，改文火煮煎30分钟，成粥，趁热食用。

食疗方六：龙眼肉洗净，置锅中，加清水500毫升，加粳米，急火煮开5分钟，改文火煮煎30分钟，成粥，趁热食用。

食疗方七：肥羊肉洗净，切小块，开水浸泡1小时，去浮沫，加葱、姜、黄酒，急火煮开2分钟，改文火煨1小时，分次食用。

食疗方八：银耳洗净备用，猪瘦肉洗净，切成丝状。银耳、肉丝同置锅中，加清水500毫升，加粳米，急火煮开3分钟，改文火煮煎30分钟，成粥，趁热食用。

老年痴呆的食疗法

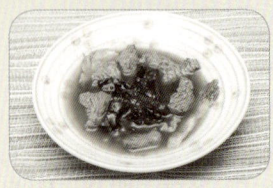

当归生地烧羊肉

【材料】羊肉500克，当归、生地各15克，干姜10克，酱油、盐、糖、绍兴酒等适量

【做法】将羊肉用清水冲洗，洗去血水，切成块状，放入砂锅中；放入当归、生地、干姜、食盐、糖、绍兴酒等调味料；加入适量清水，盖过材料即可，开大火煮沸，再改用小火煮至熟烂即可

【功效】当归是中医临床用得最多的中药之一，凡养血通脉，无论属虚证、血证、表证都可用当归。生地可以强心、利尿，有强身健体的功效

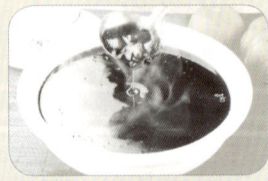

黑芝麻粥

【材料】黑芝麻30克，粳米100克

【做法】将黑芝麻洗净，炒香，研碎待用；粳米淘洗干净，放入砂锅，加适量清水；煮至成粥，调入芝麻

【功效】填髓健脑

43. 疖痈患者进行食补要注意些什么？

疖是毛囊、皮脂腺及其周围组织的脓性感染，多个疖融合即成痈。多发于颈项、背等皮肤厚韧处。

在饮食方面，忌吃糯米、爆米花、狗肉、羊肉、鸡肉、鸭蛋、鹅肉、野鸡肉、螃蟹、虾、蚶肉、鲢鱼、带鱼、糟鱼、黄鱼、鲈鱼、鲚鱼、白鱼、鲦鱼、鲫鱼、鲤鱼、鲳鱼、黄颡鱼、桃子、杏子、花红、韭菜、芫荽、雪里蕻、辣椒、生姜、胡椒、桂皮、小茴香、人参、猪头肉、鹿肉、乌贼鱼、鲩鱼、香椿头、洋葱、杨梅、樱桃、龙眼肉、荔枝、大枣、石榴、砂仁、丁香、黄芪、紫河车、西洋参以及烟、酒等。

患者除了积极配合医生的治疗，还要在家里以食疗为辅助，食疗药方如下：

食疗方一：金银花30克（鲜品加倍）和甘草20克煎取浓汁；以药汁煮米50克至粥熟，分顿随量食用。

食疗方二：蒲公英50克（鲜品加倍）洗净切碎，煎取浓汁，以药汁煮大米50克至粥熟，分顿随量食用。

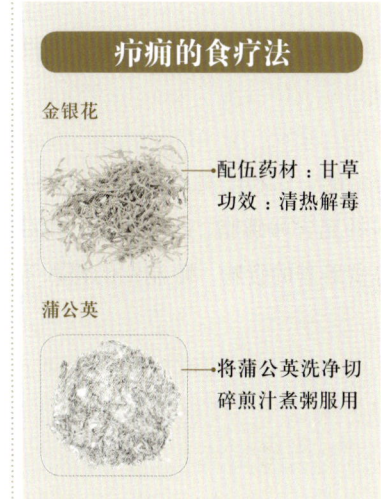

疖痈的食疗法

金银花
→配伍药材：甘草
　功效：清热解毒

蒲公英
→将蒲公英洗净切碎煎汁煮粥服用

44. 急性淋巴结炎患者进行食补要注意些什么？

食疗方一：西瓜皮、冬瓜皮、黄瓜皮、绿豆各80克加水适量煮20分钟，再放入粳米100克一同煮成粥，即可随量服用。

食疗方二：干蚌花30克和冰糖置于碗中加水300毫升隔水蒸熟，凉后服用。适用于急性淋巴结炎初起。

食疗方三：海星1只剁碎，猪瘦肉150克切片，砂锅中加水400毫升，煮熟后加盐调匀。趁热食肉喝汤。

食疗方四：蛤蜊肉100克、海带50克加水煮熟，入姜丝和盐，再煮20分钟，淋上麻油。趁热食用。

食疗方五：红小豆、大枣分别洗净，大枣去核。将菜干和冬菇浸软，一同洗净，沥干留用。将菜干、冬菇、红小豆、大枣及姜片同时放入汤煲内，注入适量清水，煲滚，再用慢火煲至汤浓，加入调味料即成。

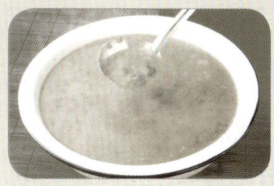

大枣红小豆粥

【材料】大枣、红小豆、冬菇
【做法】将所有的食材洗净沥干，然后连同姜片入汤锅加水用慢火煲粥至浓稠
【功效】消炎化脓

45. 支气管炎患者进行食补要注意些什么？

香油含有不饱和脂肪酸，人体服用后极易分解、排出。它可促进血管壁上沉积物的消除，有利于胆固醇代谢。每天早晚各喝一小勺香油，可使因气管炎、肺气肿等引起的咳嗽减轻。

将4个猪脑放到碗里上锅蒸一刻钟，然后用筷子分别把每个猪脑夹成4块，倒入100克蜂蜜再蒸一刻钟即可服用，要求一次服完。

鸡蛋治支气管炎两妙方。

方法一：从立冬开始，每天早晚用一个鸡蛋蒸蛋羹，与一汤匙蜂蜜同食，坚持吃到立春，即可有效治疗气管炎。

方法二：取7个鸡蛋、200克五味子，用自来水浸泡一个星期。注意水要没过鸡蛋和五味子，不要使用铁或铝质的器皿，置阴凉处。一星期后每天早晨空腹吃一个，食用时用针将鸡蛋扎一个孔，吸食蛋清和蛋黄。当吃第一个鸡蛋时，泡第二个疗程的7个鸡蛋；吃第二个疗程的第一个鸡蛋时泡第三个疗程的7个鸡蛋。如此循环，数个疗程即可有效治愈支气管炎。

方法三：鸡蛋2个，香油50克，食醋适量。将鸡蛋打散放香油中炸熟，加食醋食之，早晚各1次。

方法四：甜杏仁10克，细嚼慢咽，每日2次，有止咳、化痰、定喘等作用。

方法五：杏仁15克，反复捣烂加水滤汁，再加蜂蜜1茶匙，用开水冲服，每日2～3次。

方法六：大蒜100克去皮拍碎，猪瘦肉500克洗净切片，加调料炒熟食之。

方法七：花生米100～150克，加冰糖和水各适量煮至熟烂，食花生米饮汤，每日1～2次。

方法八：白萝卜250克洗净切片，生姜7片，红糖30克，加水适量煎汁服用，每日早晚各1次。

支气管炎的食疗法

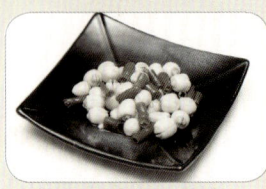

清炒红椒莲子
【材料】莲子400克，红椒20克，食用油20毫升，香油10毫升，盐3克，味精2克，姜10克
【做法】将所有材料洗净，热油锅，爆香姜、红椒，加入莲子翻炒片刻后，加入盐、味精、香油调味即成
【功效】镇静平喘

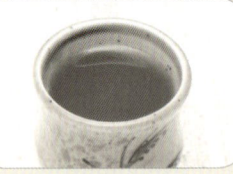

桑菊薄荷饮
【材料】桑叶5克，菊花8克，薄荷30克，热开水500毫升，蜂蜜1大匙，棉布袋1个
【做法】将所有材料洗净，放入棉布袋中，再放入茶杯中，用热开水冲泡30分钟后，再拿出棉布袋，加入蜂蜜调味即可
【功效】菊花在我国有悠久的栽培历史。"杭白贡菊"一向与"龙井茶"齐名。有镇静、解热、疏风明目以及抑菌等作用。泡茶饮用，味道甘醇微苦。夏季饮用可清新消暑，还有治疗风寒和退热的功效

46. 心肌炎患者进行食补要注意些什么？

心肌炎指心肌中有局限性或弥漫性的炎性病变。儿童发病时全身症状明显，成人相对较轻，所以儿童患者治疗应及时，以防其他脏器受到损伤。

饮食调养也很重要。如避免暴饮暴食以减轻心脏负担，食用温性食物进行补虚，如牛肉、羊肉、黄鳝、甜食、大枣、龙眼、荔枝及葱姜辛辣的食品等。还可以少量服用人参粉，以起到安神强心、降压通脉的功效。

食疗方一：灯芯草 9 克、竹叶 6 克加沸水略泡，代茶饮。每日 1 剂。

食疗方二：党参 15 克，丹参、黄芪各 10 克装入纱布袋，加水与猪心 1 个同炖至熟，吃肉饮汤。

食疗方三：瘦猪肉 500 克与竹笋 120 克切片，如常法用植物油爆炒，食用。

食疗方四：鲤鱼 1 条处理干净，油煎两面，加白菊花 25 克、枸杞 15 克和水，炖熟，吃肉喝汤。

龙眼煲猪心

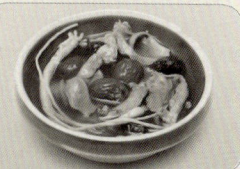

【材料】龙眼 35 克，党参 10 克，大枣 15 克，猪心 1 个，姜片 15 克，精盐、鸡精、香油各适量
【做法】（1）猪心洗净，去肥油，切小片，大枣洗净去核，党参洗净切段备用。（2）净锅上火，放入适量清水，待水沸放入切好的猪心余烫去除血水，捞出沥干水分。（3）砂锅上火，加入清水 2000 毫升，将猪心及备好的材料放入锅内，大火煮沸后改用小火煲约 2 小时，最后再加调味料即可

47. 急性肠梗阻患者进行食补要注意些什么？

急性肠梗阻顾名思义，就是肠道阻塞，上下不通。表现为剧烈腹痛、呕吐、腹胀、停止排便排气，如果不及时治疗，会很快导致肠坏死、穿孔、腹膜炎和全身中毒等严重后果。患者忌食酒、浓茶、咖啡、大蒜、辣椒等辛辣刺激性食品。

食疗方一：黄芪 15 克加水煎汁，滤渣加蜂蜜 30 克，煮 1 分钟，代茶饮。

食疗方二：猪大肠 150 克洗净，同海参 30 克、木耳 15 克加水炖熟，加盐、酱油、味精调味即成。

食疗方三：菠菜 200 克和猪血 150 克煮至熟，加盐调味，饮汤食菜。

食疗方四：粳米 50 克煮熟，加入甘蔗汁 100 毫升，每日早晚温热服用。

生姜花椒粥

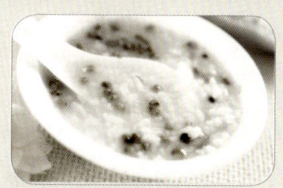

【材料】粳米 100 克、花椒 10 克、生姜 2 片、盐适量
【功效】温中止泻
【做法】（1）将粳米洗净，加水 800 毫升，烧开。（2）将花椒和姜片一起放入，慢火煮成粥，下精盐调味即可
【用法】分两次服用

02 外科

外科疾病分为五大类：创伤，感染，肿瘤，畸形和功能障碍。这些疾病往往需要以手术或手法处理作为主要手段来治疗。因此，手术就成为外科所特有的一种治疗方法。但外科学并不等于手术学，手术只是外科疾病治疗方法中的一种。食物最主要的是营养作用，中医很早就认识到食物不仅能营养，而且还能疗疾祛病。如近代医家张锡纯在《医学衷中参西录》中曾指出：食物"不但充饥，更可适口，用之对症，病自渐愈，即不对症，亦无他患"。

01. 白发患者应该怎样进行食疗？

白发在医学上分为很多种，这里主要是指后天性白发。最初头发表面有少量的白发，大多数首先出现在头皮的后部或顶部，夹杂在黑发中呈花白状。之后，白发逐渐或突然增多。

食疗方一：将黑木耳用温水泡发2小时，去蒂，撕瓣。黑芝麻炒香。再将黑木耳、黑芝麻放入铝锅内，加水适量，置中火煎熬1小时，滤出汁液；再加水煎熬，将两次煎液合并，放入白糖拌匀即成。

食疗方二：放清水先将莲子烧沸，改为小火炖约30分钟捞出待用。用一颗龙眼肉包一粒莲子仁，放入砂锅内加冰糖烧沸，改小火炖至熟烂，倒入糖桂花即成。

食疗方三：山药切碎，黑芝麻炒焦，粳米浸泡2小时，捞出沥水，三者均放入盆中，然后放奶，加水搅匀，磨碎；冰糖入锅，加水烧开时慢慢倒入芝麻水，加进玫瑰糖，搅拌成糊，加热煮熟成粥，每日服2次。

食疗方四：将黑芝麻、鲜桑椹各250克捣烂，再加入蜂蜜少许调匀置瓶中，每次1汤匙，用白开水送服，每日3次。

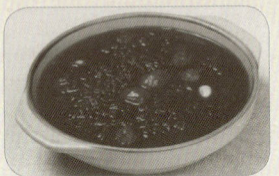

黑米大枣粥

【药材】黑米100克，黑芝麻20克，红枣5枚，莲子、龙眼肉各50克，红糖适量

【做法】将所有材料洗净，放入砂锅中，加入清水，小火熬煮成粥。吃前加适量红糖调味即成。

02. 痔疮患者进行食补要注意些什么？

痔疮实质是一个柔软的静脉团，分为内痔、外痔、混合痔。痔核位于肛门里面的称为内痔，位于肛门口内侧附近称为外痔，二者都有的称为混合痔。共同特点是患处疼痛、便血，严重时痔核会脱垂出肛门外，排便后轻压才能缩回。

食疗方一：取5个枣和8克核桃食用。此方较适合便后脱肛的患者。

食疗方二：取两个柿饼和10克黑木耳，放入少量的水煮烂，然后当作点心食用。此方尤其适合大便干结、痔疮出血患者。

食疗方三：将柿树皮120克晒干焙熟，研成细末，每次用米汤送服10克，每日一次，连服两周，可治痔疮出血。

食疗方四：取香蕉芯适量和300克猪大肠头，加入适量的水煮熟服用。此方较适合痔疮紫青、肿胀疼痛的患者。

食疗方五：将两个甲鱼头放瓦片上在炉火上焙干（稍微烤焦），捣碎研末，用250克蜂蜜调匀，每天早晚各用黄酒送服一羹匙，对防治痔疮有特效。

痔疮的食疗法

香蕉粥
【材料】香蕉250克、大米50克
【做法】(1) 将香蕉去皮，大米用清水洗净。(2) 将香蕉和大米一同放入锅中，加入适量水，煮成粥即可食用
【功效】清热、解毒、润肠。香蕉味甘性寒，清热润肠，促进肠胃蠕动，但脾虚泄泻者却不宜

大肠香蕉粥
【材料】猪大肠250克、香蕉肉适量
【做法】将大肠、香蕉果肉洗净，切碎，同放入锅内煮汤，调味服食
【用法】每日1次，连服数日
【功效】清热疗痔，脾虚泄泻者不宜食用

03. 湿疹患者进行食补要注意些什么?

湿疹是一种常见的炎症性皮肤病，多与食物的变态反应有关。容易引起食物变态的物质有：常使用的食品添加剂，还有富含蛋白质而不易消化的食物、海产类食物、具有特殊刺激性的食品、富含真菌的食品，还有桃、葡萄、酵母、鸡肝、牛肉、香肠等，都易导致湿疹的发生。

食疗方一：鲜车前草、鲜生地、野菊花各5克加水煎服。每日1剂，早晚服用。

食疗方二：土豆100克去皮，制成泥状，敷患处0.5厘米厚，纱布包扎，每天换3次。适用于渗透性湿疹。

食疗方三：绿豆150克炒焦研粉，用醋调成糊，涂于患处，纱布包扎，每天换2次，连用7天可根治。

食疗方四：胡萝卜、苹果切块煮水，妈妈代茶饮，连服两周。适用于宝宝食物过敏引起的湿疹。

湿疹的食疗法

枸杞菊花饮
【材料】绿茶包1袋、枸杞10克、杭菊花5克
【调味料】冰糖2小匙
【做法】将枸杞洗净，盛入小碗内，用清水浸泡30分钟，沥干，将杭菊花洗净，备用；砂锅洗净，倒入600毫升水，煮沸后加入杭菊花，以小火续煮10分钟，加入枸杞；待菊花出味，加入冰糖，续煮5分钟，起锅后，放入绿茶包，加盖闷几分钟，即可饮用

豆腐菊花羹
【材料】豆腐100克，野菊花10克，蒲公英15克
【做法】豆腐煮熟后加入菊花、蒲公英略煮即可
【功效】清热解毒

04. 肛裂患者进行食补要注意些什么？

肛裂是肛门口光滑的皮肤破裂后形成的小溃疡，呈梭形或椭圆形，常引起剧烈疼痛，愈合困难。如果只是表面裂伤会很快自愈，不能视为肛裂。肛裂出血和痔疮出血相比，都是鲜红色的血，前者出血量少而疼，后者量多而无痛。

此病多是由饮食不当，排便困难引起的。不仅成人会得肛裂，此病也是婴儿的常见病。当婴儿摄入的粗纤维较少引起便秘，或小儿腹泻时用力地将大便排出，都会产生肛裂。

肛裂患者在饮食上以防止便秘为主，多食用含丰富纤维素和维生素的新鲜蔬菜、水果，如苹果、桃、杏、梨、香蕉、瓜类、芹菜、菠菜、韭菜、黄花菜、茭白、竹笋等蔬果。另外，芝麻、蜂蜜、植物油、胡桃仁都具有润肠通便的功效。患者应忌食或少食刺激性食物，如酒、辣椒、葱、姜、蒜等。另外，多饮水可保证胃肠道内有丰富的消化液分泌，有利于胃肠蠕动，防止便秘。

注重食疗是肛裂病人自我护理的一个重点。而另一些具有补血润肠作用的食物如龙眼、大枣、胡桃、胡麻、木耳、桑仁、松仁等也可以常食，还可制成药膳食疗方食用，如龙眼肉粥、胡麻饼、松仁炒玉米、胡桃炒瘦肉等，润肠通便，促进裂口愈合。

下面列举两种民间流传的外用秘方。

食疗方一：鸡蛋1个煮熟取蛋黄，蛋黄揉碎用文火加热，取油涂患处。每日2次。

食疗方二：大蒜带皮埋入带火的炭灰中，烧软后用纱布包住，塞于肛门，每日换3次。7天为1个疗程。

食疗方三：菠菜500克煮熟后与麻酱一两、酱油、盐、酱油、味精、凉拌后食用。

肛裂的食疗法

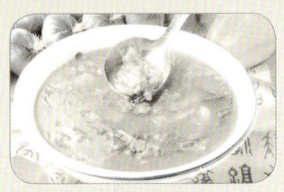

黄芪牛肉汤
【材料】牛肉600克，黄豆芽200克，胡萝卜1条，盐2小匙，黄芪15克
【调味料】盐适量
【做法】(1) 牛肉洗净切块，滚烫后捞起。(2)胡萝卜削皮、洗净、切块；黄豆芽掐去根须、冲净。(3) 将备好的材料和黄芪同以8碗水炖煮，大火煮沸后，转小火炖约50分钟，加盐调味即可

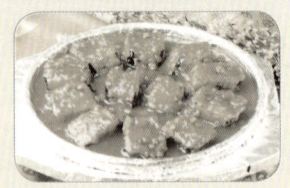

黄芪煲黄鳝
【材料】黄鳝200克、黄芪30克、大枣10个
【调味料】盐少许
【做法】黄鳝洗净后，切段，放入锅中略煎后，加入适量水，加入黄芪、盐、大枣共煮即可

05. 扁平疣患者进行食补要注意些什么？

扁平疣是一种传染性皮肤病。患者在发病初期不易察觉，因为此病有一个特点，时起时消，当患者感到微痒时，会当成其他皮肤病，自愈后又不留疤痕，所以很容易被人们忽视。

食疗方一：薏米 100 克，金银花、木贼各 30 克，黄柏、香附子各 15 克，苍术、磁石各 10 克，甘草 6 克和其他药物同煎。每日一剂，7 天为 1 个疗程，4 个疗程治愈。

食疗方二：薏米 50 克加水煮熟即可。每日 1 剂，早晚各 1 次。15 日为 1 疗程。

食疗方三：马齿苋 100 克（鲜品加倍）加水煎服，每日 1 剂，早晚温服。7 天为 1 疗程。药渣外敷，每日 4 次，每次 15 分钟。

食疗方四：牛蒡子 200 克微炒去皮研为粉状，温开水送服。每次服 5 克，每日 3 次。

食疗方五：将绿豆水煮，沸后煮片刻，将薏米倒入同煮为粥。每晚睡前食用。

扁平疣的食疗法

首选食材：薏米

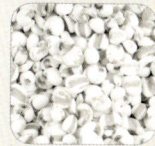

配伍药材：金银花、木贼、黄柏、香附子、苍术、磁石

绿豆薏米粥

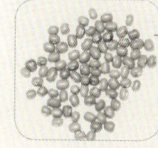

绿豆煮沸后将薏米倒入同煮，睡前服用

06. 脂溢性皮炎患者进行食补要注意些什么？

好发于皮脂腺分布较多部位，如头、面、耳后等处，也可泛发全身。饮食太过肥甘油腻是主要发病原因，摄入了过多的糖、脂肪、酒、辛辣油腻食物，引起了内分泌功能失调、消化功能失常。治疗脂溢性皮炎的原理，就是抑制皮脂异常分泌，减轻皮损处的炎症反应，彻底排毒。

从饮食入手，忌食辛辣刺激性食物和油腻、味重的食物，多食用富含维生素 A、维生素 B_2、维生素 B_6、维生素 E 的食物，如动物肝、胡萝卜、南瓜、土豆、卷心菜、芝麻油、菜籽油等，以调节和抑制脂肪的分泌，促进皮肤血液循环，改善皮脂腺功能。

食疗方一：大枣 100 克，生猪油 60 克加水煮熟服用。每日 1 剂，隔日服用，24 天为 1 疗程。

食疗方二：薏米 30 克加水煮半小时，再加入切碎的萝卜缨 30 克和马齿苋 30 克，煮至粥熟。每日 1 剂。

脂溢性皮炎的食疗法

饮食宜忌
- ◆宜多吃富含维生素 A、维生素 B_2、维生素 B_6、维生素 E 的食物
- ◆忌吃辛辣的食物
- ◆忌吃油腻的食物
- ◆首选食材：大枣

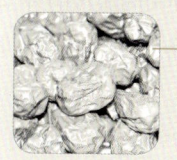

配伍食材：猪油、萝卜、马齿苋

07. 神经性皮炎患者进行食补要注意些什么？

神经性皮炎是一种慢性的皮肤病，多发于颈后部或其两侧、四肢、肘窝及腰骶部，成片出现，形状不规则，皮肤粗糙肥厚，呈淡红色，病发部位以阵发性剧烈瘙痒为特征。夏季多发或季节性不明显，夜晚痒痛加剧。

中医认为，神经性皮炎是由风湿蕴肤，心绪烦燥，内生心火所致，属于血虚风燥。此病的饮食疗法具体如下：

食疗方一：紫皮蒜 21 克，蓖麻子仁 15 克，冰片 1.5 克，葱白 2 根，全部捣成泥，涂于患处。

食疗方二：白芍、鸡血藤各 18 克，乌梢蛇、金银花、白术各 15 克，丹参、柴胡、荆芥、麦冬、土茯苓各 12 克，当归、防风、莪术各 10 克，加水煎汁，代茶饮。

食疗方三：韭菜、大蒜各 30 克捣成泥，微热，涂于患处。每日 3 次，7 天为 1 个疗程。

食疗方四：鲜丝瓜叶捣成泥，搽患处至皮肤发红为度，隔天 1 次，7 次为 1 个疗程。

六物药酒

【材料】穿山甲、何首乌各 30 克，当归、熟地各 20 克，五加皮 25 克，黄酒 3000 毫升

【做法】(1) 将各种药材用布包住，扎紧口，放干净容器内盖严。(2) 以黄酒浸 7～10 日即可

【用法】不拘时，酌量空腹饮用

【功效】温经活血、祛瘀止痒

08. 痤疮患者进行食补要注意些什么？

痤疮又叫青春痘、粉刺，是最常见的皮肤病之一。饮食方面宜清淡，少食油腻、甜食、辛辣刺激食物。另外，不要随意食用补品。痤疮患者可以选用以下食疗药方来配合治疗。

食疗方一：粳米 80 克，绿豆 20 克、薏米、枸杞、桃仁各 15 克，海带、甜杏仁各 10 克，将桃仁、甜杏仁装入纱布袋，同其他加水，煮粥。

食疗方二：绿豆、薏米各 25 克同山楂 10 克加水泡 30 分钟后煮开，沸儿分钟后即停火，焖 15 分钟即可。代茶饮

食疗方三：白梨 150 克，芹菜 100 克，番茄 1 个，柠檬半个一同放入料理机中搅拌成汁，每日 1 剂。

食疗方四：白鸽肉 100 克剁成泥，同粳米 100 克、枸杞 30 克放入砂锅中，加水适量，煮至粥稠时加盐、味精、香油，拌匀。每日 1 剂，早晚食用，7 天为 1 个疗程。

尖锐湿疣的食疗法

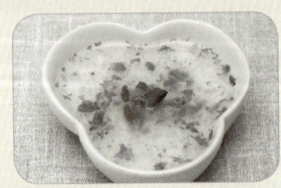

【材料】玫瑰花瓣 20 克，酒酿 1 瓶，玫瑰露酒 50 克，白糖 10 克，醋少许，太白粉 20 克

【做法】将玫瑰花瓣洗净，放入干净的锅中，加入适量酒酿与玫瑰露酒，煮 10 分钟后，加入白糖、醋、太白粉，搅拌即成

【功效】枸杞能补肾益精，养肝明目。玫瑰活血散瘀，调经止痛，有抗脂肪肝的作用，将二者结合，可以起到美容补血的作用

09. 白癜风患者进行食补要注意些什么？

白癜风是一种影响美容的常见皮肤病，易诊断，难治疗。目前的医学无法治愈此病，只有控制不再发展和减轻病症。

第一，多吃含铜丰富的食品，如田螺、河蚌、毛蚶等，促进体内黑色素的生成。

第二，多吃一些含有酪氨酸及矿物质的食物，如牛肉、兔肉、猪瘦肉、动物肝脏、鸡蛋、鸭蛋、鹌鹑蛋、牛奶、酸奶、萝卜、榆树叶、芹菜、苋菜、韭菜、茄子、发菜、香椿芽、海带、黑木耳、豆类及豆制品、花生、黑芝麻、核桃、葡萄干、甲鱼、海参、螺、蛤等食物。

第三，尽量少吃或不吃富含维生素C的蔬菜和水果，如樱桃、青椒、番茄、草莓、杨梅、柑橘、柚子等。因维生素C会干扰皮肤黑色素的合成。

第四，忌食酸辣食物及鸡、羊等发物。

第五，少吃谷胱甘肽含量丰富的食物，谷胱甘肽会抑制酪氨酸酶的活性。如洋葱、大蒜、番茄、鱼、虾、羊肉、辣椒等。

下面列举几例食疗药方，患者可以试试。

食疗方一：黑芝麻、沙苑子、白蒺藜、女贞子各15克，覆盆子、枸杞、熟地、川芎、白芍各10克加水煎汁，代茶饮。每日1剂，连饮3个月。

食疗方二：将60克补骨脂泡入白酒500毫升中7天，即成补骨脂酒。每天早、晚空腹饮用15毫升。另外的30克补骨脂装入纱布袋，加入75%的酒精100毫升中泡7天，滤汁煮沸至30毫升，每天涂于患处，晒太阳20分钟，每天1次。内外配合治疗，15天为1疗程。

食疗方三：每天空腹吃三个无花果，将无花果叶100克加100毫升水，煎至30毫升，每天涂于患处，同时晒太阳20分钟。7天为1个疗程。

白癜风的食疗法

三味炖乌鸡
【材料】乌鸡1只，何首乌15克、白蒺藜5克、旱莲草5克
【做法】(1) 将乌鸡宰杀，去毛，去内脏，斩切；将三味中药洗净，备用。(2) 锅内加适量水，放入乌鸡块和中药材，用慢火煮熟后即可
【用法】每日2次，食肉喝汤
【功效】凉血息风、去风止痒

板蓝根西瓜汁
【材料】红肉西瓜300克、板蓝根8克、山豆根8克、甘草5克
【调味料】果糖2小匙
【做法】(1) 将药材洗净，沥水，备用。(2) 全部药材与清水置入锅中，以小火加热至沸腾，约1分钟后关火，滤取药汁降温。(3) 西瓜去皮切块，放入果汁机，加药汁和果糖，搅拌，倒入杯中即可

10. 黄褐斑患者进行食补要注意些什么？

黄褐斑是面部的色素沉着斑，色泽为淡褐色或黄褐色，多发于颧骨、额部及口周围，由于此斑对称分布，呈蝴蝶状，故又名"蝴蝶斑"。中医治疗以滋养肝肾、调和气血为主，食疗方面多食用维生素C含量较多的食品，如大枣、韭菜、菠菜、橘子、萝卜、白菜、冬瓜、番茄、大葱、柿子、芹菜、黄瓜、梨、香蕉、西瓜、荔枝、核桃等。此外，黄褐斑者平时不宜过量食用刺激性食品，如酒、浓茶、咖啡等，以免加重病情。下面介绍几款临床验证确有实效的食疗方法。

食疗方一：丝瓜络15克、茯苓20克、僵蚕5克、白菊花10克、玫瑰花5朵、大枣5个加水煎汁，代茶饮，同时温敷面部。

食疗方二：柠檬榨汁，加冰糖，代茶饮。

食疗方三：绿豆、红小豆、百合用水浸泡半天，加水煮熟，放冰糖调味，喝汤食豆。

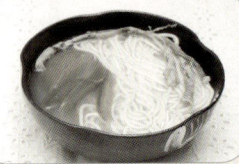

补气人参红面

【材料】面条100克，人参5克，秋葵各150克，高汤1000毫升，火腿丝50克，盐、香油各适量
【做法】(1) 将药材洗净，与高汤同煮成药膳高汤；秋葵切丝。
(2) 面条放入滚水中煮熟，捞出放在面碗中，加入调味料；药膳高汤加热，秋葵煮熟，倒入面碗中，搭配火腿丝即可

11. 红斑狼疮患者进行食补要注意些什么？

红斑狼疮是一种很严重的慢性炎症病，会影响到全身多系统多器官，临床表现复杂，病程迁延反复，无传染性。但发病原因至今未明。较多见的是盘状红斑狼疮。

民间有一些食疗药方有助于患者减轻病症，具体如下：

食疗方一：柴胡30克加水煎汁，丝瓜1个去皮切段，将薏米50克用柴胡汁煮烂，加丝瓜再煮5分钟即成。每日1剂，易久服。适用于红斑早期有发热或感冒时。

食疗方二：扁豆50克加水煮熟，水发海带50克切末和荷叶3张切末，略煮即成。适用于热毒炽盛型系统性红斑狼疮早期，症状为低热、尿少、便干、胃口不佳。

食疗方三：薏米15～30克，白糖适量，薏米煮烂，放白糖，每日1碗，有健脾消斑之功。

食疗方四：将丝瓜洗净切碎，加水适量，煮沸后加白糖，当茶饮用即可。

红斑狼疮的食疗法

对症食材
柴胡、丝瓜、薏米、扁豆、海带、薏米

扁豆海带粥
【材料】扁豆和水发的海带各50克，荷叶3张
【做法】将扁豆煮熟、海带和荷叶切末，合煮即可
【适应证】热毒炽盛型系统性红斑狼疮早期

12. 骨折患者应该怎样进行食疗？

在平时的饮食上能够配合医生的治疗，骨折会恢复得更快。增加钙的摄入量并不加速断骨的愈合，而对于长期卧床的骨折患者，还有引起血钙增高、血磷降低的潜在危险。烹调时须切碎煮软，不宜油煎、油炸。这是骨折患者的一般饮食原则。骨折患者还应根据骨折愈合不同阶段，配以不同的食物，以促进血肿吸收及骨痂生成。

早期（1～2周）此期治疗以活血化瘀、行气消散为主。饮食配合原则上以清淡为主，忌食酸辣、燥热、油腻，尤不可过早施以肥腻滋补之品，否则瘀血积滞。

中期（2～4周）饮食上由清淡转为适当的高营养补充，以满足骨痂生长的需要。

后期（5周以上）受伤5周以后，为骨折后期。宜补，饮食上可以解除禁忌

下面介绍一组具体的食疗药方：

食疗方一：肉鸽处理干净，与三七、当归各10克一起放进锅里炖煮，至熟烂。吃肉喝汤，每日1次，连吃10天。适用于早期（1～2周）的骨折，刚受伤的部位有瘀血肿胀，治疗上以活血化瘀、行气消散为主。

食疗方二：新鲜猪排或牛排250克，剁块，在沸水中除去血腥，捞出沥水，与骨碎补15克、当归、续断各10克一同入锅中煮1小时至排骨熟。吃肉喝汤，连服两周。适用于中期（2～4周）的骨折，这时伤处的瘀肿大部分已经消退，治疗上以祛瘀生新、接骨续筋为主。

食疗方三：将骨碎补10克与续断10克煎煮药汁，加枸杞10克和薏米50克一起煮至薏米熟。每日1剂，7天为1个疗程。服完1个疗程隔3天，连服3个疗程。适用于后期的骨折（5周以上），治疗上，以促进骨痂生成为主。

骨折的食疗法

木瓜煲羊肉
【材料】木瓜30克、伸筋草15克、羊肉250克
【调味料】盐5克、味精2克、胡椒粉3克
【做法】(1) 木瓜、伸筋草洗净，再加水与羊肉共煮。(2) 羊肉烂熟后，加食盐、味精、胡椒粉调味即可
【用法】可佐餐用，食肉喝汤
【功效】强健筋骨、活血通络

鹿茸枸杞蒸虾
【材料】大虾500克、米酒50毫升、鹿茸10克、枸杞10克
【做法】(1) 大虾剪去须脚，在虾背上划开，挑去肠泥，用清水冲洗干净，备用。
(2) 鹿茸去除绒毛（也可用鹿茸切片代替），与枸杞一起用米酒泡20分钟左右。
(3) 大虾放入盘中，浇入鹿茸、枸杞和酒汁；将盘子放在沸水锅中，隔水蒸8分钟即可

13. 脱臼患者应该怎样进行食疗？

脱臼就是关节脱位，最易发生脱位的关节是肘关节，其次是肩及髋关节。脱臼后，关节局部疼痛、肿胀、关节下垂，不受大脑控制。

食疗方一：生螃蟹500克捣烂，黄酒250毫升加热，两者拌成糊敷于患处，轻轻揉搓，直到发出"咯咯"的声音。

食疗方二：雄乌鸡1只除内脏，三七5克切片放进鸡腹中，加入少量的黄酒，放在锅中清炖至熟，加盐调味。食肉喝汤，易常食。

食疗方三：嫩母鸡1只，当归10克，黄芪50克一同放入锅中煮至鸡肉熟烂，喝汤吃肉。

食疗方四：三七15克，当归12克，肉鸽一只，共炖熟烂，汤肉并食，每日一次。

食疗方五：当归12克，骨碎补12克，续断12克，新鲜猪排或牛排骨300克，炖食一小时以上，食肉喝汤。

食疗方六：枸杞子12克，骨碎补15克，续断12克，薏米50克，骨碎补与续断先煎祛渣后入米做粥。

脱臼的食疗法

排骨汤
【材料】新鲜的猪排或是牛排300克，当归、骨碎补、续断各12克
【做法】将所有的食材放在一起炖煮一小时以上即可
【功效】增强骨质

对症药材
三七、当归、骨碎补、续断、枸杞

14. 伤筋患者应该怎样进行食疗？

伤筋是中医的说法，相对于骨，主要指软组织，包括筋膜、肌腱、韧带、肌肉、皮下组织、关节囊、关节软骨、椎间盘等。凡是因外伤或慢性劳损引起的筋的损伤，统称为伤筋。

治疗伤筋要以活血化瘀，舒筋止痛为关键，在外治的同时，加以食疗，会加快伤处的愈合，这里提供几道强筋骨的食疗药方：

食疗方一：把沙虫干60克放进锅里，用小火稍微炒一下，去掉它的沙囊，再放进清水里洗净，泡30分钟；莲子30克去芯，与茨实30克一起泡30分钟；然后与瘦肉250克、姜2片一起放进砂锅中加水煮2个小时，加盐调味，即可食用。

食疗方二：将月季花洗净，置锅中，加清水200毫升，急火煮沸5分钟，饮汁。用于软组织损伤初期。

山药土茯苓煲瘦肉

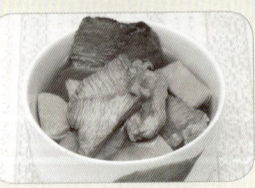

【材料】瘦肉300克，山药、土茯苓各200克，盐适量
【做法】山药、土茯苓洗净，沥干水分，备用；先将猪瘦肉余烫，去除血水，再切成小块，备用；将适量清水放入砂锅内，加入全部材料，待大火煮沸后，改用小火煲3小时，直到药材的药性全都浸入汤汁，然后加盐调味起锅
【功效】本药膳具有清热解毒、除湿通络等功效，适用于治疗湿热疮毒、筋骨拘挛疼痛等症状

15. 颈椎病患者应该怎样进行食疗？

颈椎位于头部、胸部与上肢之间，它是脊柱椎骨中体积最小、灵活性最大、活动最频繁，而且负重较大。到了 30 岁以后，颈椎间盘开始逐渐退化，诱发或促使颈椎病显现。颈椎病的症状多样而复杂，一般都是开始症状较轻，以后逐渐加重。尤其是长期操作电脑，从事财会、写作、办公室等职业的工作人员，使颈椎长时间处于屈曲位或某些特定体位，更易发生颈椎病。

> **陈皮木瓜粥**
> 【材料】陈皮、木瓜、川贝母、丝瓜各 10 克，粳米 50 克
> 【做法】将所有的原料洗净，先将陈皮、木瓜、丝瓜煎炒后取其汁液，然后加入切碎的川贝母，放入适量冰糖即可
> 【功效】除湿通络

如果自己的职业容易引起此病，就要在平时养成良好的习惯，做一些保健操，吃一些对此病有益的食物等。颈椎病食疗除遵循一般饮食原则，如搭配合理、营养均衡外，还要辨证进食。下面列举两例有利于颈椎病患者康复的食疗方：

食疗方一：牛肉 50 克切丁，同糯米 100 克放入砂锅煮粥，待肉烂粥熟后，加入调味品食用。

食疗方二：胡桃肉 3 个加鲜荷蒂 8 个捣碎，以水煎服。

16. 腰椎间盘突出症患者应该怎样进行食疗？

腰椎间盘突出是由于不良的生活习惯和工作习惯造成的，如不良的坐姿、站姿、长期弯腰、重体力劳动等。治疗此病的根本是解除突出，一般先采用保守治疗，病情严重时采用手术治疗。先介绍一下孙思邈在《千金方》中记载的独活寄生汤，适用于此病。

> **腰椎间盘突出的食疗法**
> 对症药材
> 独活、桑寄生、秦艽、防风、川芎、牛膝、杜仲、当归、茯苓、党参、熟地黄、白芍、细辛、甘草、肉桂
> 对症食材
> 黑芝麻、淡菜、海带、韭菜

食疗方：独活 6 克，桑寄生 18 克，秦艽 12 克，防风 6 克，川芎 6 克，牛膝 6 克，杜仲 12 克，当归 12 克，茯苓 12 克，党参 12 克，熟地黄 15 克，白芍 10 克，细辛 3 克，甘草 3 克，肉桂 2 克（焗冲），所有药材加水煎汁，每日 1 剂。

腰椎间盘突出患者在生活中可配合食疗，以下食疗方供选择：

食疗方一：淡菜 300 克烘干研末，黑芝麻 150 克炒熟，两者拌匀，早晚各服一匙。

食疗方二：芝麻 15 克炒微黄，研成泥，加大米 100 克煮粥。每日 1 剂，早上空腹食用。

17. 骨质疏松患者应该怎样进行食疗？

骨质疏松是多种原因引起的骨病，公认的原因是缺钙。现在，我们不需要大量补钙，因为补钙并不能治疗骨质疏松，只能预防骨质疏松，而是要正确地认识缺钙的原因。医学研究发现，人体的正常环境是弱碱性，当大量进食酸性食物以后，身体就会自然地消耗骨骼中的钙质来中和血液的酸碱性，以维持酸碱平衡。由此可见，食用碱性食品才是预防和治疗骨质疏松，防止钙流失的最有效方法。

发生骨质疏松后，除了进行正规的药物治疗，还可以选择以下几个食疗药方来配合。

食疗方一：虾皮50克洗净后泡发，嫩豆腐200克切小块，如常法做汤。

食疗方二：黄豆100克泡半天，猪骨250克入沸水中除去血污；砂锅中加水和黄酒200克，放猪骨、姜、盐煮至骨烂，放入黄豆继续煮至豆烂，即可食用。每日1次，喝汤吃豆，每周1剂。

食疗方三：将桑葚30克洗净，加酒、糖上笼蒸10分钟；牛骨500克加水煮，开锅后去浮沫，加姜、葱煮至牛骨发白，捞出牛骨，加入蒸好的桑葚，开锅后再去浮沫，即可饮用。

食疗方四：核桃仁、粳米各30克，莲子、怀山药、黑眉豆各15克，巴戟天10克，锁阳6克。将上述用料洗净，黑眉豆可先行泡软，莲子去芯，核桃仁捣碎，巴戟天与锁阳用纱布包裹，同入深锅中，加水煮至米烂粥成，捞出巴戟天、锁阳药包，调味咸甜不拘，酌量吃用。有补肾壮阳，健脾益气的功效。适用于脾肾两亏的骨质疏松症患者。

食疗方五：将黑芝麻拣去杂质，晒干、炒熟，与核桃仁同研为细末，加入白糖，拌匀后瓶装备用。

骨质疏松的食疗法

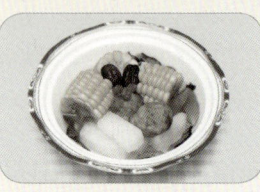

抗敏关东煮

【材料】玉米、萝卜各100克，贡丸、昆布各80克，大枣50克，黄芪、防风各30克克，盐适量

【做法】（1）将各药材分别洗净，放入棉布袋中，和水煮滚转小火熬煮，最后取出药包，留下汤汁备用。其他各材料洗净切块，备用。（2）将切好的材料放入备好的汤汁，煮滚后转小火熬至萝卜熟烂，再将萝卜切小块，与其他材料连同汤汁一起盛盘即可

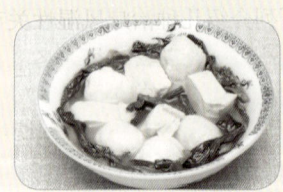

牛膝蔬菜鱼丸

【材料】鱼丸300克，豆腐100克，牛膝50克，菜心150克克，盐适量

【做法】（1）将牛膝加2杯水，用小火煮取1杯量，滤渣备用。（2）锅中加5杯水，先将鱼丸煮至将熟时，放入蔬菜、豆腐煮熟，大约3分钟。（3）再加入牛膝药汁略煮，可根据个人口味，适当添加调味料，盛盘即可。

18. 风湿性关节炎患者应该怎样进行食疗？

风湿性关节炎是风湿热的一种表现。风湿性关节炎治疗不及时，可侵犯心脏，引起风湿性心脏病，心肌炎甚至遗留心脏瓣膜病变。中医认为，医食同源，有些食物同时也是药物。风湿性关节炎患者要少食牛奶、羊奶等奶类，因其能产生致关节炎的介质前列腺素、白三烯、酪氨酸激酶自身抗体及抗牛奶IgE抗体等，易致过敏而引起关节炎加重、复发或恶化；少食肥肉、高动物脂肪和高胆固醇食物，以免加重关节疼痛、肿胀、骨质脱钙疏松与关节破坏。

少食甜食，因其糖类易致过敏，可加重关节滑膜炎的发展，易引起关节肿胀和疼痛加重。

少饮酒和咖啡、茶等饮料，注意避免被动吸烟，因其都可加剧关节炎恶化。

可适量多食动物血、蛋、鱼、虾、豆类制品、土豆、牛肉、鸡肉及牛"腱子"肉等富含组氨酸、精氨酸、核酸和胶原的食物等。

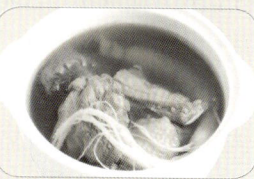

风湿性关节炎的食疗法

对症食材
木瓜、薏米、母鸡、蛇

老桑枝煲鸡
【材料】老桑枝60克、母鸡一只
【做法】将母鸡去毛洗净，切成块，和老桑枝一起加水放入砂锅，用中火煲汤，最后调味

下列介绍几种治疗风湿性关节炎的食疗药方：

食疗方一：薏米、粳米各30克，木瓜10克一起放入锅内，加水炖至薏米酥烂即可食用。隔日服用1剂。

食疗方二：木瓜4个蒸熟去皮，压成泥与蜂蜜1000克调匀，放入瓷器内备用。每天早上空腹用开水冲调1匙。

食疗方三：活蛇1条（约300克）去头、皮、内脏，斩成小段；大枣5个去核，加黄芪30克、当归9克、薏米60克同放砂锅内，加水适量，煮约1个半小时，加盐调味，饮汤吃肉。

食疗方四：母鸡去毛及内脏，斩块，同老桑枝60克（鲜品加倍）入砂锅内，加水适量，用中火煲汤，加盐调味，趁热饮汤吃肉。

食疗方五：取松树骨砍碎成薄片或细条状，与洗净的黑豆一起倒入大砂锅内，加冷水浸泡半小时，用中火煮半小时许，至黑豆已熟，加黄酒250克，再改用小火慢煮1小时，直至黑豆酥烂、汁水快干时离火。拣去松节片，将黑豆烘干或晒干，装瓶。

用法：每日3次，每次服黑豆50粒。随时可食，吃时要细嚼成糊，再咽下。

食疗方六：将羊肉煮熟，捞出，切成中等大小的肉块，附片洗净，与羊肉同放入大碗中，并放料酒、熟猪油、葱节、姜片、肉清汤，隔水蒸3小时。吃时撒上葱花、味精、胡椒粉即可。

用法：佐餐食用。

19. 骨髓炎患者应该怎样进行食疗？

骨髓炎是由多种菌类对骨头的感染和破坏，多发于椎骨、糖尿病患者的足部、或由于外伤引起的穿透性骨损伤部位。由于此病在后期治疗困难，所以要尽早发现。出现局限性骨痛、发热和不适时，一定要去大医院查检是否是骨髓炎。

食疗方一：母鸡去内脏存毛，将黄蜡150克、芒硝50克、阿胶、乳香、没药、血竭、儿茶各15克、海马1个装入鸡腹内，用线缝上，外面糊1厘米厚黄泥，晾至半干，用桑柴烧烤，先用小火后改用大火，烤3个多小时即熟。剥去黄泥，取出药，研成细末。早晚各服1次，以红糖水送服，每次5克。1剂为1个疗程，连用3个疗程。

食疗方二：将蜈蚣1条、全蝎1.5克、土鳖虫1.5克焙干，研成细末，加入1个鸡蛋中搅匀，上笼蒸熟即可。每日1剂，早晚空腹服食，小儿用量酌减。长期服用至见效。

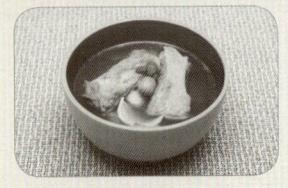

杞膝骨头汤

【材料】猪脊椎骨500克，枸杞30克，莲子20克，牛膝15克，葱、姜、盐、料酒各适量

【做法】(1) 将枸杞、牛膝、莲子分别洗净；猪脊骨洗净，剁块。(2) 将所有材料放入锅中，加适量清水，大火烧开后，加入葱、姜、盐、料酒等，小火炖煮约2小时即成。每周2剂

20. 猩红热患者进行食补要注意些什么？

猩红热是一种急性呼吸道传染病。发病特征为发热、咽痛、杨梅舌、全身弥漫性鲜红色皮疹。多发于5～15岁少儿。

患者在饮食方面，少食多餐，宜食用细、软、烂、少纤维素的食物，忌食油腻、辛辣刺激，多饮水，并多摄入维生素B_{12}，如肝类等，以加快痘疹的恢复。发病时，食用高热量、高蛋白质的流食，如牛奶、蛋花汤、鸡蛋羹补充热量；恢复期应逐渐过渡到高蛋白、高热量的半流质饮食，如鸡泥、肉泥、虾泥、肝泥、菜粥、面片、荷包蛋、龙须面等；康复期通过软饭过渡到一般饮食。

食疗方一：梨、荸荠、藕、麦冬、芦根煎汁，代茶饮。

食疗方二：罗汉果切片，泡茶饮。

食疗方三：绿豆50克加水煎至500毫升，加入薄荷3克，煮沸，代茶饮。

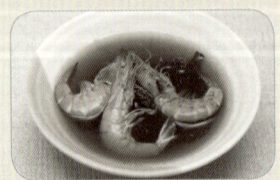

地黄虾汤

【材料】虾200克，生地黄30克，盐适量

【做法】生地黄洗净后，放在盘中备用。将虾洗净后，放入沸水氽烫去腥、杀菌，然后捞起放在盘中备用；净锅加水，将水烧开后，把事先准备好的虾和生地黄放入锅中，炖大约30分钟；加入盐调味，将地黄鲜虾汤盛入碗中即可食用

21. 水痘患者进行食补要注意些什么？

水痘是一种传染性很强的急性传染病，好发于冬春两季，患者多为 2～10 岁儿童。病毒存在于患者的血液中，通过飞沫经呼吸道传染，健康的儿童与患水痘的儿童经常一起玩耍、说话、密切接触就会感染此病。据统计，与患者接触过的小孩，约 90% 发病。患者从发病前一天到全部皮疹干燥结痂这一时期均会传染给别人。该病为自限性疾病，病后可获得终身免疫。

中医学认为该病属外感时邪热毒，湿热郁于肌肤所致。患者在饮食上，要多饮水，忌刺激性食物和发物，宜吃易消化及营养丰富的半流质食物，如面汤、绿豆汤、银花露、龙须鸡蛋面等。水痘与其他热性病一样，忌食辛辣之品，辛辣之品可助火生痰，使热病更为严重，这类食品如芥末、辣椒、辣油、咖喱、韭菜、茴香、香菇、薤白、香椿头、南瓜、芸薹等。水痘的治疗宜用清热解毒为主，故食物中属热性的不可服用，这类食品有肉类、鱼类、坚果类等。患者常因发热而出现食欲减退、消化功能不良等情况，故忌食油腻之物，这类食品难以消化，会增加胃肠道的负担。

具体食疗药方如下：

食疗方一：胡萝卜、芫荽各 60 克，切碎，加水煮烂，加冰糖调味，喝汤吃菜。每日 1 剂，分 3 次服完。7 天为 1 个疗程，婴儿只服汤汁。适用于风热型水痘。

食疗方二：金银花 10 克加水煎至 100 毫升，兑入甘蔗汁 100 毫升，代茶饮。每日 1 剂，10 天为 1 个疗程。适用于风热型水痘。

食疗方三：薏米 20 克，红小豆、土茯苓各 30 克，粳米 100 克加水煮至粥熟豆烂，加冰糖调味。每日 1 剂，分 3 次服用。适用于毒热型水痘。

水痘的食疗法

竹笋鲫鱼汤
【材料】鲜竹笋 150 克，活鲫鱼 500 克
【调味料】盐适量
【功效】益气清热
【做法】将鲜竹笋洗净，切成片状；鲫鱼去鳞和内脏。入竹笋、鲫鱼同煮成汤即可
用法：每日 3 次，随量食
【功效】益气补血

薏米红小豆粥
【材料】薏米 20 克，红小豆、土茯苓各 30 克，粳米 100 克
【做法】(1) 薏米、红小豆、土茯苓、粳米洗净，加水共煮粥。(2) 粥熟豆烂时拌入冰糖，冰糖溶化即可食用。
用法：每日 1 剂，分 3 次服完
【功效】解表透疹，清热利尿

板蓝根排毒茶
【材料】小麦牧草粉 2 克、柠檬汁 5 毫升、板蓝根 5 克、甘草 5 克、蜂蜜适量
【做法】(1) 板蓝根、甘草洗净，沥干水，备用。(2) 砂锅洗净，加入适量清水，放板蓝根和甘草，以大火煮沸后转入小火，续煮出味，大约 30 分钟。(3) 加入小麦牧草粉和适量清水，煮成 200 毫升，去渣取汁待凉，加入柠檬汁、蜂蜜，拌匀即可饮用

图书在版编目（CIP）数据

中医食疗图典/《健康大讲堂》编委会主编.—哈尔滨:黑龙江科学技术出版社,2014.6
ISBN 978-7-5388-7915-5

Ⅰ.①中… Ⅱ.①健… Ⅲ.①食物疗法－图解 Ⅳ.①R247.1-64

中国版本图书馆CIP数据核字(2014)第122264号

中医食疗图典
ZHONGYI SHILIAO TUDIAN

主　　编	《健康大讲堂》编委会
责任编辑	关士军　宋秋颖
封面设计	吴展新
出　　版	黑龙江科学技术出版社
	地址：哈尔滨市南岗区建设街41号　邮编：150001
	电话：(0451)53642106　传真：(0451)53642143
	网址：www.lkcbs.cn　　www.lkpub.cn
发　　行	全国新华书店
印　　刷	深圳市雅佳图印刷有限公司
开　　本	711mm×1016mm　1/16
印　　张	17
字　　数	200千字
版　　次	2014年9月第1版　2014年9月第1次印刷
书　　号	ISBN 978-7-5388-7915-5/R·2341
定　　价	29.80元

【版权所有，请勿翻印、转载】